ORIGINAL POINT PSYCHOLOGY | 沅心理 

T-F ACT

聚焦创伤的接纳承诺疗法指南

［澳］路斯·哈里斯（Russ Harris）◎著
祝卓宏　王红旭◎译

TRAUMA-FOCUSED ACT

A PRACTITIONER'S GUIDE TO WORKING WITH MIND, BODY AND EMOTION USING ACCEPTANCE AND COMMITMENT THERAPY

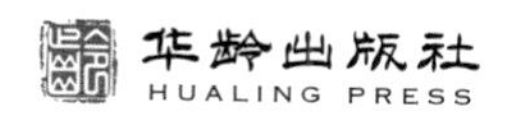

Title: TRAUMA-FOCUSED ACT: A PRACTITIONER'S GUIDE TO WORKING WITH MIND, BODY AND EMOTION USING ACCEPTANCE AND COMMITMENT THERAPY by RUSS HARRIS

北京市版权局著作权合同登记号 图字：01-2024-5516 号

图书在版编目（CIP）数据

T-F ACT：聚焦创伤的接纳承诺疗法指南 /（澳）路斯·哈里斯著；祝卓宏，王红旭译. -- 北京：华龄出版社，2025. 3. -- ISBN 978-7-5169-2924-7

Ⅰ. R749.055-62

中国国家版本馆 CIP 数据核字第 2025RF1452 号

策　划　颉腾文化
责任编辑　貌晓星
责任印制　李未圻
装帧设计　王建敏

书　名　T-F ACT：聚焦创伤的接纳承诺疗法指南
作　者　[澳] 路斯·哈里斯（Russ Harris）
出　版
发　行　华龄出版社 HUALING PRESS
译　者　祝卓宏　王红旭
社　址　北京市东城区安定门外大街甲 57 号
邮　编　100011
发　行　（010）58122255
传　真　（010）84049572
承　印　文畅阁印刷有限公司
版　次　2025 年 3 月第 1 版
印　次　2025 年 3 月第 1 次印刷
规　格　710mm × 1000mm
开　本　1/16
印　张　22.5
字　数　366 千字
书　号　ISBN 978-7-5169-2924-7
定　价　129.00 元

接纳承诺疗法（ACT）系列
编委会

接纳承诺疗法在中国的发展

近年来，中国在接纳承诺疗法（Acceptance and Commitment Therapy，ACT）、第三代认知行为疗法（Cognitive and Behavioral Therapy，CBT）以及更强调情境性和过程导向的语境行为科学（Contextual Behavioral Science，CBS）等方面的显著发展引人注目。除了在心理治疗 / 咨询领域的发展之外，ACT 还广泛应用于教育、护理、教练和组织工作等专业领域中。

这套丛书的翻译出版是标志 ACT 及相关方法在中国持续发展的重要里程碑。在中国，人们的兴趣似乎正从传统的治疗视角转向更广泛的基于过程的视角，这一视角挑战了传统的基于诊断、干预和旨在改变心理症状的经验主义模型，并开辟了通往人类福祉的康庄大道。

对 ACT 基于过程的方法的日益关注

接纳承诺疗法生长于行为心理学的沃土之上，现在已经成长为超越传统心理治疗领域的模型。ACT 的核心是心理灵活性模型，该模型几乎适用于所有人类行为功能领域。中国对 ACT 的日益接纳不仅表现在学术趋势上，也反映在人们已经广泛认识到依据已有的精神病学理论和诊断标准［包括基于综合征的诊断（如 DSM 中使用的诊断）］的局限性上，还反映在人们日益重视内在过程，而非外在症状或患者主诉上。在中国的文化背景下，这种转变尤为重要，因为长期以来的中国传统哲学是强调和谐、平衡和理解语境的重要性。

ACT 与中国传统文化的共鸣

ACT 的哲学根源植根于实用主义和语境主义，与中国文化和传统哲学自然契合。ACT 所强调的根据个人价值生活、关注当下、接受生活的内在挑战等理念，与儒教、道教和佛教等核心原则相符。此外，ACT 的灵活性也是使其能够融入中国人生活方方面面的可能原因，因为这种灵活性代表在某一领域取得的进展可能会很容易地转化为另一领域的进展，这将大大降低使用的难度。

更广泛的视野：超越传统心理治疗

作为在 40 多年前开启了 ACT 的创始人，我被邀请为本次翻译的九本书撰写推荐序。这套丛书反映了 ACT 及相关方法在养育、创伤、慢性疾病应对、亲密关系或社会组织等领域中的扩展应用。它们探讨了如何学习 ACT，并将其原则应用于理解特定个体的独特需求，或如何避免陷入无效的变革努力中。

ACT 在中国的未来

随着 ACT 在中国的持续发展，这种方法更加适应中国社会独特的需求和文化背景。在中国开展的随机对照实验的增多、国际语境行为科学协会中国分会等组织的出现，以及 ACT 在护理、教育和体育等多个领域中的应用，都预示着 ACT 在中国的光明未来。中国从业者和研究者在 ACT 框架内继续探索和创新的过程中，毫无疑问将为全球 ACT 社区贡献新的见解和方法。

结论

我怀着无比兴奋和期待之情向中国读者介绍这套丛书。每本书都代表在理解和应用 ACT 方面更进一步，为从业者和大众提供了宝贵的见解和实用工具。

随着中国继续接纳和适应 ACT，整个世界将密切关注并学习。ACT 与中国传统文化的融合，以及中国从业者和研究者的创新精神，必然会推进 CBS 并改善全球所有人的生活。我很荣幸能参与这一旅程，并期待看到 ACT 在中国及更广泛地区的持续演变。

史蒂文 · 海斯

博士，内华达大学里诺分校心理学荣誉教授

2024 年秋

接纳痛苦，拥抱生活

自 2019 年底以来，人类似乎在经历一场磨难，突如其来的新冠疫情席卷全球，带走了上千万条生命。疫情尚未结束，2022 年 2 月 24 日，俄乌冲突却又开始，在这之后，中东的巴以、黎以战火再次燃起，不知何时能结束。由于三年疫情导致全球的精神问题爆发，世界卫生组织发布的《2022 年全球精神卫生报告》显示，抑郁症和焦虑症的发病率增加了 25%，全球精神疾病患者有近 10 亿人。世界卫生组织提倡“向所有人享有精神卫生服务转型”，但是，如果精神医学仍然沿用躯体医学的策略诊断、治疗精神障碍，就会与这一目标背道而驰。海斯教授曾经大声疾呼：“我们人类对于精神障碍的基本假设和诊治模型错了！”他提出新的心理健康模型“心理灵活性模型”，并且认为只有这一模型才能引导人类走出目前精神医学的发展困境——虽然精神药品越来越多，但精神疾病患者也越来越多。在这一模型指导下的临床治疗方法就是接纳承诺疗法（ACT），ACT 不是为了消除症状和痛苦，而是全然接纳所有痛苦的经验，觉察内心的感受、想法、情绪，同时充分接触生活的自然环境、人际环境和社会环境，选择自己内心的价值方向，并为此采取有效的承诺行动，实现自己的价值。

我自 2004 年学习 ACT、2005 年加入国际语境行为科学协会（ACBS）以来，逐步把 ACT 运用在临床心理治疗实践中，取得了很好的效果。如此算来，ACT 进入中国已经整整 20 年了。2011 年，方双虎教授的译著首次将 ACT 系统地介绍给中国的心理治疗师与心理咨询师。随着国内学习 ACT 的心理治疗师、心理咨询师、精神科医师越来越多，他们对 ACT 专业图书的需求也就越来越高。

这套丛书包括 ACT 疗法创始人史蒂文·C. 海斯教授的《亲社会团队：高效 ~ 公平 ~ 协作》《PBT 一学就会：实操技能培训手册》《ACT 一学就会：接纳承诺疗法入门指南》和《超越 DSM 的 PBT：基于过程的心理诊断与治疗》，这些书体现了海斯教授关于亲社会、循程治疗、EEMM 模型和超越 DSM 的颠覆性思考；广受 ACT 咨询师欢迎的哈里斯博士最新出版的《ACT-150 个卡点与突破》《T-F ACT：聚焦创伤的接纳承诺疗法指南》《ACT 实践困境的解决方案》，哈里斯博士针对临床实践中常见的技术难点、卡点及创伤案例，给出了系统的解决方案，为读者提供了可以模仿的示范；还有一本针对当下需要的养育子女宝典《快乐育儿：接纳承诺疗法早期养育攻略》和一本解决婚恋情感问题的《伴侣 ACT 疗法实践指南》，这些都是精心选择的 ACT 领域的优秀图书。

我相信，这套丛书的出版，必然会大力推动 ACT 在中国的应用，也会助推心理灵活性、循程治疗、亲社会团队等理念在中国的传播。在此，我感谢为翻译做出贡献的译者和编委会成员，也对周中华董事长、何萍老师表示衷心的感谢，感谢他们以一种前瞻性视野看待 ACT 的发展。与此同时，我也对海斯教授为这套丛书撰写推荐序表示感谢，在其序中，海斯教授对 ACT 在中国的未来发展充满期待。

金秋北京，秋高气爽，路边银杏树硕果累累。中秋过后，十一来临，值此普天同庆的节日里，祝福祖国强盛，祈愿世界和平，也衷心祝愿 ACT 能够与中国传统文化充分融合，在中国的社会文化语境中创新发展，一起 ACT，幸福中国人！

祝卓宏
中国科学院心理研究所教授
2024 年 9 月 29 日

Preface 自序

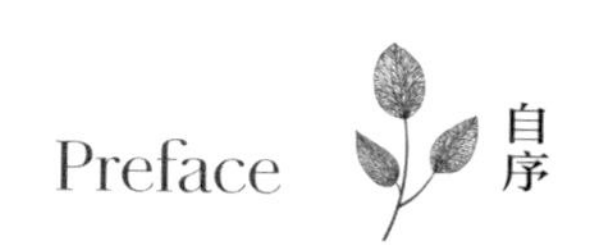

我受到邀请，就本书的中文版本讲几句话。我首先要说：我很高兴！真的很高兴！很高兴知道接纳承诺疗法（ACT）正在影响着中国人。我非常感谢所有参与翻译、出版和传播这些作品的人。

ACT 有两个主要目的：帮助人们减少内心痛苦，建立更丰富、更有意义的生活。为此，ACT 可以帮助人们发展“心理灵活性”。这种能力包括：

1. 活在当下：将注意力聚焦于重要的事情上，并投入到正在做的事情中。

2. 开放：向内心世界“完全敞开”；接纳所有想法和感受，并为它们留出空间，让它们在体内自由流动（而不是与它们争斗、回避它们或让它们控制你）。

3. 做重要的事：以价值为导向，有效地行动起来，做你想成为的人。

这听起来很简单，其实不然。对大多数人来说，学习如何活在当下、开放、做重要的事需要大量的练习。但这是值得付出努力的，因为在你掌握了这些新技能后，你将受益匪浅。它们将改善你的健康，为你带来幸福和快乐，帮助你创造更加丰富、充实且有意义的人生。

我想我已经说得够多了。那就出发吧，享受这段旅程！

祝一切顺利！

路斯 · 哈里斯

2024 年 10 月

Contents 目录

第一部分

什么是创伤聚焦的 ACT

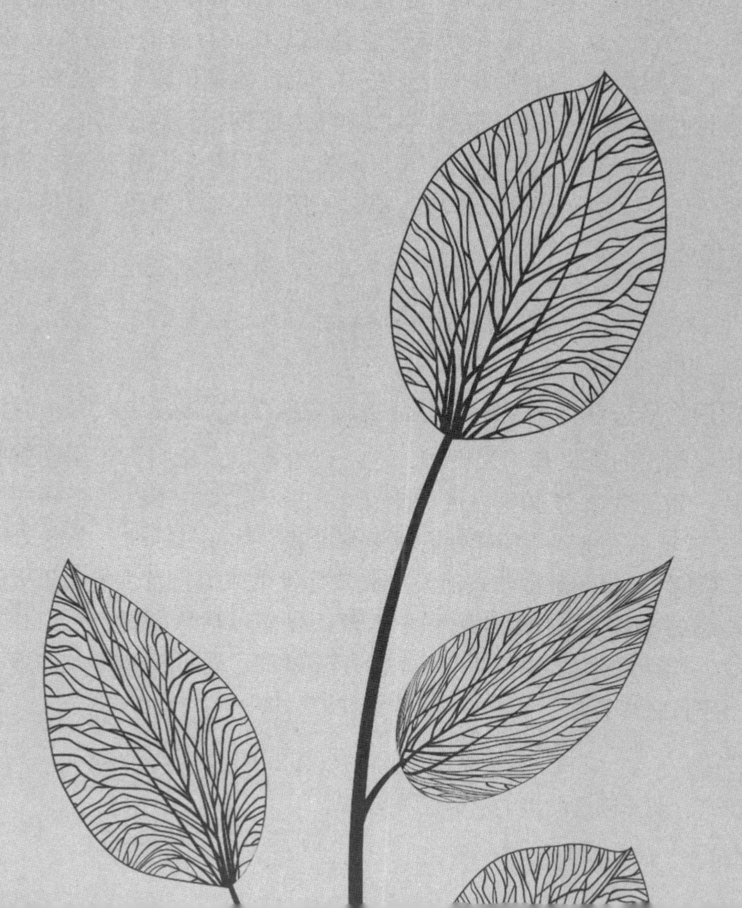

第 1 章　掩盖创伤的诸多面具

“创伤”（trauma）在希腊语中是“伤口”的意思，“心理”（psyche）在拉丁语中是“灵魂”的意思。从这两个古老的词中，我们可以排列组合出临床术语“心理创伤”和诗意词汇“灵魂伤口”。后者似乎更好地传达了创伤中普遍存在的那种深层的痛楚与苦难。这些伤痛——身体上的、情感上的、心理上的或精神上的——会影响人们生活的方方面面，其后果往往是毁灭性的：世界观被摧毁；自我意识被割裂；丧失信任、安全感或意义感。这样毁灭性的后果不胜枚举。

灵魂伤口可能会在任何年龄阶段形成。有些人的创伤开始于童年，由施虐的照料者一手造成。有些人的创伤是在成年后形成的，成年后发生的一些事件，撕裂了他们的世界。这些破坏生活的事件一旦发生，会影响生活的方方面面：人际关系、职场工作、休闲娱乐、财务状况、身体健康、心理健康，甚至会影响大脑的结构。

在接纳承诺疗法（ACT）中，我们的工作致力于弥合这些灵魂伤口的各个方面：认知、情感、记忆、感觉、冲动、生理反应以及躯体本身。有时我们会觉得这项工作极具挑战性。这项工作不可避免地会激发我们自身的痛苦想法和感受：可能是焦虑、悲伤或内疚，可能是挫折或失望，也可能是担忧、自我怀疑或自我评判。但是当我们给自己的不适感留有空间，深入挖掘我们的慈悲心，并创造一个神圣的治疗空间，在这个空间里我们可以和来访者肩并肩站在一起，帮助他们疗愈过去，回归生活，构建崭新的未来，那么虽然常常压力重重，但是我们的工作是非常有价值的。

什么是创伤

虽然找到创伤后应激障碍（post-traumatic stress disorder，PTSD）的定义相对容易，要找到创伤的定义却相当困难，这一点有些出人意料。为了确保我们的概念能够保持一致，我将分享我自己的定义。（这个定义并不是“正确的”或者“最好的”定义，只不过是我相信能够有效地帮助我们达成目标的一个定义。）

“创伤性事件”指的是对自己或他人造成实际发生或拟将发生的、重大程度的生理或心理伤害的事件。创伤性事件包罗万象，可能包括从离婚、死亡和灾难到暴力，从事故、受伤和疾病到医疗和手术治疗等事件，还可能包括人们煽动、实施、未能阻止或目睹违背自身道德标准的行为的事件。

"创伤相关障碍"涉及：

1. 创伤性事件的直接或间接经历
2. 上述经历引发的痛苦的情绪、认知和生理上的反应
3. 无力有效应对自己的这些痛苦反应

本书中使用的"创伤"一词，是"创伤相关障碍"的缩写，是一个总称，内容涵盖了由创伤引起的大量问题。这些问题包括创伤后应激障碍、酗酒问题、人际关系问题、抑郁、焦虑障碍、人格障碍、睡眠障碍、道德伤害、慢性疼痛综合征、性问题、攻击和暴力、自残自伤、自杀倾向、复杂性哀伤、依恋障碍、易冲动等问题。（实际上，与许多其他创伤的表现形式相比，创伤后应激障碍的明确诊断较为罕见。）

许多上述问题掩盖了作为其内在基础的创伤史。这些创伤史被深深埋藏，长久遗忘。虽然我们会说"单纯性"创伤（对一种主要创伤性事件的反应）或是"复杂"创伤（与长期以来的多个创伤性事件有关，通常始于童年），其实在这两端之间还有许多灰色地带。然而不论创伤有多简单或多复杂，通常都会包含以下3个症状流，彼此之间不断流动。

- **重新体验创伤性事件**：人们以多种不同的方式重新体验创伤性事件。这些方式包括噩梦、闪回、思维反刍，以及侵入性的认知和情绪。
- **过度唤醒和低唤醒的两个极端**：在后面的章节中，我们会深度探讨这两个术语的含义。现在我们简单化一点。面对来访者，我们不会说"过度唤醒"，相反我们会说"战斗或逃跑模式"，这种模式会引发愤怒、易激惹、恐惧、焦虑、过度警觉、睡眠困难以及注意力不集中等。同样，我们不会说"低唤醒"，而是说"僵住或瘫倒模式"：身体僵化和失去意识，促使出现冷漠、嗜睡、疏离、情感麻木和离解状态。
- **心理僵化**：ACT 的首要目标是发展心理灵活性。心理灵活性就是能够活在当下，专注并致力于当下所做的事情；对经历保持完全开放的态度，允许认知和情绪在当下如其所是地存在，并在价值的引领下，采取有效的行动。更简单的说法就是"活在当下、开放和做重要的事"。

  与之相对的是心理僵化，可归结为：
  - 认知融合（包含想法、意象、记忆、图式以及核心信念在内的认知，支配了意识和行动）
  - 经验性回避（持续试图避免或者摆脱不想接受的认知、情绪、感觉和

记忆，即便问题重重依然如此）

- 避开价值（缺乏清晰的核心价值，或与核心价值脱节）
- 无效行动（从长期看会让生活恶化的无效行动模式，如回避社交、自伤自残、滥用药物等）
- 疏离当下（分散注意力、疏离、与想法和感受脱节）

重新体验创伤性事件、极端唤醒和心理僵化这 3 个症状流，以大量复杂的方式相互叠加和强化，引发了范围广泛的临床问题。

什么是创伤聚焦的 ACT

创伤聚焦的接纳承诺疗法（T–F ACT），既不是治疗方案，也不是针对一种特定障碍（如 PTSD）的疗法。T–F ACT 是用以慈悲为基础，以暴露为中心的方法来实施 ACT 的方法。T–F ACT 是：①创伤知情的：吸取了诸如进化科学、多层迷走神经系统理论、依恋理论和抑制学习理论等相关领域的知识；②有创伤意识的：了解创伤在广泛的临床问题中可能起到的作用；③对创伤敏感的：对体验性工作，特别是正念、冥想的风险保持警惕。

T–F ACT 有 3 条相互交织的脉络，适用于所有创伤相关的问题：活在当下、疗愈过去以及构建未来。

活在当下。这是 T–F ACT 中最重要的工作。活在当下包括：帮助来访者学会停下来关注自身；把自己从离解或疏离的状态中带回，让自己的注意力回到此时此地；与自己的身体连接，并让身体安驻当下；克服让人虚弱的过度唤醒和让人停滞的低唤醒；从苦难的认知和情绪中脱钩解套出来；以自我慈悲来回应痛苦；专注并致力于正在做的事情；暂停沉湎过去、担忧未来；获得灵活完整的自我感知；根据需要缩小、扩大、维持或是转移注意力范围；练习与 ACT 相一致的情绪调节方法；享受并欣赏愉悦的体验；连接、遵循并践行价值。活在当下还包括通过技巧的训练（如自我肯定技术和沟通交流技术），帮助来访者过上基于价值的生活。

疗愈过去。在这部分，我们和来访者探讨他们的过去是如何塑造了现在的想法、感受和行为，并积极地和以过去为中心的认知及其伴随的情绪进行工作。这部分包括“内在小孩”工作、暴露在创伤记忆中、宽恕以及哀伤。

构建未来。在这部分，我们使用基于价值的目标设定，包括预防复发方案，帮助来访者规划未来并为之做好准备。我们理想的目标是实现“创伤后成长”：经历了过去的种种磨难，积极成长和改变，并运用在成长和改变过程中获得的力量、洞见和智慧，构建更好的未来。

为什么要运用 T-F ACT

ACT 是在 20 世纪 80 年代中期由内华达州里诺分校心理学教授史蒂文·C. 海斯创立，并由两位共同创始人——柯克·斯特罗萨尔和凯利·威尔逊（Kelly Wilson）推动进一步发展。自创立以来，他们已经发表了超过 3000 项研究，其中包含 600 多项随机对照实验，这些研究已经显示了 ACT 在从 PTSD、抑郁和焦虑障碍，到物质滥用、羞耻和慢性疼痛等各种临床问题上的有效性。

除了证据基础，还有其他一些理由可以证明，在与创伤相关的问题上要使用 ACT。

跨诊断取向。T–F ACT 是一种基于少数核心治疗过程的跨诊断模型，可以灵活适用于《精神障碍诊断与统计手册》（*DSM*）中的所有诊断，包括并发障碍。举例来说，我们可以和患有慢性疼痛、PTSD 以及酒精成瘾问题的来访者工作，同时针对这些问题，使用相同的几个核心 ACT 治疗过程。因为创伤的呈现方式不同，并发症非常普遍，这样的通用性非常实用。

基于暴露的取向。T–F ACT 将暴露作为核心元素。用外行话说，暴露总的来说是指通过有意接触“困难的东西”，来学习新的、有用的应对方法。身体内部的“困难的东西”，可能包括记忆、想法、意象、感觉、感官、情绪、麻木和心理上的冲动，以及生理反应等。身体外部的“困难的东西”，可能包括人物、地点、物体、事件或者活动。在暴露之前，这些“困难的东西”触发了自我挫败的行为模式，但在暴露的过程中，来访者学习到了新的、更为灵活的、能够提升生活质量的反应方式。

人际交往取向。T–F ACT 提供了很多在人际层面上工作的方法，其中包括明确关注在治疗关系中发生了什么。这的确是好消息，因为人际交往问题在创伤中非常普遍。

整合取向。漫游在 T–F ACT 的世界中，我们会探索许多不同的理论，这些理论都融合于 T–F ACT 之中。其中包括多层迷走神经系统理论、依恋理论以及抑制学习理论。（别担心，我们不会陷入细枝末节；我们将从实用的角度来探讨这些理论：轻专业术语，重临床应用。）

自我慈悲取向。自我慈悲是 T–F ACT 不可或缺的一部分，是所有创伤治疗工作的一个至关重要的方面。这种意识到自身的痛楚与苦难，并以真诚的慈悲来回应自己的能力，是疗愈和康复的基础，也是应对羞耻感的强有力的解药。

"自下而上"和"自上而下"相结合的取向。T–F ACT 早期治疗阶段通常会强调"自下而上"的方法：与躯体、情绪、感觉、感官、躯体意识、自动唤醒等方面工作。后期治疗阶段通常会采用更加"自上而下"的方法：更关注认知灵活性、价值、目标设定、行动计划以及问题解决等方面。然而大多数治疗阶段会同时采用两种方法，每个治疗阶段采用的比例不同，针对每一位独特的来访者的需求和反应灵活定制。

综合性取向。T–F ACT 是一种丰富、多层次、整体的方法，针对单纯性或者复杂性的创伤的各个方面进行综合性的工作。在这本书中，你将会学到和成瘾、人际交往问题、失眠、自残、自杀倾向、情绪失调、闪回、创伤性记忆、离解状态、自我意识破碎等问题工作的原则与治疗过程。不过你不一定要做一个 ACT 纯粹主义者，如果你想吸取其他模式的资源，比如眼动脱敏与再加工技术（EMDR）或者延长暴露技术，你完全可以这么去做。正如后面的章节中将会探讨的，T–F ACT 和其他模式能够很好地融合。

短程取向。现在对短程治疗的需求正在迅速增长，从业者面临着日益增长的挑战，即如何在最短疗程内达到最佳效果。幸运的是，T–F ACT 作为短程疗法，效果也很好。书中大部分的设定是，一次标准会谈为 50 分钟，每位来访者需要进行 10~12 次会谈。当然，有些来访者确实需要接受持续数年的长期治疗，但是大多数来访者在短期内反应良好。在第 33 章"作为短程干预的 T–F ACT"中，我讲述了如何做短程 T–F ACT 设置，只包括几次会谈，每次会谈可能只有短短 30 分钟。

怎样使用本书

撰写本书时，我假设作为读者的你已经知晓 ACT 的初步知识，已经参加了至少一次初学者培训，或者已经阅读了一本入门教科书。所以在这本书中我并没有讲述 ACT 的发展，也没有深入阐述 ACT 的基础理论。如果 ACT 对你来说是全新的知识，在阅读的过程中你就会慢慢掌握。但是我建议你在投入实践之前，首先从头到尾阅读本书。（这是因为 ACT 核心治疗过程是相互依存、紧密关联的，如果你不能掌握整个模式和这些治疗过程的交互方式，可能会遇到困难。）接下来，如果你喜欢这种治疗方法，可以立刻开始阅读一本入门级别的ACT书，加强这本书没有涵盖的重要的基础知识。

（有关这一点，我假设很多读者已经阅读了我的入门级教科书《ACT就这么简单》，所以我尽可能避免重复。当然，重复是不能完全避免的，但是本书中有很多崭新的内容，包括很多新的话题、工具、技术和方法，在功能和治疗过程上可以灵活工作。我还重新修订了我最喜欢的一些练习，如“锚定”，我赋予了这个练习明确聚焦于创伤的新方向。）

本书架构

本书共有5个部分。第一部分“什么是创伤聚焦的接纳承诺疗法”，探讨了创伤是什么，以及怎样从ACT的视角来概念化和处理创伤。第二部分“治疗初期”，涵盖了前两次会谈，重点在做好准备实现有效性和安全性的最大化。第三、四和五部分，涵盖了T–F ACT的3个相互交织的脉络：“活在当下”“疗愈过去”和“构建未来”。

量才适用，调整内容

阅读本书时，请调整和修改书上所有的内容，以适应你的工作方式。请调整隐喻、逐字稿、工作表、练习、工具和技术等在内的一切内容。如果你想到了对你和你的来访者来说更好的做法与说法，就采用吧。发挥你的创造力，总结你的经验，把这些内容内化成为你自己的东西。

好奇和开放的态度

T–F ACT和很多其他创伤治疗模式有诸多共性，也有显著的差异。所以请带着好奇心和开放的态度来学习。如果在本书中所学的知识和以往的培训有相违背之处，请不要不假思索地排斥，也不要不假思索地接受。相反，请抱有开放的态度，认真思索，提出疑问。也许这些知识会在你的工作方式中有一席之地，也许没有。没有哪一种模式是完美的，所有的模式都有优势和劣势，我们需要取其长避其短。请记住卡尔·荣格的话：“尽可能学好理论，但是当你接触鲜活灵魂的奇迹时，请把这些理论放置一边吧。”

第2章 ACT模型中的创伤

准备好，我们要深入探索个案概念化了。T-F ACT模型中的创伤个案概念化，与其他模型的略有不同。而个案概念化是本书所有内容的基础，所以理解这个视角非常重要。（提醒ACT新手：本章介绍了大量的专业术语，如果你觉得有些望而生畏，不必担心。进入临床应用以后，你就能将这些术语融会贯通。如果你是有经验的ACT从业者，略读回顾一下也无妨吧？）探讨ACT模型中的创伤之前，我们先概述一下ACT的基础知识，介绍一些有助于向来访者阐明关键概念的练习。

ACT简介

ACT是一种存在主义的、人本主义的、以正念为基础的认知行为疗法。用通俗的说法，ACT的目的是帮助人们减轻心理上的痛苦，构建丰富且有意义的生活。为实现目标，ACT通过如下方式帮助我们：

- 学习新的心理技术，减少困难的情绪和认知带给我们的影响，以使这些情绪和认知不再控制我们、拖累我们，或是阻拦我们。
- 澄清价值（我们愿意怎样对待自己、他人以及我们周围的世界），并用价值来指导行动，改善生活。
- 关注重要事项，全然投入正在从事的任何活动中。

ACT的6个核心治疗过程

以功能语境主义为科学哲学基础和以关系框架理论为语言理论，ACT模型基于6个核心治疗过程，如右图所示。（这6个核心治疗过程常被简称为“ACT灵活六边形”。）

接触当下（此时此地）

接触当下意味着灵活地关注此时此地的体验：随心所欲地缩小、扩大、保持或是转移注意力。接触当下包含有意识地关注周围的物质世界，或者内在的心理世界，与我们的体验充分连接并充分投入其中。

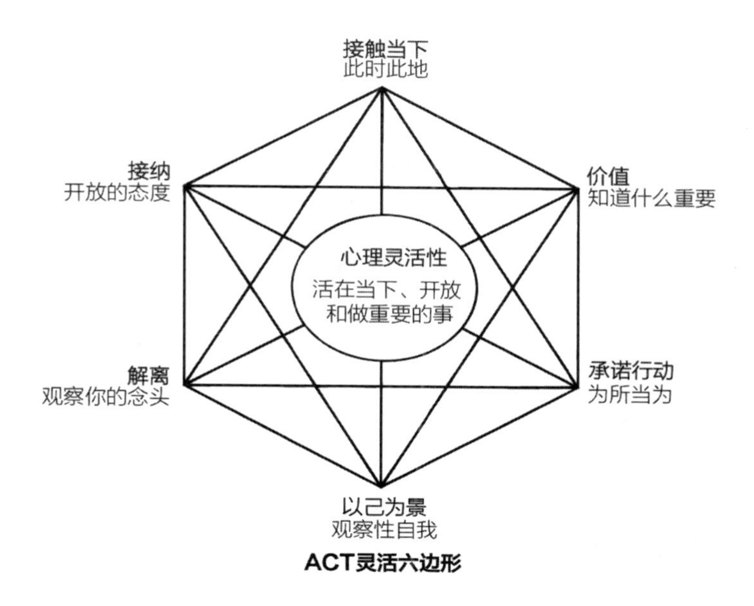

ACT灵活六边形

接纳（开放的态度）

接纳意味着愿意为令人不悦的个人体验（比如认知、情绪、记忆、冲动和感觉等）留出空间。（“个人体验”指的是内在心理世界的任何方面。）与其抗争、抵抗或者逃避，我们不如敞开心胸，给这些不悦的体验腾出空间，允许这些体验自由流淌过我们的身体。

需要注意的是，接纳并不意味着逆来顺受，被动接受困境。ACT 提倡承诺行动，改善困境，或者离开困境，根据情况选择改善还是离开。接纳意味着“体验的接纳”：接纳个人体验。

解离（观察你的念头）

解离（“认知解离”的简称）包含学会注意认知、承认认知，并与之离解，“退一步”来观察认知而不是被其控制。如其所是地看待自己的认知——由文字、意象建构，或是两者共同建构——并允许这些认知存在。不去挑战、忽视或是推开认知，而是轻轻地容纳下这些认知。能为我们所用时，允许这些认知指导我们，但是不能允许这些认知控制我们。（解离和接纳是相互交织的，我们为认知提供空间，允许它们按照自己的节奏自由停留或来去。有些认知会迫使我们和内在体验抗争，好像在说：“这种感受非常糟糕！我必须摆脱这种感受！”我们要和这样的认知解离。）

以己为景（观察性自我）

用通俗的话说，我们讨论头脑的两个部分：一部分在思考，产生想法、信念、记忆、幻想等；另一部分在默默地观察、关注、注意等，随时觉察到我们正在想什么、感受什么、感觉什么、做什么。在学术词汇上，我们称之为“以己为景”，但是在临床上，我们会使用“观察性自我”或者“你正在观察的那一部分”等说法。这是以己为景第一个层面的意思。

以己为景还有第二个层面的意思，这可能会让人有些困惑。以己为景的同义词是“灵活的观点采择”。解离、接纳、接触当下、自我觉察、自我反思、慈悲、心智理论、共情、观察性自我，想象过去或者将来的自己，从他人的视角看待问题等，都是以灵活的观点采择这一认知过程为基础的。这两层意思，本书在不同的阶段都会用到。

实用小贴士

在 ACT 模型中，有 4 个核心的正念过程：接触当下、解离、接纳和以己为景。所以“正念”可能指的是这 4 个核心过程中的任意一个或是几个的组合。

价值（知道什么重要）

价值是行为的理想特性：你希望怎样对待自己、他人和你周围的世界。价值描述了你现在和将来，在与任何其他人及其他事物的关系中，希望有怎样的行为。价值可以用来鼓舞、激励和指导我们。就像罗盘，价值给我们指引方向，在迷路时帮助我们找到归途。

承诺行动（为所当为）

承诺行动是指在价值的指引下，采取有效行动，构建丰富、充实和有意义的生活。承诺行动包含设定目标、规划行动、解决问题以及暴露，也包含学习和应用任何能够改善生活的技术。这些技术可能是自我安抚、放松，也可能是诸如自我肯定、人际沟通和冲突解决的人际交往技巧。

心理灵活性

正如 ACT 灵活六边形所示，6 大核心治疗过程是“心理灵活性”中相互关联的因素。心理灵活性是指能够在价值的指引下，有效地、有觉察地行动。我们的心理灵活性越强，也就是全然觉察、对体验开放、遵循价值行动的能力越强，生活质量就会越高。心理灵活性能够使我们有效应对面临的问题，发展出更深刻的意义感和目标感，并全然投入此时此地的生活。

自我慈悲是 ACT 的一个基础的内在部分，并没有列入 ACT 灵活六边形中，因为自我慈悲其实包含了所有的 6 个治疗过程。第 14 章将会探讨自我慈悲。

ACT 灵活三角形

我们可以把 6 个核心治疗过程合并为 3 个单元，如右图所示。这个图形被称为“ACT 灵活三角形”。

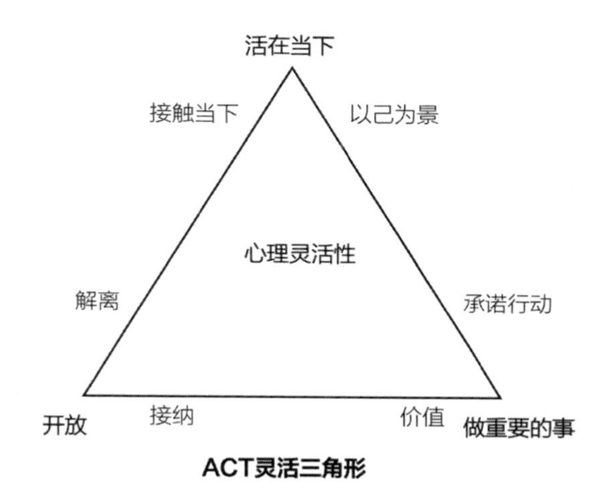

ACT灵活三角形

以己为景和接触当下都涉及灵活关注并投入此时此地的体验（换言之，“活在当下”）。

解离和接纳都涉及注意到想法和感受，如其所是地观察它们，为它们腾出空间，允许它们自由来去（换言之，“开放”）。

价值和承诺行动都包含发起并维持改善生活的行动（换言之，“做重要的事”）。

所以，我们可以将心理灵活性总结为“活在当下、开放和做重要的事”的能力。

两个实用小练习

接下来的两个练习能够非常有效地介绍 ACT 的关键概念，在后面的章节中，我们还会重述这两个练习。（两个练习在远程医疗中都非常有效。）阅读时，我会鼓励你表演出来，出声读出句子。比起仅仅默读，这将是更为丰富的学习体验。逐字稿就像“骨架”，在治疗过程中，我们用来访者生活中的具体事例填充使之血肉丰满。举例来说，说完“……你需要应对的困难的问题和挑战……”后，我们会说到来访者目前遇到的一两个问题（比如亲子冲突，或者正在经历的创伤后治疗等）。

练习一下

双手就像想法

双手就像想法的练习演示了融合的代价（因为想法而上钩入套）以及解离的益处（从想法中脱钩解套）。我们会做逐字稿中的动作，邀请来访者模仿我们。

治疗师：你愿意和我做一个小练习，了解一下接下来我们要做什么吗？

来访者：当然愿意。

治疗师：好的。（指向来访者前方的区域）现在，想象前方是对你来说真正重要的一切。有所有对你来说重要的令你愉悦的人或东西，比如你爱的人、喜欢的地方、热爱的活动，你最喜欢的食物、音乐、体育运动和电影，诸如此类（举一些针对来访者的具体事例）。前方也有所有令人痛苦的东西：面临的艰难的问题与挑战、艰巨的任务（举一些针对来访者的具体事例）。现在像这样把双手放在一起（治疗师双手掌心朝上放在一起，像捧着一本书。来访者模仿治疗师也这么做），接下来想象你的双手就是你的想法和感受。

来访者：好的。

治疗师：请跟着我一起做，咱们来体验一下因为想法和感受上钩入套后，会发生什么。（治疗师慢慢举起双手，靠近面部。来访者也跟着这样做。）就是这样，举起双手，用双手遮住双眼。（治疗师和来访者都持续做这个动作，直到两个人的手都碰到面部，遮盖住面颊、双眼和前额。）这就像我们因为想法和感受上钩入套的情形。现在注意三件事。（治疗师和来访者都保持双手掩盖眼睛的姿势。）首先，注意第一件事，环顾这个房间，请注意一下：你错失了多少东西？你和外部的这些重要的东西有多么隔绝和脱节？

来访者：很多！程度很深！

治疗师：你说得没错。现在，请注意第二件事：专注于一件事有多么困难？想象一下你要做的任务，或者你爱的人，此刻就在你的面前，要想充分关注他们有多难？

来访者：极其困难！

治疗师：千真万确。请注意第三件事。要想采取行动去做那些让你的生活正常运转的事情有多难？要想开车、做饭或是在电脑上打字有多么困难（举一些针对来访者的具体事例）？

来访者：是啊，这些事情根本做不到。

治疗师：好。这就是当我们上钩入套的时候，会出现的种种情形。现在，请再跟我一起做，我们来体验一下，从想法和感受中脱钩解套出来会发生什么。（治疗师极其缓慢地放下遮盖在脸上的双手，将其安放在大腿上，来访者也模仿治疗师一起做。）

治疗师：现在请注意一下，你能看到的东西有多少？投入和连接现在变得容易了多少？把注意力集中在你手头的任务上变得容易了多少？（来访者点头，表示赞同。）现在来回活动下手臂。（治疗师转动手臂，来访者跟着做。）现在去做那些能让你的生活正常运转的事情，变得容易了多少？开车、在电脑上打字或者做饭，变得容易了多少？（治疗师提到这些动作的时候，用肢体表演出来。）

来访者：很多！

治疗师：值得注意的是，这些东西（治疗师到处移动双手）并没有消失。它们一直都在。所以能够利用它们做些什么，就去做吧。因为即便是非常难以应付的想法和感受，也会给我们提供一些有价值的信息，让我们知道应该处理什么事情，或者应该采取什么不同的方法。但是如果不能很好地利用它们，就让它们待在那里吧。

练习一下

把纸推开

把纸推开的练习说明了经验性回避的代价，以及接纳的益处。（这个练习需要胳膊用力，不适合有肩颈或者胳膊问题的来访者。第 12 章的抗争开关的隐喻，不需要身体动作，是不错的替代练习。）

在这个练习中，我们需要给来访者和治疗师每人都提供一张纸。

治疗师：想象你的前面是对你来说重要的一切。有所有对你来说重要的、令人愉快的人或东西，比如你爱的人、喜欢的地方和热爱的活动，你最喜欢的食物、音乐、运动、电影等（举一些针对来访者的具体事例）。还有所有对你来说令人痛苦的东西，比如你需要应对的艰难的问题和挑战，需要完成的艰巨的任务（举一些针对来访者的具体事例）。想象这张纸是你所有难以应付的、令人不快的想法、感受、冲动和记忆。

来访者：好的。

治疗师：现在让我们来看看，如果和这些东西抗争会发生什么。你可以模仿我的动作吗？（治疗师用双手紧紧抓住纸张，两手各拿一边；来访者模仿治疗师的动作。）非常好。现在继续紧紧拿着这张纸，把它推开，尽你最大的力气推开。（来访者和治疗师都伸开胳膊。）这就是大家告诉你应该做的，是吗？朋友、医生、治疗师是不是都对你这么说？让这些想法和感受都远离你！

可是你知道，我们看起来可能还不够努力（治疗师用幽默轻松的口吻来说这句话），要不我们再加把劲儿。（来访者和治疗师都更用力地把纸推开。）就是这样，胳膊肘使劲伸直，用你最大的努力，让这些想法和感受尽可能远离你。（来访者和治疗师在练习的下一个阶段，一直保持这个姿势：双手紧紧抓住纸张边缘，胳膊伸直，让纸尽量远离胸部。）

现在请注意三件事情。第一件事，注意一下你现在这样做有多累。这个动作只坚持了不到 1 分钟，我们就已经这么累了。想象一下这个动作如果坚持做一天，要消耗多少能量？

第二件事，注意一下这些想法和感受有多让人分散注意力。如果你爱的人现在就在你的面前，全心全意地注意你爱的人有多难？如果那边屏幕上就播放着你最爱的电影，你可能会错过多少内容？如果现在你面前有重要的任务，或是要解决的问题、要应对的挑战，要想专注其中有多难？

第三件事，注意一下当你所有的精力都放在这上面了，要想采取行动让你的生活步入正轨，比如说（治疗师根据来访者的经历举一些事例）会变得多么困难。所以注意一下，像这样与想法和感受抗争，生活会变得有多么难以应付。我们会变得很难集中注意力，错失生活中的很多东西，很难关注应该做的事情，精疲力竭，采取行动做那些让生活步入正轨的事情实在太艰难了。

现在，我们来体验一下，不再与想法和感受抗争时会发生什么。（治疗师放松手臂，把纸放在大腿上。来访者也和治疗师一起做，大声叹出一口气，放松下来。）感受大不相同，是吧？这样做疲倦的感受减轻了多少？现在精力恢复了多少？关注于眼前的事物变得容易了多少？如果你最爱的人此刻就在你的面前，你们之间的亲密联系能够增加多少？如果你最喜欢的电影正在放映，你享受其中的程度能够增加多少？如果现在你有任务要做，或是问题要解决，专注其中变得容易了多少？

现在动动你的胳膊和双手（治疗师甩甩胳膊和双手，来访者也跟着做）。现在你行动起来，比如说抱婴儿、打网球或是和相爱的人相拥，会变得容易了多少？

现在留意一下这些东西（治疗师指着大腿上的纸张）并没有消失。你并没有摆脱它们。它们都还在这儿。但是你已经有了完全不同的方法来回应它们。我们处理的方式完全不同了。这些东西不再拖我们后腿，或是挫伤我们、任意摆布我们了。如果它们能够发挥一些什么作用，我们就可以利用它们一下。因为即便是非常痛苦的想法和感受，常常也会给我们提供一些有用的信息，即便只是指出哪些问题需要解决，或者哪些事情需要用不同方式来应对。如果这些东西没有任何因素可以被利用，我们就让它们待在那里吧。

注意，在上述两个练习中，我们都没有试图摆脱想法和感受。当练习做完后，双手和纸张都还是原来的样子。同样，在两个练习中，我们都指出，即便最痛苦的想法和感受，也有用武之地。只要我们用正念的方法来回应，就常常可以建设性地尽其功用，改善生活。可是如果我们与这些想法和感受融合在一起，就不可能行之有效地加以利用。这两个练习都澄清了学习新技术的两大主要目的：①能够进行基于价值的有效行动；②帮助来访者专注于重要的事情。

实用小贴士

这些小练习都是有教育意义的隐喻。仅仅做练习，来访者学不会解离或者接纳。练习之后常常要接着做有关解离和接纳技术的积极训练。

介绍完 ACT 的基础知识，我们来探讨怎样进行个案概念化。

T-F ACT 中的个案概念化

下面要介绍的个案概念化由 9 个部分组成，适用于与创伤相关的所有类型的障碍。首先，要注意的重要一点是：收集信息的时候，我们并不是按图索骥，逐一填好个案概念化表格的每一个部分，而是在会谈之外填写这些表格，梳理想法，构思出治疗方案。了解来访者个人成长经历是非线性的过程，需要随时收集点滴信息，随着时间的推移编辑整合。所以在摄入性会谈中，所有信息收集很少能一次获得，通常会延续到第二次会谈。但好消息是，在操作 T–F ACT 之前，我们并不需要知晓所有的信息。我们可以在摄入性会谈中获得大致轮廓，在之后的会谈中再逐步收集更多相关细节。

阅读时，头脑中想一个你最近在为之工作的来访者，每读完一个小节，都停下来反思一会儿个案概念化的应用。

第一部分：来访者的治疗目标

第 7 章将会探讨怎样建立治疗目标及其重要性。目标大概可以分为以下 3 类：

A. 情绪目标（来访者希望在感受上得到什么样的改善，比如感受更快乐、感受焦虑减轻、摆脱令人讨厌的想法和感受）

B. 行动目标（来访者希望在行动上有哪些改变，比如多锻炼、对家庭发挥更好的支持作用）

C. 结果目标（来访者希望拥有什么、得到什么或是取得什么样的成就，比如找到伴侣、找到工作、离开一段关系、从病痛或伤痛中康复）

对于你的来访者来说，每个类别的目标是什么？

第二部分：个人成长史

虽然 T–F ACT 强调关注当下，但与过去工作也是非常重要的。哪些创伤性事件在当下的问题中发挥了重要的作用？有没有童年的创伤？有没有一些重大的生活事件（不一定会造成创伤，但是具有破坏性并带来种种压力）造成了来访者当前的表现？

第三部分：实际障碍

来访者是否有实际障碍（与心理障碍相对）阻碍了其过上丰富而有意义的生活？举例来说，来访者是否处于危险的环境，比如正置身于侵害、偏见、歧视、骚扰、霸凌、排斥或者暴力等危险中？或者卷入功能不良的人际关系之中？或者从事一份经常会暴露在创伤事件的工作（如急救服务）？或者有其他社会的、医疗的、财政的、法律的、职业的或是家庭方面的问题？

第四部分：重现创伤体验和异常唤醒

来访者以各种各样的方式重现创伤体验，这些方式包括闪回、噩梦、侵入性情绪和认知、沉湎于痛苦的记忆、思维反刍过往的事件。这些个人体验令人不悦和痛苦，而且会触发自主神经系统的威胁反应系统。

威胁反应系统中，最广为人知的是“战斗或逃跑”反应。交感神经系统察觉到有威胁，让我们立刻进入高度警戒状态，准备好去攻击或是逃跑。这种过度唤醒的状态会导致一系列症状，比如出汗过多、肌肉紧张、心跳加快、触感亢奋、高度警觉、过度惊跳反应、易激惹、难以集中注意力或失眠，以及与战斗相关的情绪（如挫折、生气、暴怒）或与逃跑相关的情绪（如恐惧、焦虑、恐慌）。

如果副交感神经系统觉察到某个刺激不是威胁生命的，而且攻击或者逃跑的尝试都可能是徒劳的，就会激活“僵住”反应或“紧急关闭”反应，让人准备好躺下、保持安静和静止、放弃任何逃跑的尝试。这种低唤醒状态会引起一系列症状，比如麻木、嗜睡、冷漠、厌倦、疏离和解离等。

所有这些个人体验本身都是不愉快和痛苦的。但是加倍放大了这些体验的负面影响的，是人类集体应对这些经历时采用的数不清的僵化的方式。这些僵化的方式被称为“心理僵化”。心理僵化构成了创伤相关障碍的第三个症状流，个案概念化接下来的几个部分探讨了心理僵化的关键要素：认知融合、经验性回避、疏离当下、避开价值以及无效行动。

第五部分：认知融合

“认知融合”指的是认知支配了我们的觉察或（和）行动。当我们和认知融合的时候，认知就像是：

- 需要遵守的命令

- 需要全神贯注关注的重要事情
- 对健康和福祉的威胁
- 应该听取的建议
- 绝对真理的陈述

融合通常会产生很多问题，往往会干扰我们践行价值、有效行动以及投入生活之中。以下6种类型的融合反复出现，也就是与过去和未来、自我概念、评判、规则和理由的融合。

与过去及未来融合

过去倾向的认知融合包括：沉湎于痛苦的记忆、回想过去的伤痛和错误、哀悼丧失、感到怨恨或是后悔、思维反刍、指责自己或他人，或者是沉湎于回忆创伤之前的美好生活。

未来倾向的认知融合包括：担忧、灾难化和预测最糟糕的情况。未来似乎是危机四伏或暗淡无光的；坏事总会发生，别人总会伤害你、抛弃你或者让你失望；生活总是空虚悲惨的。

过去和未来又常常会重叠：过去发生的事情将来总会再次发生。

与自我概念融合

“自我概念”或“概念化自我”指的是所有有关我们是谁，以及我们怎样成为自己的所有的想法、信念和观点。在创伤相关的个案中，来访者通常会和消极的自我概念融合：“我不够好”“我一文不名”“我很受伤”“我很让人讨厌”“我毫无价值”“我无可救药”“我无能”“我活该”“都怪我”等。

当创伤性事件成了一个人身份和人生故事的核心时——这在学术上叫作“事件中心性”——来访者相信他们已经被创伤无可挽回地伤害或者污染了，创伤定义了他们是谁：毫无价值、不讨人喜欢、充满缺点等。

有些来访者和贫乏的概念化自我融合，诸如“我不知道我是谁”“我一无是处”“我是无名小卒”等。其他一些来访者为了避免和有威胁性的消极自我概念融合，会和过度积极的自我概念，也就是自恋相融合。人们偶尔会和多重概念化自我融合，多重概念化自我包括分离性身份识别障碍中不同的“人格”“身份”或“另我”。

与评判融合

来访者经常融合的对象有：关于生活的评判（生活糟透了，生活毫无意义），关于世界的评判（世界是不安全的、危险的、罪恶的），关于其他人的评判（他人都是冷漠的、不值得信任的），关于来访者自己的评判（都怪我，都是我的错）。来访者经常与关于自己的认知、情绪和记忆的评判融合（他人是糟糕的、可怕的、不可忍受的，我受不了他们），这反过来又助长了消极的概念化自我（这些糟糕的想法和感觉表明了我是多么受伤）。

与规则和理由融合

规则通常都是有用的，就像有了交通规则，我们就知道该在道路的哪一边行驶，这一点是非常有益的。但是当我们和规则融合的时候，行为就会变得呆板僵化。认知规则通常会包含这样的词，诸如“应该”“必需”“必须”“需要”“应当”，或者包含表示假设或条件的词或短语，比如“只有……”“除非……不能……”“因为……所以不应该……”“不会……直到……”等。一些常见的例子有“我必须做得完美，如果不能做得完美，做这件事情就没有意义”“我不得不通过喝酒来应对”“男人不值得信任”“我不能和别人距离太近，因为他们会伤害我”。与规则的融合度越高，遵循规则的冲动就越强烈，而违背或违反规则时就会更加焦虑。

规则和理由有重叠的地方，就是那些关于为什么我们不能改变，不应该改变，或是根本不用改变的认知，如“我不会做”“这太难了”“我没时间”“我没经历”“这肯定会出错的”“我之前试过但总是失败”“这太可怕了”“我太压抑了”等。当然，如果我们和这些理由融合的话，就不会有改变。

与叙事、图式和核心信念融合

上述所有类型的融合——过去和未来、自我概念、评判、规则和理由——结合在一起，就产生了复杂的与叙事、图式和核心信念的融合。举一个与创伤相关的例子：因为这些可怕的事情发生在我身上（过去），我很受伤（评判，自我概念），所以生活糟透了（评判），我看不到生活有任何变好的可能（未来）。

要特别注意和下列信念体系的融合，这些信念体系是产生经验性回避的内在基础：这些想法和感受是不好的，不自然的，不可忍受的（评判）；这些想法和感受意味着我有些地方是错的（自我概念）；这些想法和感受不消失，我的生活就没办法继续（理由）。所以我必须摆脱这些想法和感受（规则）。

第六部分：经验性回避

经验性回避（experiential avoidance，EA）是指持续想要试图回避或是摆脱不想要的个人体验（如认知、情绪和感觉），即便回避是有害的，还是如此。EA是正常的，每个人都这么做。在治疗中，只有当 EA 变得过度、僵化或者不适当，以至于对来访者的健康和福祉产生了负面影响，阻碍了来访者做让生活更有意义的事情时，我们才会将 EA 作为治疗目标。（请记住：我们不是正念极端主义者，不会坚持认为人们必须总是接受所有的个人体验。）

来访者有各种痛苦的认知和情绪，自然想要回避和摆脱。他们在进入心理治疗之前，通常自己已经发现了很多种不同的回避策略，包括酗酒、赌博、社会退缩、讨好别人、自伤自残、自杀倾向……这样的策略层出不穷。

注意，我们只把那些主要旨在回避令人不快的内在体验的行为称为“经验性回避”。如果你去健身房的主要动机，是自我照料的价值和增强体质的目标，这就不是经验性回避。但是如果主要动机是避免情绪上的不适（例如，避免焦虑感或者会发胖的想法），那去健身房就是经验性回避了。（显然，所有的行为都有多种动机，所以我们探讨的是占主导地位的动机。）

有时候 EA 虽然无效但是也无害。而且有时候，灵活、适度和适当地使用 EA 也会改善生活。但是当 EA 变得过度、僵化或者不当，通常不会改善生活，相反会让生活恶化。举例来说，较高程度的 EA 可能会是一般心理痛苦和创伤事件之间关系的中介变量，预测一系列障碍的症状严重程度，增加成瘾问题复发的可能性，并成为适应不良应对策略和心理痛苦之间关系的中介变量。根据报告，在经历创伤后应激的人群中，具有较高 EA 水平的人获得较少的创伤后成长，生活的意义感和幸福感也越低。而且在退伍军人中，不管是否患有 PTSD，对经验性回避和情绪控制的关注程度越高，心理健康状况就越差。

第七部分：疏离当下

创伤中，人们严重疏离当下。我们可以用 3 个以 d 开头的英文单词来考虑这个问题：分散注意力（distractibility）、疏离（disengagement），以及与内在世界脱节（disconnection from your inner world）。

分散注意力。很多来访者难以集中注意力。他们很容易被想法、感受和记忆分散注意力，注意力也很难集中在手头的任务上。

疏离。疏离指的是“走过场、敷衍了事”，对当前从事的活动在情感上疏远或是不感兴趣。举例来说，来访者可能会食不知味，与心爱的人聊天时心不在焉，或者执行任务时采取“自动导航”模式做做样子。社会疏离尤为普遍，很多来访者说感到隔离，或者和所爱的人情感上疏远。

与内在世界脱节。有些来访者和认知严重脱节，不能表达自己的所思所想。有些来访者和情绪脱节，不能觉察和识别自己的情绪，也不能准确给情绪贴标签。与内在世界脱节的程度越深，越难“了解自我”，也就是说越缺乏自我觉察或洞察力。

第八部分：避开价值

当来访者的生活逐步被融合和回避消耗时，他们就会越来越避开价值。通常会被遗忘的价值有自我照料、关心他人、亲密、勇气、信任、自信、独立、童心、感恩、慈悲和责任等。这当然会因人而异。对于有些人，避开价值是因为生活的重点就是生存和回避痛苦，从没有机会来反思自己的价值。对于另外一些人，避开价值是因为与严苛的规则融合，这些规则阻止了他们走上繁茂丰富的价值之地，而是走上了满是“应该”“必须”“不得不”的贫瘠荒原。

第九部分：无效行动

那些能够让生活更加丰富和有意义的行动，被称为“有效行动”。与之相对的“无效行动”（常常满足短期需要，但是从长期看会降低生活质量）通常是由融合或（和）回避造成的。比如说，滥用药品或酒精的行为之所以延续下来，通常是因为想回避痛苦的认知和情绪，以及与几种类型的认知融合，如理由（我需要这样来应对）、自我概念（我有上瘾者人格）或者评判（这样做没什么害处）。

“避开行动”是无效行动的通俗说法，因为这些行动会让你避开你想成为的人、想过上的生活。避开行为，是指来访者所做的所有那些让生活变糟、反复出错、问题恶化、抑制成长、阻止有效解决、影响健康和福祉的行为。

从长期看，无效行动的消极后果是产生了更多的痛苦想法和感受，这些想法和感受又引发更多的融合和回避，导致了长期的恶性循环。

实践，实践，再实践

虽然你根本不需要我的提醒，但是我还是会跟你再说说，因为我有时候就是这么唠叨招人烦。（注意到此处我与自我概念的融合了吗？）如果你想做好 T-F ACT，只是读书是不够的，还要不断地实践，实践，再实践。接下来还需要进一步的练习。所以请提前准备好一份个案概念化的工作表，并为当前的一位来访者填写这份工作表。填完后，再套入本章之前呈现的 ACT 灵活六边形或是灵活三角形，然后逐一研究这些图表，认真思考：哪些 ACT 治疗流程适用于你的来访者目前困境的哪些方面？

我建议你每天至少填写一份这样的工作表，因为你越能从 T-F ACT 的视角进行创伤概念化，你的治疗效率就会越高。

本章要点

ACT 是一种认知行为疗法，创造性地使用价值和正念技术，帮助来访者减少心理痛苦，构建有意义的生活。ACT 通过发展心理灵活性来实现其目标。心理灵活性是指我们关注和投入当前正在做的事情，承认并允许我们的认知和情绪如其所是地存在，并在价值的指引下有效行动。换言之，就是“活在当下”“开放”“做重要的事”。

ACT 是跨诊断取向的，这一点使得我们能够根据心理僵化概念，对任何临床问题进行概念化：认知融合、经验性回避、疏离当下、避开价值以及无效行动。这使 ACT 广泛适用于和创伤相关的大量问题，而理解其灵活多样性的最佳方法就是不断实践大量的个案概念化。

第3章　战斗、逃跑、僵住、瘫倒

来访者常常把难以应付的认知、情绪和生理反应解读为自己软弱、有缺陷或是疯狂的迹象。所以我们需要帮助来访者理解这些体验，并将其重新定义为心智、大脑和身体试图要保护我们免于伤害，这样就能为接纳和自我慈悲铺平道路。最理想的情况是，我们在第一次会谈的时候就开始做这项工作。

反应背后的科学基础

自主神经系统是调节我们身体的内部器官。其构成有两部分：交感神经系统（SNS）和副交感神经系统（PNS），前者“刺激我们并让我们加速”，后者“让我们静止并放慢速度”。这两个神经系统是我们面对威胁有这样的应对方式的科学基础。

战斗或逃跑

觉察到危险时，SNS就会激活“战斗或逃跑”模式，让我们做好准备抵抗或是逃离威胁。我们的身体会发生很多变化：很多大肌肉开始紧张，准备好采取行动；心脏和肺部加速向肌肉输送富含氧气的血液；皮质醇激素释放，提高血糖水平以提供更多能量；等等。在战斗或逃跑模式下，SNS会引发害怕、焦虑、恐慌、易激惹、生气、狂怒等情绪。这些感受就是SNS的由来：“sympathetic”（交感神经的）一词是由希腊词语“syn”（同步）和“pathos”（痛苦）派生而来的，意思是“有感受的”。

多层迷走神经系统理论

“para”是希腊语中“相对”的意思，PNS的意思是和SNS相对。要记住，SNS会刺激我们，让我们加速，而PNS会让我们静止，放缓下来。迷走神经（vagus nerve）是PNS中最大的神经，其名字是由拉丁语中的词“vagus”得来的，在拉丁语中的意思是“漫游”，迷走神经在身体内部“到处漫游”，分布在很多器官和区域内，特别是面部、胸部和腹部。为了理解PNS在创伤中的作用，我们可以转向具有巨大影响力的多层迷走神经理论（PVT）。“poly”是希腊语中“多”的意思。PVT之所以得名，是因为迷走神经有许多不同的特征和功能。

迷走神经有两大分支——背侧（背部）和腹侧（前部）——当我们没有受到威胁的时候，腹侧分支会形成一种“休息并消化”的状态，在这样的状态下，我们可以放缓、放松、社交、连接、与别人建立联系（也可以消化食物）。我经常称之为分享/关心模式，因为这种状态让我们更有爱心、关心他人、体贴他人，与他人分享、连接与照顾他人。在这种模式下，我们感受到温暖、平静和满足。

但是，一旦察觉到威胁，SNS就会接管并控制我们，我们会立刻从分享/关心模式切换到战斗/逃跑模式，准备着是坚守阵地还是躲避逃跑。但是如果面临极度威胁，战斗或者逃跑似乎都是徒劳，比如无助的你被压在岩崩之下，或是身为孩童的你被某人殴打，这时候会发生什么？

如果威胁非常严重，战斗或者逃跑的尝试都不太可能起作用，背侧的迷走神经就会掌舵，我们就会切换到紧急关闭模式。为了保存能量，PNS会关闭很多生理功能。它会使身体固定不动，减慢心肺速度，降低血压，并暂停一些不必要的活动，比如消化。在关闭状态的早期阶段，有些人可能会“僵住”“一动不动”或者“吓得瘫了”。但是在极度关闭状态下，人们会腿软，可能会瘫倒在地，甚至失去意识。我们把它称为“僵住/瘫倒”或者“紧急关闭”模式：这种模式会形成一种离解、麻木、冷漠、绝望和漠不关心的状态。

“讨好”反应

创伤相关文献倾向于描述创伤反应的4个阶段：战斗、逃跑、僵住和讨好。“讨好”的意思是努力取悦和安抚别人。遭受照料者的虐待或者忽视时，儿童可能会采取保护策略，努力做个“好孩子”。成人可能将“取悦他人”发挥到极致，在关系中不断重复忽视自己的需求、价值和边界，以此获得认同并满足别人的需求。就我个人而言，我不赞同把“讨好”和“战斗”“逃跑”“僵住”放在一起，因为后3个都是自主神经系统的本能反应，但“讨好”不是。

心理教育

关于这些反应的心理教育非常重要。来访者一旦理解他们身上发生了什么，以及为什么会发生，这些体验的威胁性就会降低，从而更容易被接纳。但是过多的心理教育会让治疗变成理性访谈，而这些宝贵的时间本可以更好地用在体验工作上。所以我们需要找到平衡点。用隐喻开头通常会很有帮助。

熊的隐喻

熊的隐喻可以用简单好记的方式传达上述的关键点。熊的隐喻有两个版本：一个用于过度唤醒，一个用于低唤醒。

熊的隐喻 战斗或逃跑

治疗师：你熟悉战斗或逃跑反应吗？

来访者：知道一点。

治疗师：我们能不能花几分钟时间谈谈这种反应，帮助你理解身上发生了什么？

来访者：当然可以。

治疗师：很好。如果可以，想象你是一个穴居人，正独自在外打猎抓兔子。突然你和身形巨大的熊妈妈面对面相遇了。熊妈妈旁边还有两只幼崽。所以，对熊妈妈来说，人类是威胁。她会怎么做来保护自己的幼崽呢？

来访者：她会进攻的。

治疗师：是的，她会进攻的，凶猛又迅疾地进攻。她想杀了面前这个人，因为这个人对她的幼崽造成了威胁。所以如果你想要幸存下来，就只有两个选择……

来访者：战斗或是逃跑！

治疗师：对。所以你的神经系统立刻开始控制身体。这个过程不是你在思考："啊，我最好切换到战斗或逃跑模式。"在你思考之前，神经系统就已经切换到了战斗或逃跑模式。胳膊、腿部、胸部、脖子上的大肌肉都紧张起来，准备好行动，战斗还是逃跑。你的身体里充满了肾上腺素，心跳加速，把血液输送到肌肉中。你的身体已经像拉满了弦待发的弓箭。你有没有过这种感觉？

来访者：我一直都有这种感觉。

治疗师：是啊，这会让你非常累吧？因为这种战斗或逃跑的反应应该是非常短暂的，应该只持续到你疏离危险，就切换模式了。但是你的神经系统并没有这么做，战斗或逃跑模式并没有关闭。所以，像发脾气、生气、脖子和背部的肌肉紧张这样的表现，都是你的战斗模式在超时工作。而焦虑、害怕、出汗、受惊，这些表现是逃跑模式在超时工作。失眠也是逃跑模式，如果一只熊在后面追你，你当然不想睡觉。

我们可以很容易地把任何过度唤醒的症状和这个隐喻联系起来。例如，当面对和创伤有关的性问题，如勃起功能障碍、性欲丧失和性冷淡时，我们可以说："当你受到威胁时，你的神经系统会关闭和生存无关的任何部分的功能。如果一只熊在后面追你，性爱不是当务之急。"

实用小贴士

如果来访者不相信进化论，我们可以换些说法。我们可以说“远古时期的人”而不说“穴居人”，可以说“设计的”而不说“演化的”。甚至可以不提远古时期的人，我们可以只说“这是你的身体在威胁情境下的反应”。

熊的隐喻 僵住或瘫倒

如果还有低唤醒的问题，我们可以这样扩充熊的隐喻。

治疗师：这就是战斗或逃跑反应。但是你的神经系统还有另一种模式，叫作僵住或瘫倒，或者紧急关闭模式。假设你的祖先把长矛向熊掷去，但是没有射中。他会怎么做？

来访者：赶紧逃命。

治疗师：对，所以他跑了起来，尽自己最快的速度奔跑。但是，你知道，连尤塞恩·博尔特（Usain Bolt）都跑不过熊。

来访者：（大笑）对啊。

治疗师：所以这只愤怒的熊在后面追赶，很快抓住了这个人，把他扔在地上，用爪牙困住他，让他动弹不得。所以这个时候，你的祖先要是想生存下来，唯一的机会就是尽可能安静下来。如果他选择反击，或是试图逃跑，只可能受到熊的加倍伤害。但是如果他保持安静不动，那么幸运的话，有可能熊就会对他丧失兴趣，不再理会他了，因为他对熊也没有威胁了。不过，当一只熊咬住你的时候，这样做是很难的，对不对？

来访者：是啊，几乎不可能。

治疗师：对。如果没有紧急关闭反应，这样做几乎是不可能的。你看，你的身体里有这种叫作迷走神经的大神经，在这种高风险的情况下，似乎战斗或逃跑都是徒劳的，迷走神经就会让你动弹不得。这就是为什么我们会说“吓呆了”或者“吓瘫了”。所以，你祖先的迷走神经实际上真的让身体肌肉麻痹瘫痪了，他确确实实不能动、不能说话、啥也不能做了。同时，迷走神经还关闭了感觉，这样他就迟钝麻木了；关闭了痛感，这样他就不会喊叫挣扎。所以，他就躺在那儿，吓得瘫痪了，害怕得麻木了，恐惧得说不出话来。接下来，如果幸运的话，熊看他不再构成威胁，就离开不再理会他了。如果他伤得不严重，就幸存下来了。

来访者：有道理。

治疗师：是的，所以你的一些症状——麻木、冷漠、无力、走神、绝望、想躺平放弃——是因为你的神经系统处于关闭模式。

同样，我可以把所有低唤醒症状都和隐喻联系起来。举例来说，在离解状态下，这个对话的最后一句可以改成这样：

治疗师：就这样，他困在那里，太可怕了，所以神经系统的反应是放过他——让他走神，或者分神，或者让他有些魂不附体的感受。现在发生的一切和他都有了一些距离，这样的反应就又一次帮助他幸存了下来。

这些知识对那些在创伤事件中陷入呆滞状态的来访者尤其有帮助。他们常常会责备自己，或者被别人责备，为什么当时没有反抗。我们还可以使用一些大家熟知的例子来充实这一点，比如小鹿在车灯前吓呆了（僵住），或者老鼠在猫的嘴里瘫软了（瘫倒）。再者，如果来访者相信进化论，我们可以加上这段话："这些基本的生存反应是古老的，从很久以前演化而来，比人类存在的历史还要久远。首先在鱼类中出现，所有的哺乳动物、鸟类和爬行动物都有。"（但是如果他不相信进化论，我们可以说："所以，我们的神经系统就是这样设计的——战斗、逃跑、僵住、瘫倒，因为这些反应帮助我们在险境中生存下来。所有的哺乳动物、鸟类和爬行动物都是这样设计的。"）

接下来，我可以问一个重要的问题："你可能会感到疑惑，为什么这样的事情会持续发生？"要回答这个问题，我们要探讨一下杏仁核的作用。

杏仁核：大脑的威胁探测器

虽然英文中通常说到杏仁核时都是用单数形式，实际上大脑颞叶中有两个杏仁核，分别位于大脑的两侧。这些核团（合作执行特定任务的神经元簇）执行许多不同的功能，最为人熟知的是其在处理恐惧中的作用。

治疗师：你的大脑中，有一个部分叫作杏仁核，杏仁核总体上是一个威胁探测器。一旦探测到了任何威胁，就会触发警报，激活身体的战斗或逃跑反应，或者在一些情境下激发僵住或瘫倒反应。因为你经历过 XYZ（XYZ= 来访者创伤经历中的具体细节，比如车祸、战争、暴力的父母），你的杏仁核现在就持续处于红色警戒状态——它随时随地都能看到威胁。任何能够让你的杏仁核隐隐想到 XYZ 的东西都会触发警报，包括想法、感受、记忆、人物、地点、物体、情境、活动等。很多时候，我们甚至都不知道是什么触发了反应，它是由意识觉察不到的东西触发的。

神经可塑性

很多来访者会怀疑治疗的有效性，所以简短谈谈神经可塑性会有所帮助：

治疗师：你听说过神经可塑性吗？

来访者：我不确定。

治疗师：它的基本含义就是我们的大脑在不断变化着。大脑里有超过800亿个神经元，它们都是相互关联的，而且我们可以通过建立新的通路，让它们重新连接起来。我们不能移除旧的神经通路，因为头脑里没有删除键，但是我们可以在旧的通路上建立新的通路。这也就是我们想要达到的目标。所以如果在治疗开始前和结束后对大脑做个核磁共振扫描，可以看到这两次扫描的不同。我之前提到的技术，在你练习的时候，就会重新连接你的大脑。比如说，就在这个地方的后边（治疗师轻拍额头上眉毛中间的地方）是前额皮质，这里就像是大脑的“任务控制”中心。接下来你要在这个部分和负责威胁探测的杏仁核之间建立新的联系，这样你就可以调整它的设置，警报就不会一直响了。

实用小贴士

要警惕创伤神经科学中关于“因果关系”的过于简单化的看法。我们应该记住，创伤反应涉及了整个人类，以及人类通过所有生物系统和环境的持续互动。举例来说，在僵住反应中，除了迷走神经，还有许多其他方面的神经系统参与其中。在害怕的情绪中，除了杏仁核，也同样有许多其他方面的神经系统参与。因此，我们对创伤反应的任何一种神经生物学解释都不要过于看重，要记住它只是广阔科学领域中很小的一部分，在这广阔的科学领域中，众多理论都在相互竞争，并不断演化。

接纳和自我慈悲

为了促进解离、接纳和自我慈悲，ACT探索了心智的演化起源：心智为什么要这样发展，导致自然产生心理痛苦。基于同样的目的，ACT也从情感科学的角度，探索了情绪的进化起源和适应功能。在T-F ACT中，我们经常和来访者反复强调的两个关键点是：

- “这些反应的发生并不是你的错，是很多年进化的结果。”（或者对非进化论者说：“你的身体就是这样设计的。”）
- “这些是生存反应。是你的身体、心智、大脑试图保护你，保证你的安全。”

在接下来的章节中，我们将会继续探索这些主题，你也会看到我们是怎样在保护功能的视角下，重新定义一些非常强烈的痛苦情绪，比如羞耻，以及重新定义一些认知过程的，比如自杀倾向。我们可以说："问题不是说你有什么地方做错了，而是你的头脑和身体正在努力试图保护你；你的头脑和身体过于热心，做过头了。"用这样的方式重新定义来访者的症状，将会让来访者更容易接纳，也有助于从自我评判中解离出来。

本章要点

交感神经系统（SNS）刺激我们并让我们加速（过度唤醒），副交感神经系统（PNS）让我们静止并减速（低唤醒）。当我们察觉到有威胁时，SNS激活战斗/逃跑模式——引起害怕和愤怒情绪，但是如果战斗/逃跑看起来是徒劳的，PNS就会激活僵住/瘫倒模式——导致离解、冷漠和麻木的状态。

少量有关战斗/逃跑反应和僵住/瘫倒反应的心理教育，能够帮助来访者理解他们的症状，为接纳、解离和自我慈悲做好准备。

第 4 章　保证安全

至少在前几次会谈中，大多数来访者都是高度焦虑的。这并不令人惊讶。让自己脆弱，允许自己“被看见”，展示出那些你不想让别人知道的东西，这一切似乎都令人惶恐不安。信任别人绝非易事，特别是对在关系中被伤害过、被控制过，或者背叛过的人来说。所以即便我们尽全力保证治疗的安全，来访者有时还是会感到焦虑、不安、怀疑、不信任或者害怕，这是完全自然的，也是我们应该可以预料到的。所以，从一开始，我们就要在这些反应发生时，认可并正常化它们。在治疗进行的过程中，我们要帮助来访者怀着接纳、解离和自我慈悲的心态来回应。

本章中，我们将探索增强治疗的安全性。我们首先会谈谈治疗的设置，然后看看对创伤敏感的正念。

治疗设置

为了增强来访者在治疗中的安全感，我们应该认真考虑治疗室的布置、治疗关系、自我暴露、知情同意、“按下暂停键”技术，以及让来访者更容易地表达拒绝。

座位设置

大多数治疗师坐在来访者的对面或是形成一定角度，中间不放置桌子。很多来访者可以接受这样的设置，但是有些来访者会认为这样有对抗和不舒服的感觉。因此治疗室里至少放置一个抱枕会是个不错的主意，来访者需要有个保护的屏障时，可以拿过来放在腿上。

我们也可以问问：“座位这样摆你觉得怎么样？如果有需要我们可以把椅子的位置调整一下。”（有一次，我的一个来访者在前几次会谈中都坐得离我要多远有多远，椅子都靠在了墙上。随着时间的推移，她就逐渐向我靠近了。）

治疗关系

ACT 治疗师采用了卡尔·罗杰斯（Carl Rogers）的真诚、一致和对来访者无条件关注的态度。我们用正念、慈悲的方法来对待来访者的痛苦，当我们自己的反应干扰了治疗的时候，也会对自己使用 ACT，而且我们经常会把治疗关系描述为一种团队合作的形式：

治疗师：我们的目标是，作为团队一起工作，帮助你建立你想要的那种生活。所以并不是我来分析你，或是告诉你应该怎么生活——我们是在合作，一起工作。在我们探索的过程中，如果我说了什么或做了什么，妨碍了我们成为一个强有力的团队，请一定告诉我。只要有助于我们更好地合作，我非常愿意做出改变。

治疗师的自我暴露

ACT 鼓励（但并不要求）治疗师做一些自我暴露，目的如下：

A. 为了认可和正常化来访者的经历。例如，“我也会这样做。在这件事情上，我的头脑一直在拼命打击我”或者“是的，在那些情境下我也会非常焦虑的”。

B. 通过共情、慈悲和真诚，让治疗关系更加融洽。例如，“你跟我说这些的时候，我注意到我内心涌现了很多悲伤的情绪。你可能会看到我的眼中有些许泪光。我深受感动”。

C. 为来访者示范 ACT 的核心治疗过程。例如，示范解离：“我的头脑告诉我，你好像有点生我的气。我的头脑是完全弄错了，还是发现了重要的信息？”

D. 解决治疗关系中的问题。例如，“我有可能弄错了，所以如果确实是我弄错了，就请告诉我。只是……我感觉现在我们不是一个强有力的团队。我感觉我在试图推动你，而你在抵抗。从你的角度看是什么样的？”。

E. 让来访者更好地觉察自己在治疗中的行为产生的影响，给予来访者安全、慈悲、真诚的反馈。

让我们假设一个来访者正在抱怨和别人缺乏连接，也缺乏亲密感。在一个合适的时机，我们可能会分享感受：“就在此刻，我感到好像真的和你失去了连接。你深深陷入各种各样的想法中，就好像从这间屋子里消失了。我想知道，在你感到和别人好像没有连接的时候，是不是也是这样的？”

这次会谈深入一些的时候，来访者更加投入，我们可以说：“现在我感觉跟你的连接更紧密一些了。感觉就像是你完全回到了这个房间，而且你也真正投入我们正在进行的事情之中了。此刻我感到我们是一个团队。你注意到什么变化了吗？”

很明显，治疗师的自我暴露需要是明智的、合适的、慈悲的、真诚的而且总是服务于来访者，帮助来访者逐步实现自己的治疗目标。自我暴露时，我们要尽量谨慎，确保稳妥。例如，以上列举的 A 和 B 这样的暴露比较适用于治疗早期，但是像 D 和 E 这样的暴露对抗性更强，最好到治疗后期再用。

即便在会谈中随意穿插的自我暴露也可能是有帮助的。比如，“你的头脑和我的很像。你的头脑对你说的话，和我的头脑对我说的话是如此相似！”。除了能够加深融洽的治疗关系，这样的自我暴露构建了 ACT 的一个中心主题“共同人性”：我们都在同一艘船上，我们都在奋斗着、痛苦着，我们都有个天生会制造痛苦的头脑；生活对我们每一个人来说都是艰难的。

知情同意

知情同意是符合伦理的，能够有助于建立信任。其大致过程如下：

治疗师：你经历了很多艰难曲折，很显然我们只是谈及了表面，我真的很想再听你诉说。但是在更深入了解你的经历之前，我想我们能不能花几分钟讨论一下我们合作的方式和内容？

来访者：当然可以。

治疗师：很好。我通常采用 ACT，也就是接纳承诺疗法。（幽默地说）是的，我知道这听起来有点怪，不过别因为这个名字望而却步。这是一种有科学依据的方法，超过 3000 项已发表的研究也充分显示了它的有效性。

来访者：哇哦！

治疗师：现在我可以给你解释一下这个疗法的工作原理，确认你是否可以接受吗？

来访者：当然。

治疗师：很好。你正在疲于应付很多困难的想法、感受、冲动和记忆，你遭受了很多痛苦，同时你还要应对堆积如山的现实困境。这些难以应付的东西出现的时候，我们中的任何一个人都主要有两种回应方式：一种方式是做那些能够让我们趋近更美好生活的事情，过上我们想要的生活的事情，我称之为“趋近行动”。另一种方式是做那些让我们逐渐避开自己想要的生活的事情，让我们上钩入套，阻碍我们，或是让事情恶化的事情，我称之为“避开行动”。（幽默地说）抱歉用了这么多术语。

来访者：（微笑）没问题。

治疗师：我和你，以及这个星球上所有的人，整天都在做着这些事情。这一刻，我们做着“趋近行动”——做帮助我们构建想要的生活的事情，行为举止像我们想要成为的人，而下一刻，我们又做着“避开行动”，行为举止不像我们想要成为的人，做那些让我们陷入困境，或是产生新问题的事情。

来访者：是的，有道理。

治疗师：所以，如果治疗是成功的，我们会开始做或是做更多的“趋近行动”，而对于“避开行动”，我们不再做或是做得更少。

例如，你说不想和伴侣总是争吵。

来访者：对，是这样。

治疗师：所以，这就是基本观点。现在的问题是，当困难的想法和感受出现的时候，我们很容易就“上钩入套”了。抱歉，又是一个术语！这里上钩入套的意思是，这些想法和感受支配了我们，控制了我们。这些想法和感受让我们上钩入套，像牵线木偶一样，收起绳子把我们收进去，拉着绳子摆布我们，操控我们去做那些有问题的事情，也就是“避开行动”。

来访者：好。

治疗师：总的来说，ACT有两个主要的部分。一部分是学习新技术来处理所有这些难以应付的想法和感受，削弱它们的力量，不任由它们摆布，不被它们操控去做“避开行动”。下面我又要用到一个术语了，我们把这些称为“脱钩解套技术”。

来访者：有道理。

治疗师：另一部分是更好地做“趋近行动”，这包括了找出对你来说真正重要的事情、你关心的人、你希望对待自己和他人的方式，从根本上来说就是做那些让生活变得更好的事情。所以，这是一种非常强调行动的方法。我们的目标是在每一次会谈结束前，都形成一个行动计划：你能够带走、练习并尝试使用的东西，来帮助你应对这些问题。

来访者：（不安地说）嗯，听起来让我有些恐惧。

治疗师：恐惧是很自然的反应。大多数人都觉得治疗有点恐惧，因为我们好像要做些与以往不同的事情，要踏出舒适圈了。这的确有些恐惧。但是我跟你保证，我们会稳步进行。我们会放慢步伐，每一步我都会陪着你。而如果你觉得这种方法不适合你，我们可以尝试其他方法。

（当然，知情同意也包含一些标准项目：保密原则、预期会谈次数和频率、支付条款等内容。如果来访者不想做ACT，我们可以使用其他疗法或者转介其他从业者。）

按下暂停键

“按下暂停键”是一种简单的正念干预技术，可以用于更好地觉察心理僵化行为，或强化心理灵活的行为。我们经常在第一次会谈时介绍这种技术：

治疗师：我是否可以时常“按下暂停键”？这样如果我注意到你说了什么，或是做了什么，好像有助于应对问题，我就可以放慢会谈节奏，让你注意一下你正在做什么。

举例来说，我可能会请你暂停一会儿，深呼吸，审视一下，注意你的想法和感受——接下来我们就可以看看，在我“按下暂停键”之前，你刚刚在说什么做什么。通过这种方式，你就能更清楚地看到，你做了什么有帮助的事情，也能探讨你可以在治疗室之外使用的方法。你觉得可以吗？

如果我看到你正在做加剧问题恶化的事情，

我是否也可以“按下暂停键”？这样我们就可以来处理这些行为。当然，这是双向的，你也可以在任何时候“按下暂停键”。

拒绝的自由

毫无疑问，我们绝不会强迫或促使来访者接受 ACT 模型治疗。我们希望来访者了解，他们对自己的选择有绝对的控制权。

治疗师：有时我会鼓励你尝试新技术，来应对这些困难的想法和感受。这样的尝试可能会把你拉出舒适区，所以我想澄清一下，你不是一定要这么做。如果对于我的一些建议，你感到不确定、不理解，或是不想那么做，请一定告诉我，我会马上记下来。

我们应该预料到，治疗中有些时候，来访者会觉得各种体验式的练习或作业任务太具挑战性或是让人不舒服，他们可能会比较犹豫，或是表达自己不太愿意做。如果这种情况发生，很重要的一点是，我们不能跨越界线，不能从鼓励变成强制（特别是和复杂性创伤工作的时候，因为很多来访者在之前的关系中就受过强制）。所以我们要经常检查确认一下：“我们继续进行没问题吗？”“你想放慢节奏或是休息一下吗？”“我的头脑告诉我，现在我有点试图推动你，我要不要退回一点？”

当来访者对治疗的任何方面产生了怀疑或是害怕的情绪时，我们永远不要忽视或是不予理会。我们首先要正常化和认可这样的反应，并讨论这些反应的功能：“你的头脑正在执行其功能：试图保证你的安全，保护你免受伤害。”我们可以接着回到来访者的治疗目标，心怀慈悲与尊重，从有用性的角度来探讨这些疑惑和害怕：这样的做法是会帮助，还是会阻碍来访者构建自己想要的生活呢？（这是解离的第一步；在后面的章节中，我们将会深入探讨解离的方法。）

我们还可以约定好使用一个非语言的安全的信号，当来访者希望我们暂停的时候，就可以使用。这种方式也常常行之有效。比如可以使用经典的“暂停时间”的牌子，或是举起一张颜色鲜艳的卡片。“按下暂停键”就可以很好地实现这项功能：来访者只需要假装在遥控器上按下暂停键就可以了。

对创伤敏感的正念

人们常常会认为“正念”是佛教用语，其含义等同于冥想，或是积极思维，或是放松，或是分身，或是一种控制感受的方法，但是（至少，从ACT的角度看）以上任何一种说法都不是正念。那么正念究竟是什么呢?

定义正念

关于正念有很多种广为流传的定义。下文介绍的这个定义结合了其中很多关键因素：

正念指的是一系列有效生活的心理技术。这些技术都涉及带着灵活性、开放、好奇和仁慈的关注。

这个简短的定义强调了3个要点：

1. 正念指的是一系列多样的技术。
2. 其目标是培养灵活的关注：对此时此地的体验的各个方面，有意识地拓宽或收窄、维持或转移注意力的能力。
3. 正念关注并不是冰冷没有感情的，而是具有开放、好奇和仁慈的品质。

正念的替代词汇

有些来访者述说之前有过和正念相关的糟糕经历，对于正念，他们不喜欢，不愿意做，也觉得没有用。经过询问，我常常会发现他们说的是正式的正念冥想，而不是本书中灵活的、对创伤敏感的正念练习。如果我们问“当时你希望从中获得什么”，常常就会发现他们之前的练习是想要试图摆脱令人不悦的想法和感受。所以，尽管使用“正念”一词不能说是“错误的”或者是“不好的”，最好还是不要使用，而是使用你所教的技术的具体名字，如“脱钩解套”“开放”“锚定”“品味”“专注”“投入”“注意”等。

我们也需要澄清正念、分散注意力和放松之间的差异。分散注意力（distraction）一词是由拉丁语中的“distrahere”派生而来，意思是“转移开”。分散注意力技术能够将注意力从不想要的认知、情绪和记忆中转移开，从而减少情绪上的痛苦。这些技术恰恰就是正念练习的对立面，在正念练习中，我们会带着开放和好奇，有意地关注不想要的个人体验。

同样，放松技术的主要目的是控制感受：摆脱紧张和焦虑，用平静和放松取而代之。但是在正念中，我们并不试图控制感受，我们会敞开心扉，给困难的感受留有空间，并允许它们如其所是地存在着。

在 T-F ACT 中，我们也可以涉及放松技术和转移注意力技术，但是必须和正念技术清晰地区分开来，具体说明适合这些技术的使用时机（见第 23 章），以防混淆信息，使来访者困惑。

正念冥想

对有创伤经历的人来说，正式的正念冥想练习可能会触发负面的反应，包括焦虑、害怕、恐慌以及重新体验创伤记忆。考虑到与创伤相关的后遗症的一些共同因素，这一点并不令人惊讶。这些共同因素有身体僵住、社会疏离、对自己内在世界的病态专注（思维反刍、担忧、闪回等）。如果有这些问题的来访者想要尝试正式的正念冥想练习，涉及一动不动地坐着（身体僵住）、闭上眼睛安静地坐着（社会疏离）、关注内在（对内在世界的专注），他们就有融合、离解或是重新体验创伤的风险。

对创伤敏感的正念涉及定制正念干预，以避免上述的风险。所以，至少在早期治疗中，最好使用那些更为安全的练习：增加身体的动作，而不是鼓励身体静止；保持或是增加社会融入度而不是减少融入度；以及使来访者认可自己的想法和感受，而不是迷失其中。“锚定”练习（第 8 章）特别符合上述目标。下面我会就创伤敏感度的正念练习，探讨一些需要考虑的重要因素。

呼吸与身体

很多正念练习——特别是正式的正念冥想——都包含了对呼吸的集中关注。这对大多数来访者都是有效的，但是少部分来访者在关注呼吸时，会变得焦虑、头晕或是头昏眼花。因此，本书中的大部分练习都不包含对呼吸的集中关注。并不是说这样的关注是“错误的”或是“不好的”，只是我们最好谨慎行事。所以，在第一次使用关注呼吸的练习时，要尽量简短；经常和来访者确认检查；如果来访者的反馈是消极的，就要停止练习并探讨他们的反应。

如果来访者对短时呼吸关注练习反应良好，我们可以接着尝试时间长一点的练习。如果反应不好，还有成百上千的东西可以关注：办公室里的声音、看到的东西、拉伸的感觉等。

很多正念练习都专注于身体，被称为“身体觉察”“身体正念”或者“身体工作”（见第 22 章）。保持“身体工作”的安全性可能是具有挑战性的，因为来访者常常努力想要避免身体的某些特定部位，特别是胸部和腹部（因为这里通常是焦虑感最强烈的地方），和创伤史相关的部位（例如，因受伤变形的部位），以及引起强烈厌恶或憎恨的部位（比如性别焦虑或是身体畸形恐惧症相关部位）。这些情况下，我们可以首先帮助来访者谨慎地和身体的“安全区域”相连接，也就是和那些不会触发问题反应的部位相连接。（例如，对大多数人来说，手和脚是安全区域。）然后随着时间的推移，通过一系列的逐级暴露，可以帮助他们调整到一开始避开的区域。

万物皆可实验

每次干预都是一次实验，我们永远不确定会发生什么。和来访者分享这一点通常是有帮助的。

治疗师：我想知道，你现在是否愿意尝试做一个实验，我觉得这个练习真的会对你有所帮助。

来访者：当然愿意。

治疗师：很好。我称之为实验，是因为我永远不知道会发生什么。大多数人都觉得很有帮助，我希望也对你有所帮助，但是我也不确定会发生什么。所以，让我们保持开放的心态，看看会发生什么，好吗？

这种方法示范了诚实和开放，有助于建立治疗联盟。此外，还消除了压力：没有什么必须达到的结果。实验就是一个机会，能够找出什么有效、什么无效。如果结果得偿所愿，那非常好。如果没有，我们就慈悲地探索发生了什么，并且和来访者的反应进行工作（见第 19 章）。

目标是什么

练习越不寻常或越让人不舒服，我们就越需要弄清楚它的目的。这个练习的意义是什么？对达成治疗目标有什么帮助？例如，根据不同主题，我们可以将目标解释为：

- 帮助你和孩子在一起，或者专注于你的工作
- 帮助你抱有开放的态度，为困难的感受腾出空间，让这些感受流淌过身体，而不是失去控制
- 把你从困难的想法中脱钩解套出来，不用因为这些想法一直陷入自我挫败的行为中
- 把你从一直将你拉回过去的记忆中脱钩解套出来
- 当你的身体僵住或是处于紧急关闭状态的时候，能够控制身体
- 打断担忧和思维反刍

如果不澄清目标，许多来访者会错误地认为正念练习是为了摆脱不想要的想法和感受，让他们感到快乐或放松。但在正念练习中，我们不会试图控制想法和感受；我们允许想法和感受如其所是地存在于当下——无论是快乐还是痛苦。我们也不打算“清理头脑”。我们带着开放和好奇的态度，承认想法的存在，并允许它们自由地停留或来去。

因此，当来访者试图使用这些新技术来摆脱不想要的想法和感受时，他们不是在练习正念，而是在练习经验性回避。发生了这种情况时，来访者往往会告诉你，“这行不通”。当我们问“行不通”是什么意思时，来访者可能会回答“我感觉没有好转”，或者“我仍然很焦虑”，或者“想法还是挥之不去”。这时候，我们需要澄清练习的真正目的。有 4 个隐喻可以快速做到澄清，分别是“把纸推开（第 2 章）”“双手就像想法（第 2 章）”“锚定（第 8 章）”和“抗争开关（第 12 章）”。

邀请与要求

每个练习都是邀请，而非要求。注意这些指导语之间的差异：

- “我想让你把脚轻轻地踩在地板上，注意一下脚部的感觉。”
- “我邀请你把脚轻轻地踩在地板上，注意一下脚部的感觉。”

其他可以考虑使用的短语还有“我可以建议……？”“你愿意接受……？”“你愿意……？”等。

当然，真诚的邀请不仅仅体现在用词上，很大程度上还取决于我们的真诚、一致性和慈悲的态度。而且练习和来访者的治疗目标越是能够清晰地连接，就越有吸引力，能够邀请来访者参与其中。例如：“我想到了一个现在可以做的练习，我觉得这个练习可以真正帮助我们实现 X（提及来访者的一个治疗目标）。这个练习的目的是 Y（明确陈述目标）。你愿意试试吗？”

如婴儿学步：小步骤，慢慢来

来访者常常会疲于应付多种问题。如果他们一次尝试太多的挑战，很容易变得不堪重负，导致更加焦虑、绝望甚至放弃。然而，如果根本不做任何改变，他们将继续上钩入套，停滞不前。因此，我们需要帮助来访者找到一个平衡点，同时也要观察自己的倾向。如果我们倾向于走得非常缓慢，可能就需要加快步伐；但如果我们习惯性地全速前进，可能就需要放慢速度。总的来说，我们会对所有来访者进行个性化治疗，仔细跟踪他们的反应，并相应地调整我们的做法。

我们可以使用“婴儿学步”和“多米诺骨牌”这样的词，来强调随着时间的推移，小步骤会产生显著的影响，生活中某一个方面的积极改变，通常会对其他方面产生间接影响。同样的敏感性也适用于所有的练习和技术。如果我们觉得某项干预有可能对来访者来说要求过高、太过艰巨、太具有挑战性，我们就会将其分解缩小——使其更小、更简单、更容易，或者干脆完全改变。我们所有人都面临的挑战就是要具有灵活性，如果所做的行不通，就需要及时做出修正。

6 条建议

基于以上考虑，以下是 6 条让正念练习更加安全的建议：

1. 为每个独一无二的来访者设计个性化的练习。例如，一开始你可能会把注意力集中在房间里的声音或窗外的景色上，而不是专注于呼吸或身体。
2. 鼓励来访者睁着眼睛，将目光固定在某个地方，而不是闭着眼睛。
3. 清晰解释目的，将其和来访者的治疗目标相关联。
4. 通过在练习过程中与来访者交谈，促进来访者的社会参与：询问他们发生了什么，出现了什么，等等。
5. 在练习过程中鼓励积极地做一些动作，特别是改变位置，改变身体姿势和伸展等。
6. 确保练习是邀请，而不是要求，并反复检查来访者是否愿意：来访者是否可以继续进行下去？他们需要休息吗？

本章要点

定制练习，以保证安全性，并适合每个独特的来访者。要谨慎对待涉及静止、沉默和闭上眼睛的动作。后期，随着来访者心理灵活性的增强，可以适当引入这样的练习，但一定要谨慎。

清晰传达干预的目的。把干预作为实验，如果需要的话，愿意修改或放弃。明确强调安全和合作，以及适当的自我暴露，这样有助于建立强有力的治疗联盟。

第5章　选择点

你是否曾经在治疗刚刚开始的时候，看到来访者的表现而不知所措？是否曾经觉得似乎有许多相互关联的问题，你都不知道从何开始？如果是这样，你可能会喜欢我个人在ACT中最喜欢的工具：“选择点。”我们可以在治疗的任何阶段引入这个简单但有效的工具，来达到如下目的：

- 阐述ACT模型
- 设定目标
- 对问题行为做功能性分析
- 为自我暴露提供理论依据
- 制订安全计划
- 制订日程

……

本章中，我们将会讨论使用“选择点”来构建治疗目标，介绍ACT模型，以及进行创伤概念化。

介绍“选择点”

在向来访者介绍“选择点”之前，我们需要一直慈悲地倾听来访者的叙述，认同他们的感受，共情他们遇到的困难。在下面的文本中，以上的认同和共情工作都已经做过了。

来访者海伦是一位35岁的空乘人员。6个月前，她经历了一场恶性性侵犯事件。她的问题包括：过度唤醒（失眠、注意力不集中、心悸、出汗过多）；重现创伤体验（噩梦和闪回）；低唤醒（“僵住”）、担忧、思维反刍和自我评判；与丈夫迈克之间的关系出现冲突、紧张和回避；工作表现不佳；社会退缩；酗酒；熬夜看电视。

治疗师：我是否可以画一个简单的图，总结我们讨论的内容并规划下一步的工作？

来访者：（点头）当然。

治疗师在一张空白纸上画出两个不同方向的箭头，并将它们标记为“趋近”和“避开”，如下所示。在知情同意阶段，来访者已经了解术语“趋近行动”“避开行动”“上钩入套”和“脱钩解套”的意思，但治疗师为了清楚起见，会再次简要地描述这些术语。

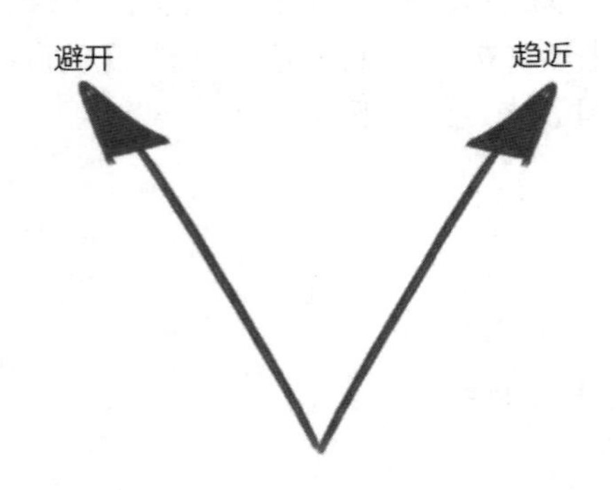

治疗师：这个箭头是你的避开行动——那些让你避开你想要构建的生活的事情；你不想做或想少做的事情。另一个箭头代表着你的趋近行动——那些会把你带向你想要的生活的事情；如果治疗成功，你会开始多做的事情。

来访者：（点头）好的。

治疗师：我要在这里写下的（指向箭头下方的空白处）是一些你正在与之抗争的主要想法和感受，以及你面临的困境。

来访者：好的。

治疗师：（边说边写）所以你会有闪回、痛苦的记忆、噩梦；愤怒、焦虑、悲伤和内疚的感觉；身体反应，如僵住、心悸、出汗、肌肉紧张；自我评判的想法，比如我不值得，我很软弱，我受到了极大的伤害。（继续边说边写）还有面临的困境，比如和迈克关系紧张、工作进度落后、睡眠困难。

此处有几点需要澄清。首先，提醒一下：“避开行动”是与价值不一致、自我挫败的行为。“趋近行动”是以价值为导向的有效行动。避开行动和趋近行动都包含了显性行为（身体动作）和隐性行为（认知过程）。在选择点图的底部，我们写下来访者正在与之抗争的主要认知和情绪，可能包括身体疼痛、药物戒断症状、冲动、记忆，以及战斗 / 逃跑或僵住 / 瘫倒反应。我们也会写下触发避开行动的情境。

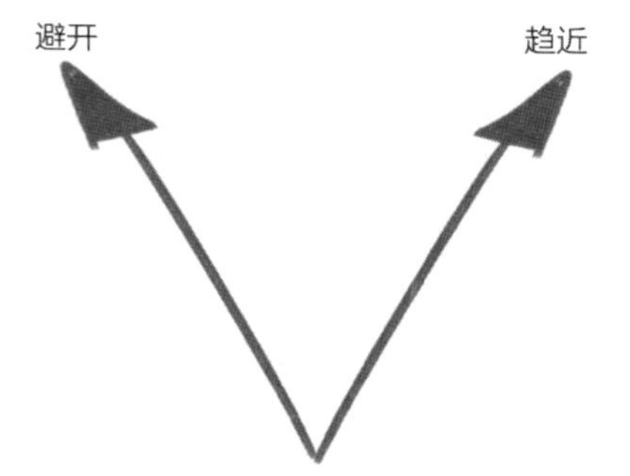

实用小贴士

如果时间紧迫，不用把信息写下来，指着图说就可以了。

列举避开行动

下一步，治疗师探索海伦的避开行动：

来访者：（好奇地看着纸）是的，差不多。

治疗师：很自然，有时你会为这些想法和感觉上钩入套。（治疗师在避开的箭头旁边写“上钩入套”）这些想法和感受像拉着木偶的线一样，拉着你做那些避开行动，让你避开想要的生活。

来访者：确实是这样。

治疗师：让我们记下你的一些避开行动。（治疗师边说边写，在避开箭头一侧列出“避开行动”）对迈克大喊大叫、酗酒、担忧，还有什么？

来访者：我想，还有逃避工作会议，工作进度落后，不想跟朋友见面……

治疗师：熬夜？

来访者：是的，还有这一项。

治疗师：还有僵住反应——你好像被固定住了，动弹不得？

来访者：是的，肯定有。我厌恶这种感觉。

治疗师：当然。要记住，僵住反应是自动发生，而非自愿的。这不是由你选择的，而是你的迷走神经选择的。所以我们的目标之一就是学习一些能够对你有所帮助的新技术，这样如果你确实开始出现僵住反应的时候，可以捕捉到这一点并克服僵住反应，然后选择做一些不同的事情。

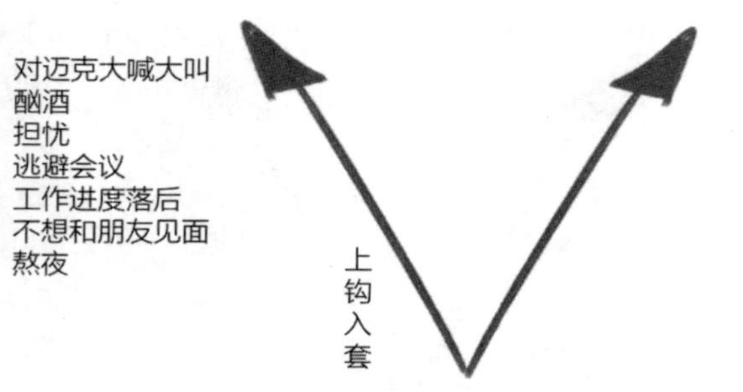

在我们接着探讨和海伦使用选择点工具的例子之前，先来看看关于避开行动的4个关键点。

关键点1：“避开”并不意味着避开痛苦，而是意味着避开价值，或者避开你想要的生活，或者避开你想成为的人。“上钩入套”是僵化反应的同义词：融合，经验性回避，或两者的任意组合。因此，避开行动可能是源于认知和情感的**融合**或**回避**（通常是两者兼有）。

关键点2：定义避开行动的总是来访者，而不是治疗师。在治疗早期，来访者可能会将自我毁灭行为（例如，吸毒过量或酗酒）视为一种趋近行动。这时，可以回顾一下跨理论的“阶段变化”模型。以下是一个简短的概述：

前预期阶段	我并不认为这种行为有问题
预期阶段	我想改变这个行为
准备阶段	我在积极准备改变这个行为
行动阶段	我开始做出新行为
维持阶段	我持续做出新行为
复发阶段	我又回到了老样子

如果来访者说自我挫败或自我毁灭的行为是趋近行动，这通常意味他们在“前预期阶段”：来访者还没有认为这些行为有问题。我们会做如下处理：

首先，我们再次确认：来访者是否理解“趋近行动”的含义？我们可以说：“我能否确认一下我们使用这些术语的方式是否相同？如果治疗成功，趋近行动是那些你会开始做或持续做的事情。这个行为是你同样想要持续去做的事情吗？”如果来访者的答案是肯定的，我们就不用讨论了。很明显，来访者是处于前预期阶段，所以如果我们开始试图说服他们，说这样的行为是自我挫败的，很容易会引发紧张情绪，造成治疗联盟的紧张。相反，我们想要找到那些能够加强联盟的目标：来访者确实想要改变的行为。所以，我们会先把这些行为标记在笔记本中，稍后再处理。现在我们就从来访者的角度，把这些行为当作趋近行动写下来。（当然也有例外，比如，对于自杀倾向等高风险的行为，我们要立刻处理。）

然后，我们与来访者一起工作，使用核心 ACT 治疗过程改变他们认为有问题的行为。这有助于巩固联盟，并帮助来访者培养心理灵活性。

在稍后的治疗中，我们会重新审视这个问题。到那时，通常就会明显看出，这种行为是阻碍来访者实现其他基于价值的目标的障碍。所以我们可以问：“在第一次会谈中，你把它归类为趋近行动。你现在还这样认为吗？”如果由于某种原因，来访者还没有注意到其行为的无效性，我们可以通过温和的提问增强他们的觉察，说：“一方面，你想要在生活中做些不同的事情，比如 A、B 和 C（基于价值的目标和行动），但另一方面，你继续做 X（问题行为）。我想知道，你觉得其中有冲突吗？”

关键点 3：情绪、冲动、感觉、记忆和自主反应总是记录在选择点图的底部。避开和趋近箭头只记录行为：对底部记录的想法和感受的灵活反应方式，与僵化的反应方式。

同样，个人的想法（比如“我很愚蠢”，或者“没有人喜欢我”）总是记录在选择点图的底部。但是，像思维反刍、担忧或者强迫思维都是隐性的行为，所以记录在避开箭头的旁边。

关键点 4：根据语境，任何活动都可能是趋近行动，也可能是避开行动。如果我躺在床上，一直关闭闹铃，主要是为了逃避处理重要的任务，我认为这就是一个避开行动。但如果现在是假期，我关闭闹铃，享受我应得的睡懒觉的乐趣，我认为这是趋近行动。

有了“选择点”这个工具，我们可以把任何 DSM 障碍、关系问题或其他临床问题迅速“解构”为同样的 4 个要素：

- 困难的情境（包括工作、人际关系、财政、法律或是健康问题）
- 困难的个人体验（包括各种认知和情感）
- 对个人体验的僵化反应（“上钩入套”：融合或回避）
- 由融合或回避导致的显性或隐性的问题行为（避开行动）

脱钩解套技术

让我们回到海伦的治疗上。

治疗师：大体上这就是正在发生的事情。（说话时指着图）你正在应对这些具有挑战性的情境，有很多困难的想法、感受和记忆涌现。当你因为内心的这些难以应付的东西上钩入套时，就被驱使去做避开行动——酗酒、对迈克大喊大叫，就算已经疲惫不堪了也仍然会熬夜，等等。

来访者：（若有所思）是的。

治疗师：所以我们现在的目标是，作为一个团队共同工作，来帮助你扭转局面，构建更好的生活。

来访者：（嘲讽地笑）祝我们好运吧！

治疗师：如果我能听到你头脑的声音，我能听到你的头脑在说什么？

来访者：这绝对行不通。

治疗师：（幽默地说）这个版本是礼貌用词版吗？

来访者：（大笑）是的。

治疗师：（大笑）我猜到了。我想听听不加编辑的版本。

来访者：那好吧，既然你这么说了。这是扯淡。不可能成功的！

治疗师：（微笑）非常好。我的头脑也是这么说话的！有这样的想法是非常自然的。我所有的来访者几乎都会这样。

来访者：真的吗？

治疗师：绝对是这样。所以你的头脑告诉你，这是行不通的。即使你的头脑这样说，我们仍然可以约定作为一个团队一起工作，对吗？

来访者：当然。

治疗师：我们是否仍然可以就这些目标达成一致，即使你的头脑告诉你这些行不通？

来访者：是的，我觉得可以。

治疗师：所以我们的目标是双重的。一是发展脱钩解套技术，所以当所有这些困难的想法和感受出现时，你可以脱钩解套出来（画一个圈，把图底部的想法和感受都圈起来）。削弱它们的力量，减轻它们的影响，让它们不能再对你指手画脚，也不能阻碍你。（在趋近箭头旁边写下“脱钩解套”。）

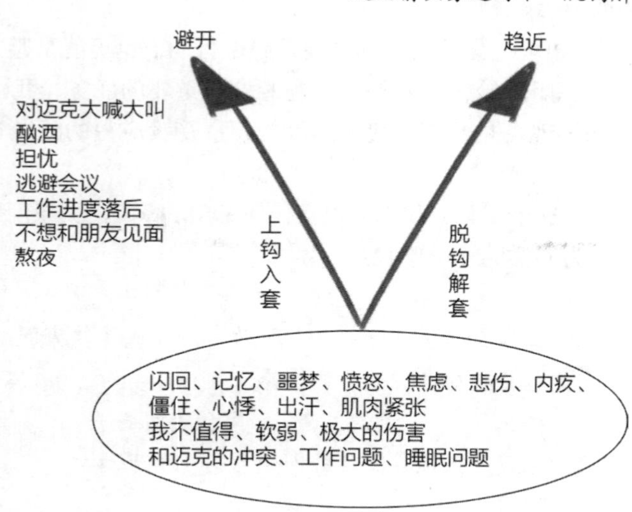

来访者：你认为你能够做到吗？
治疗师：我认为你可以做到。但是我并不期待你的头脑同意我的观点。它现在是不是正在说着什么？
来访者：和以前差不多。
治疗师：废话？行不通？（来访者点头。）是的，我预想到了它会一直这么说，一遍又一遍地说。

解离需要灵活地回应我们的想法：带着好奇心去注意想法，认为它们的本质就是文字或图片的组合，允许它们自由停留或来去，如果能为我们所用，就用作指导。注意治疗师是如何通过对来访者的困难的想法抱有开放和好奇的态度，来引发、演示和强化解离的。首先注意到想法并为之命名，然后正常化并认可想法，并且允许想法存在而不去挑战它们。

趋近行动

现在我们来看看治疗师是如何鼓励海伦识别趋近行动的，并添加到选择点图上。

治疗师：这种方法的另一个目的就是让你多做趋近行动，那些能够帮助你构建想要的生活的事情。
来访者：我不太理解……
治疗师：总的来说，趋近行动是指如果治疗成功，你会开始做，或者做得更多的事情。例如，你提到想重新开始慢跑。那么这样做能够帮你趋近你想要的生活吗？
来访者：是的！
治疗师：太棒了。我把这点记下来。（写在趋近箭头的旁边）还有其他的吗？
来访者：我不太确定。
治疗师：你说过对迈克大喊大叫是避开行动，那么反之，你愿意做的行动是什么？
来访者：我想我要更有耐心。保持冷静而不是大发雷霆。
治疗师：好的（记下来）。说话冷静，有耐心。喝酒方面呢？
来访者：我喜欢喝酒！
治疗师：我们有谁不喜欢呢？问题是，你把“酗酒”列为一种避开行动。所以如果治疗成功，你的饮酒习惯会是什么样的？
来访者：（沉重叹息）说实话，我不确定。但是要比现在喝得少。
治疗师：那么现在我就写“适量饮酒”？
来访者：好的。
治疗师：工作方面呢？
来访者：是的，我会按时参加会议，赶上各方面的进度。
治疗师：你之前说专注在工作上很难。所以，我想知道，我可以把“专注于工作”这一条加上吗？
来访者：是的，那将会是奇迹！
治疗师：朋友方面呢？
来访者：是的，我会又跟朋友们见面的。
治疗师：建立良好的睡眠习惯怎么样？
来访者：好的，这一条听起来不错。
治疗师：好的。我还要再加一条——“学习

脱钩解套技术”。我想这也属于趋近行动，学习如何从所有这些困难的事情中脱钩解套出来。还有，在出现僵化反应时“解冻”自己？

来访者：是的，当然了。

治疗师：好的，这是个非常好的开端。以后我们还可以添加内容。

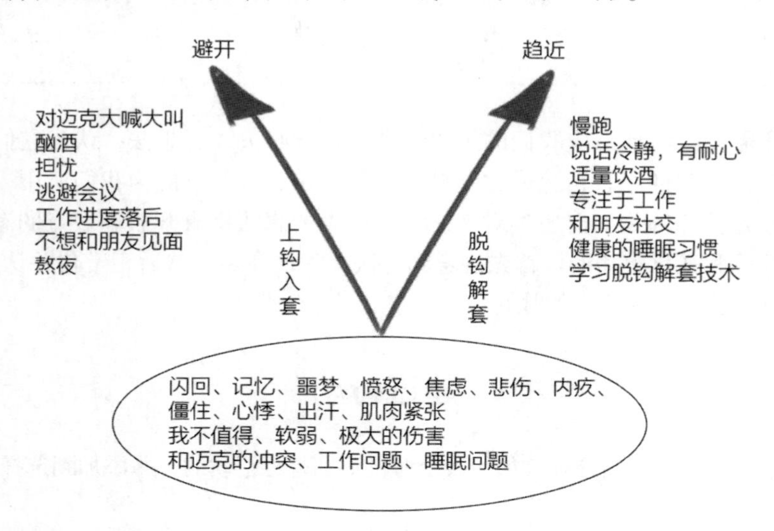

许多来访者需要被鼓励才能想出趋近行动，在第 15 章中，我们介绍了几种策略来鼓励来访者。但有时，尽管我们尽了最大的努力，来访者还是会说“我不知道”，他们甚至可能会因为想不出来而感到苦恼。如果是这样，我们会怀着慈悲认可他们的感受，并正常化这种认知的缺乏：“在这个阶段，这真的很常见。我们能否将其标记下来，作为以后探索的内容？”然后，我们暂时专注于脱钩解套技术，在以后正式探讨价值的时候再讨论趋近行动。

关于行动与结果的一点说明

许多来访者都有无能为力的感觉——而给他们赋能的一种方法就是，帮助他们把注意力放在自己能控制的事情上。以失眠为例，来访者当然希望晚上睡个好觉，但谁也不能保证一定能睡得好，这是他们无法直接控制的。他们所能控制的是实施睡眠卫生的原则（第 23 章）。因此，在与海伦的治疗中，治疗师将失眠视为一种情境（睡眠困难），并且写在选择点的底部。在避开行动中，治疗师写的是“熬夜”（对失眠的无效行为反应），在趋近行动中，写的是“健康的睡眠习惯”（对失眠的有效行为反应）。治疗师故意不把“睡得好”写在趋近行动中，因为虽然这也是预期的结果，但不在来访者的控制范围之内。

同样的道理也适用于身体状况或伤痛：治愈或恢复是一个人无法直接控制的。所以我们会将其定义为一种有问题的情境（如慢性疼痛综合征、手臂受伤、癌症），并将其置于选择点的底部。避开行动是对这些情境的无效反应（如酗酒、不遵从医嘱），而趋近行动则是有效的反应（如遵从医嘱、践行自我慈悲、寻求支持）。

总结

“选择点”工具的一个益处是，可以很好地总结来访者的情境，并提供一种行之有效的视觉化的方法，来和来访者确认是否符合目标。

治疗师：所以，我在这里画的只是基本骨架，把这当作你主要问题的简要说明怎么样？

来访者：挺有趣的。（看起来若有所思）

治疗师：听你这么说我很高兴。作为我们一起工作的总体计划……这看起来是否可行？

来访者：（点头）是的，看起来是可行的。

来访者通常都会有上述的反应。这种简单的可视化的呈现，常常使复杂的问题看起来简化得多。（部分原因是，治疗师有选择地关注主要问题的关键方面。如果治疗师无一遗漏地列举出每一个症状和每一个问题，治疗过程会因费时很久而适得其反。）

上面的交流涉及“重新定义”：从新的角度看待问题，培养更为灵活的反应。大多数来访者认为难以应对的个人经历是问题所在，治疗目的就是摆脱它们。但ACT 提供了一个截然不同的视角：并不是情绪和认知造成了问题，对情绪和认知的融合或回避，以及由此产生的无效行动，才导致了问题的产生。

当我们成功地引入新的视角，即“上钩入套”和“避开行动”才是问题所在，而“脱钩解套技术”和“趋近行动”是对策，这就重新定义了问题和治疗目的。（当然，事情并不总是像上面描述的那样顺利。有时，来访者可能会有消极反应，第 19 章会讨论如何应对。）

一个简单的家庭作业任务

完成了上述过程后，我们现在可以用选择点工具来留个家庭作业：

治疗师：我想知道，这次会谈结束后，到下次会谈之前，你是否愿意在我们今天所做事情的基础上，做一两件事情？

来访者：比如说什么事情？

治疗师：嗯，在你度过一天的时候，看看你是否能够注意到，什么时候你在做趋近行动，什么时候你在做避开行动。在做趋近行动的时候，放慢脚步，欣赏此刻，比如对自己说“嗨，现在我正在做重要的事情”。注意体验你的感受，做你想成为的人，采取行动建构你想要的生活。

来访者：好的。

治疗师：此外，当我们做避开行动时，通常不会立即意识到。所以当你意识到的时候，就停下来片刻，认识到这一点——不要为此自责，而只是看看你是否能识别出让你上钩入套的想法和感受。问问你自己：“是什么让我上钩入套了？”

来访者：好的，我可以做。

我们可以用各种方法充实这个家庭作业。我们可以给来访者一张空白的选择点图，让来访者把它放在显眼的地方，作为记忆辅助工具。或者，可以把填好的选择点图拍张照片，用作提醒。这是帮助来访者培养自我觉察的一个快速方法：注意自己的行为何时有效，何时无效，并且更能觉察到引发问题行为的想法、感受和情境。

练习一下

填写选择点图

现在轮到你为你当前的来访者填写一个选择点图。你可以在纸上自己画一个空白图。（即便你并不打算对真正的来访者使用，也请切实填写一下。因为这样做会帮你理解 ACT 模型。请留出 10 分钟左右的时间。）

是什么让来访者上钩入套？

从选择点图的底部开始填写。用占整张纸四分之一的底部写下以下内容：

情境：来访者正在疲于应付什么样的困难情境？这些情境包括社会、医疗、职业、财务、法律、家庭和人际关系上的问题。

想法和感受：来访者正在疲于应付哪些困难的个人经历？这些情境包括想法、感受、记忆、意象、冲动、感觉和生理反应。

避开行动

接下来写来访者的避开行动。来访者认为哪些显性和隐性的行为是有问题的？

趋近行动

最后，写下趋近行动。这部分通常是最难完成的。来访者通常擅长描述他们面临的困境，疲于应付的想法和感受，以及正在做的问题行为。但他们常常发现很难发现价值，或与价值一致的目标和行动。因此，如果你在这里几乎没什么可写的，这就是宝贵的信息：突出强调了值得探索的重要领域。

你这次的练习进展如何？我希望你已经了解了如何使用 T–F ACT 处理复杂的问题。（当然，如果你不喜欢“选择点”，不必非得使用。任何工具或技术都有许多替代方案。但如果你确实喜欢“选择点”，就会发现有多种多样的应用方法。）

来访者会不会认为这个“选择点”工具过于简单——尤其是那些有复杂表现、多重问题和共病的来访者？当然，这是可能的；但只要我们慈悲地认同来访者的困难，清楚地解释“显然，你的问题比这复杂得多”，这种情况就不会发生。这个工具是一种让关注点更具针对性的方法，这样我们就可以马上开始做一些切实有效的事情。

填完选择点图后，下一步是什么？

在填完选择点图后，我们可以让来访者选择：他们想先集中注意力在趋近行动还是脱钩解套技术上？如果是前者，我们就转向价值和承诺行动。如果是后者，我们就进入 4 种核心正念技术中的任何一种（解离、接纳、接触当下、以己为景）。无论他们的选择是什么，我们首先要介绍一种他们可以立即开始使用的、实用的对创伤敏感的正念技术，帮助他们从想法和感受中脱钩解套出来，并按照自己的价值行事。（我们将在第 8 章中讨论这个问题。）

本章要点

“选择点”可以用于多种目的，包括“临时应急”的个案概念化、解释 ACT 模型、建立治疗目标、设定一次治疗的议程以及提高自我觉察能力。花点时间熟悉这个工具会事半功倍，因为（你将发现）其实际应用举不胜举。

第 6 章　前行之旅

本章是第一部分的最后一章。读到这里，我们面临的一个主要问题是：怎样更好地应用本书其余章节？大体上我们有两个选择：第一种选择是按部就班地遵循每一章的顺序，就像遵循一个流程。虽然 T-F ACT 并不是一个流程，但如果你是 ACT 新手，那么选择这种方式比较明智。然而，对于更有经验的 ACT 从业者，我推荐第二种选择，也就是自由“精挑细选”：在治疗需要之时，从任意章节挑选有用的内容。不过在继续探讨之前，让我们先讨论一下 T-F ACT 的 4 个灵活阶段（这与本书第二部分到第五部分相一致），以及一些需要避免的常见陷阱。

4 个灵活阶段

我现在尝试提出治疗的 4 个灵活阶段。请轻松把握，灵活运用。

第一阶段为治疗初期，通常包括两次会谈：第一次是摄入性会谈（记录成长史，获得知情同意，并建立治疗目标），接下来是第一次积极治疗。

第二、三、四阶段通常需要多次会谈。会谈次数取决于多种因素，包括来访者创伤史的程度和严重性、问题的数量、来访者对 T-F ACT 的反应与新技术的练习情况，当然还有我们治疗师的工作效率。

大多数来访者需要经过 8~12 次会谈来涵盖本书中所有的内容。有时候会需要更多次会谈。幸运的是，我们不必涵盖所有内容，T-F ACT 的每个单独的元素本身就很有帮助。例如，我们可以教来访者一个灵活的针对创伤敏感的正念技术，即便之后这位来访者没有再来，这也会对他有莫大的帮助。相似地，如果在一次会谈中我们仅仅专注于一个技术，比如解离、价值或者自我慈悲，即便没有进行这个模型中的其他部分，这一次会谈本身就有莫大的帮助。我们当然想要在治疗中涵盖所有内容，但这在真实世界中有时候不太现实。这也就是我撰写第 33 章“作为短程干预的 T-F ACT”的原因。

下表总结了这 4 个灵活阶段。

T-F ACT 的 4 个阶段

第一阶段：治疗初期 （1~2 次会谈）	• 记录成长史 • 获得知情同意 • 制定治疗目标 • 创伤心理教育 • 锚定
第二阶段：活在当下 （4~6 次会谈）	• 解离 • 接纳和自我慈悲 • 澄清价值 • 承诺行动 • 打破破坏性模式 • 与身体工作 • 放松、睡眠、自我安抚 • 发展灵活的自我意识 • 人际关系技术 • 正念欣赏
第三阶段：治愈过去 （2~4 次会谈）	• “内在小孩”工作 • 哀伤 • 宽恕 • 创伤记忆的暴露
第四阶段：构建未来 （2~4 次会谈）	• 长期目标 • 维持和预防计划 • 探索创伤后成长 • 结束治疗

这些阶段是相互重叠的。只有第一阶段是治疗中要首先进行的，其余 3 个阶段可以根据治疗师的设计自由安排。举例来说，在第二阶段，如果我们更想使用“自下而上”的方法（和身体、情绪、感觉工作），而不是“自上而下”的方法（和认知工作），我们就可以先使用上表下半部分的策略，之后再使用上半部分的策略。同样，对于一些来访者，我们可能想先进行“治愈过去”这一部分，这样我们就可以先关注第三阶段的策略，后面再介绍第二阶段的内容。

在什么阶段开始创伤记忆的暴露?

与其他许多模式不同，在 T-F ACT 中，我们倾向于在治疗的相当靠后的阶段，才正式开始创伤记忆的暴露。这样做有几个原因。其一，正式暴露常常不是必要的。很多来访者不用进行暴露，就已经在生活、健康、福祉方面取得了显著的改善。

其二，如果暴露是必要的，在来访者已经掌握了解离、接纳、锚定、以己为景和自我慈悲的技术后，做起来就容易得多。

其三，当暴露和基于价值的目标有明确关联时，来访者通常更愿意做这项具有挑战性的工作。例如，假设一个来访者想要恢复与伴侣的性亲密关系，但是因为这会引发性侵犯的记忆而产生回避。在治疗的后期，他们可能会更有动力接受正式的暴露，以实现基于价值的具体目标。而不是在治疗早期，基于“从创伤中恢复是必要的”逻辑，因为这样动力就会不足。

从业者需要注意的 3 个常见陷阱

俗话说有备无患，所以我想为从业者快速标记 3 个常见陷阱。要提防这些陷阱，因为它们太容易让人掉进坑里了。

1．与诊断融合

诊断标签如果可以提供有用的知识和有效的治疗，就是有帮助的。但是如果诊断标签加深了耻辱感，或是让来访者觉得自己有缺陷、信心不足，从而促使了融合的形成，或是导致了无效治疗，就是没有帮助的。如果从业者与诊断融合，把来访者当作 DSM 障碍患者来治疗，而不是当作坐在他面前的独特的人，就会出现问题。

避免这个陷阱，就要客观地对待诊断标签。要从 ACT 的视角来看待这个问题，识别融合、回避、避开价值、无效行动以及疏离当下。这将会为干预打开很多种可能性。

2．谈论而非做 ACT

对 ACT 从业者来说，这是一个相当常见的陷阱。我们喜欢谈论 ACT，因为其中包含了很多妙趣横生的隐喻和引人入胜的心理教育。但是，就像光看谱子学不会弹钢琴，来访者只听听隐喻故事，讨论讨论 ACT 治疗过程如何有用，也不可能发展新的 ACT 技术。我们需要在治疗过程中积极地帮助来访者学习和练习新的 ACT 技术，比如注意并命名自己的感受、用正念扫描身体、练习自我慈悲等，然后鼓励来访者在家中定期练习。（我通常能分辨出治疗师什么时候是在坐而论道而非身体力行，因为他们会说“我们讨论了接纳”或是“我们做了把纸推开的隐喻”，抑或是“我让来访者反思了”。简单地讨论接纳，用隐喻来展示接纳的意思都没有问题，但是我们接下来需要在治疗中积极地练习接纳技术。）

3．从业者的回避

处理创伤非常有挑战性。有时候从业者试图回避自己不舒服的想法和感受，这样就削弱了治疗的效果。如果没有意识到这一点，治疗师可能会微妙地阻止来访者讨论创伤记忆或是自杀的想法，或者回避一些具有挑战性的体验练习，或者避免暴露，即便他们知道这些是有必要做的。实际上，治疗师的回避是形成第 2 个陷阱的一个主要原因：坐而论道对我们大多数人来说，比身体力行地做一些具有挑战性的体验工作（特别是暴露）要舒服得多。所以为了治疗的有效性，我们需要将 ACT 应用于自身：与我们作为从业者的价值保持一致，在治疗中承诺有效行动，为所有出现的不舒服的想法和感受腾出空间。

可以使用什么量表?

大多数从业者使用正式量表来记录来访者的进展。这些量表可能包括特异性创伤量表（trauma-specific measures）[如创伤后应激障碍检查表（PCL-6）]、心理痛苦的一般量表（general measures of psychological distress）[如 Kessler 心理痛苦量等级（K6）]、生活质量量表 [如一般健康问卷（GHQ）] 或者特异性 ACT 量表（ACT-specific measures）[如多维经验性回避问卷（MEAQ-30）、接纳承诺过程的综合评估（comprehensive assessment of acceptance and commitment processes，CompACT）]。对于 T-F ACT 没有特定的建议使用量表，所以治疗师可以根据情况自己选择。

实用小贴士

治疗中填写量表可能会消耗掉宝贵的治疗时间，这些时间可以更好地用来做ACT。因此可以考虑要求来访者在治疗前或治疗后填写这些内容。

本章要点

T–F ACT没有一个所谓“正确”的顺序。上述治疗阶段仅提供了粗略的指南。请轻松把握，灵活运用。你将要开启一段旅程，这本书就像是一本关于值得探索的有趣地方的指南，而不是一份严格计划好的行程安排。所以，要取其有用之处，留下其余部分量材取用，以满足你的需要。

第二部分

治疗初期

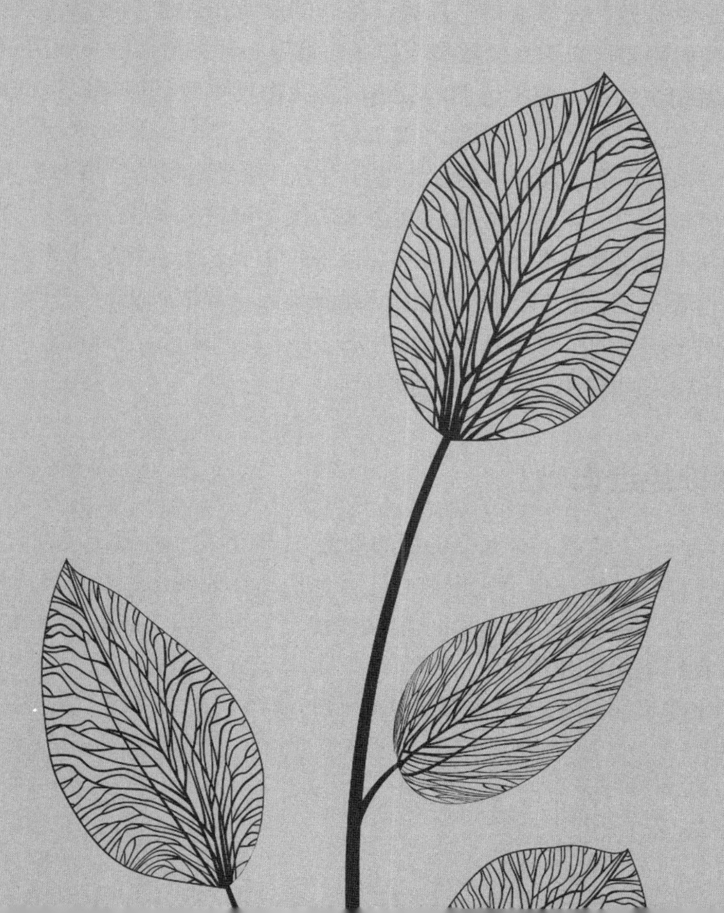

第 7 章　坚实基础

第一次会谈（摄入性会谈）需要涉及很多内容：了解来访者成长史、T-F ACT 知情同意、建立治疗目标以及创伤心理教育。（如果时间不够，可以在第二次会谈继续。）第 4 章讨论了知情同意，第 5 章讨论了创伤心理教育，所以本章我们将重点讨论其他内容。

不为人知的故事

马娅·安杰卢（Maya Angelou）曾经写道："没有什么比内心承受一个不为人知的故事更痛苦的了。"所以，当来访者谈论他们的伤痛、希望、真爱和丧失的时候，我们要专注倾听。我们要创造一个"神圣的空间"，在这里来访者可以被看到、被听到并且被理解。我们认可并正常化他们的感受，见证他们的故事，并用理解和慈悲来回应。疗愈过程就此展开。

但这仅仅是个开始。仅靠支持、反思、慈悲的倾听，远远不足以使来访者从创伤中痊愈。我们需要把来访者的叙事当作通向培养心理灵活性的一扇门。所以，当我们和来访者初次相遇，倾听他们的故事时，我们要寻找任何可以帮助他们转化的东西。

了解成长史构成了摄入性会谈的一大部分内容。接受短程治疗培训的从业者，通常会简要了解成长史，紧接着在摄入性会谈阶段立刻进入积极治疗中。接受更为传统培训的从业者可能要花上一到两次会谈来收集成长史，然后才开始积极干预。有一件事情要记住：我们不用一次会谈就收集到全部成长史。一开始，我们可以只简要说明来访者的主要问题，以及相关过去事件的概述。随着治疗的进行，我们可以在关注相关问题时，再收集更多信息。

来访者必须谈论创伤吗？

答案是否定的。来访者不必谈论他们的创伤。（来访者不必做任何事情！）事实上，如果出于被压迫或被强迫，来访者违背他们的意愿谈论创伤，就有重现创伤体验的风险。为了帮助来访者发展心理灵活性，了解来访者的过去及其影响会有所帮助，但我们不需要知道每一个细节。如果来访者不愿意，就不应该推动他们谈论。一些来访者可能无法用语言表达他们的创伤，直到掌握了足够的解离、接纳和正念基础技术，来应对所涉及的情感痛苦。因此，如果来访者不愿意或不能够谈论创伤，我们就从他们愿意讨论的任何问题入手，帮助他们逐步掌握 T-F ACT 技术。

当来访者能够并且愿意谈论创伤时，我们会缓慢而谨慎地，时常检查来访者是不是自愿的："可以继续谈论下去吗？"我们要仔细观察他们的反应，同时经常鼓励他们注意自己的感受或想法。而且，如果在任何时候，来访者在情绪上似乎不堪重负或是极度融合，或者出现了闪回，或者我们看到了表示可能出现离解的行为举止，就要停止收集成长史，转而采取积极干预来帮助他们应对自己的反应（见第 8 章）。然后，一旦来访者不再不堪重负，而是注意力集中并能够参与活动，我们可以继续收集成长史。

认可，认可，再认可

毫无疑问，我们要反复认可和正常化来访者对所经历的创伤性事件的反应，这些反应包括神经生物学的、情感的、认知的和行为方面的。我们希望能明确地表示，这些都是对创伤事件的正常反应：你的头脑、大脑和身体都在努力保证你的安全。（有时，过分热情的从业者可能没有首先进行这个重要的基础工作，就跳到了核心的 ACT 技术，忘记了这通常是解离和接纳的第一步。这样做无意中可能会不认可来访者。）同样地，许多来访者也已经做了一些事情，来应对他们现在感到羞耻或内疚的创伤。所以，我们要认可，认可，再认可。我们想传达的是："你过去做了需要做的事，来应对你当时正在经历的遭遇。这些做法在当时都是有用的。"

检查

在记录成长史的同时，我们可以不时地让来访者"检查"并注意他们自己的感受。例如，我们可以说："我可以按下暂停键吗？我很想听你说完，但我不由自主地注意到你此刻看起来很沮丧。我能问问你现在的感觉吗？"接下来，我们可以问："你身体的哪个部位有这种感觉？"还可以问："你把这种感觉叫作什么？"

这样做可以获得有价值的信息。如果来访者说他们感觉不到什么，或者他们不知道自己的感觉是什么，这可能表明他们在经验性回避并与内心世界脱节。另外，如果一个来访者能够诉说胸部憋闷，腹部痉挛，并能够将这种情况称为"焦虑"；这表明来访者具有活在当下、注意到情绪并为情绪命名的能力，这种能力是非常有用的。之后，我们可以通过邀请来访者“和感受待在一起”，看看他们是否能“敞开心扉，为这种感觉腾出空间”，并以此来衡量来访者接纳的能力。如果来访者做不到，就顺其自然。但如果来访者能做到，就表明时机成熟，可以开始接纳技术的发展了。

要想评估来访者注意自己想法的能力，还可以使用一个类似的问句方法：“我很好奇——你在这里跟我分享一些非常个人的东西。我想知道，如果我此刻可以听到你头脑里的声音，关于这一点，我会听到它现在正在对你说什么？”

优势和资源

当来访者谈论他们的问题时，我们怀有慈悲之心来倾听，认可他们遇到的困难，并留意找到他们心理僵化的部分。但这只是我们工作的一半。我们同样希望在谈论中发现他们可以利用的技术、优势和资源。为了达到这个目标，我们可以询问：

- 在你的生活中，有哪些方面还不错或是进展顺利吗？
- 你喜欢做什么？你有什么兴趣爱好吗？
- 你做过的事，有没有哪些让你有意义感，或是目标感，或是感到与更加宏伟的事物产生了连接？或是有自豪感与成就感？或是感觉能够更真实地面对自己？
- 有没有这样的时候，困难的想法和感受出现了，但你还是坚持做对你来说真正重要的事情，并没有被这些想法和感受阻碍？

这些问题能够发掘我们以后可以利用的优势和资源，并可以成为迈向价值和承诺行动的跳板。

制定治疗目标

尽早制定符合 ACT 的治疗目标非常重要。否则，我们可能会发现来访者期望的与我们提供的可能不尽相同。然而，制定目标是具有挑战性的。来访者通常有一种强烈的经验性回避的冲动，他们的主要目标可能是想“感觉更好”，摆脱不想要的认知、情绪和记忆。如果我们同意制定这些“情感目标”，就会产生极大的问题，所以我们需要有技巧地重新构建目标。

如何重新构建情感目标

下面这样的问句常常会引导出情感目标：

治疗师：我想知道，你期待从我们的会谈中得到什么。所以你能把这个句子补充完整吗？“当我……，我就会知道治疗对我是有效的。”

来访者几乎总是用情感目标来作为回答。他们可能会这样补充句子：“当我……不再感到焦虑，不再怀疑自己，不再感到抑郁，不再乱发脾气，不再那么生气，不再战战兢兢的，摆脱了这些记忆和噩梦，不再感到麻木和空虚，不再感情用事，脾气不再这么坏，不再有任何痛苦。”这些目标都有相同的议题，那就是经验性回避：摆脱不想要的认知、情感和感觉。

有时候，这样的经验性回避会被表述为“当我……度过这一切的时候，变回以前的那个我，变得正常了，建立自信了，和其他人一样了，把这些抛诸脑后，自我感觉良好，生活重回正轨的时候”。然后我们可以询问：“那么你怎么知道自己已经做到了？”来访者接下来的回复可能会揭露自己的隐秘目标：“我会感到XYZ；我不再会感到ABC。”

其他的情感目标包括“当我……快乐，感觉良好，感觉正常，更自信，感到平静，再次大笑出来，感到快乐，感到放松，对生活感到积极乐观”。我们可以回复：“所以你现在的感觉不是你真正想要的。你此刻有什么样的想法和感受？”这样的问句，会立即揭示来访者不想要的想法和感受是什么。

情绪性目标是正常的！

上述列举的所有目标都是正常的。我们都会经验性回避，我们都希望感觉良好，想回避糟糕的感觉。问题是，过度的经验性回避，以及由此引发的所有问题，在创伤相关障碍中起着至关重要的作用。所以如果我们以此为目标，就是强化了经验性回避。来访者常常被痛苦的想法、感受和记忆深深困扰，变得不知所措，甚至一蹶不振。我们想尽快减轻来访者的心理痛苦，但是试图逃避或是摆脱痛苦并不能达到这个目的。因此，我们需要重新构建这些目标，使之符合ACT，而且不要用对抗的方式。例如，我们永远不会说：“在ACT中，我们不会试图摆脱难以忍受的想法或感受。ACT不是为了‘感觉良好’。”（特别是，有超过3000份已发表的研究表明，ACT确实能够有效缓解情绪上的痛苦，能够让来访者感觉更好。）

一个“放诸四海而皆准”的 ACT 目标

幸运的是，有一个适用于每一位来访者的，符合 ACT 的“放诸四海而皆准”的治疗目标。一个简短的句子可以快速重新构建任何关于情绪控制的目标：“学习新技术，更有效地应对困难的想法和感受。”一旦知道了来访者想要回避什么样的困难的个人体验，我们就可以说：

治疗师：有一些非常困难的想法、感觉和记忆出现在你面前，比如（举几个例子）。所以我们能做的一件事就是帮助你学习一些新技术，更有效地应对这些事情。

下面是两个例子：

来访者：戴维取笑我的时候，我如果能不那么太感情用事，就不会那么难过。

治疗师：好的，那么此刻，当你感情用事，或是因此难过的时候，会有什么想法和感受呢？（得到回答）当你为这些想法和感受上钩入套时，你会做什么？（得到答案）所以我们在治疗中，可以做的一项工作就是，帮助你学会如何从那些困难的想法和感觉中脱钩解套出来——削弱它们的力量和影响，这样它们就不能任意摆布你了。你觉得这有用吗？

来访者：我希望更有自尊一些。

治疗师：你说的“自尊”是什么意思？

来访者：哦，就是——对自己感觉更好一些，更有信心。

治疗师：好的。以不同的方式来看待和感受自己，更积极乐观？

来访者：是的。

治疗师：所以我想，有一些涌现出来的想法和感受是你不想接受的，它们都是什么呢？（得到答案）当你为这些想法和感受上钩入套时，你会做什么？（得到答案）所以我们在治疗中可以做的一项工作，就是帮助你学习新技术，来处理那些困难的想法和感受——削弱它们的力量，这样它们就不能让你难过或者阻碍你。这样做听起来会对你有帮助吗？

有时来访者可能会说，他们最想要的就是摆脱可怕的记忆。这种情况下，恐怖电影的隐喻就派上用场了。

练习一下

恐怖电影的隐喻

治疗师：我们不能简单地消除记忆——大脑中没有删除按钮——但我们能够转化记忆。假如我们把这些记忆比作恐怖电影，不过显然记忆还要更可怕，因为恐怖电影是虚构的，而记忆里的东西是真实发生的。所以，当记忆出现的那一刻，你就像在巨幕电视上看一部恐怖电影，夜半时分，孤零零一个人，在乡下的一个巨大的空房子里，周围电闪雷鸣。这一切简直毛骨悚然，让人崩溃。但是你可以转变应对这些记忆的方式，所以虽然还是同一部恐怖影片，现在是在智能手机上播放，这个手机放在屋子的一个角落，风和日丽，阳光洒进窗户，你和相爱的人在一起，品尝美食，享受美妙的音乐，做着你真心喜欢的事情。所以你有兴趣学习一些能够帮助你做到这些的技巧吗？

经过以上对情感目标的重新构建，介绍 T-F ACT 新技术，比如解离、接纳和自我慈悲，就会更容易了。（如果在这个治疗过程中使用“选择点”工具，我们可以把不想接受的想法和感受写在图的底部，在趋近箭头旁边写下“解离技术”。）

例外情况：麻木

上面提到的“放诸四海而皆准”的目标，有一种例外情况：如果来访者试图摆脱情感麻木，目标就不适用。以下逐字稿中的来访者，整个童年时期都笼罩在情感、身体和性方面虐待的阴霾之中，并且容易产生离解、自残、抓挠皮肤和暴饮暴食等问题。长大后，她成为一名艺术家，在事业上很成功，但对两个年幼的孩子非常冷淡。她觉得可能永远不会和孩子们有情感连接，甚至不确定自己是否想要和孩子们有连接。她诉说从未感到过快乐，从未体验过成就感、满足感，也从未体验过爱与感动。我们可以这样来解决这个问题：

来访者：我受够这样了。我只是想知道大笑起来、快乐、幸福和爱都是什么样的感受。我只是想感受到一些什么！

治疗师：上述列举的，你都感受不到吗？

来访者：我什么都感受不到了。

治疗师：你是完全麻木的状态吗？

来访者：差不多。我是说，有时候我会很沮丧，或者很暴躁。但大多数时候，我觉得自己就像是死了一样。

治疗师：对和你有相同经历的人来说，这很常见。（治疗师简要解释，“紧急关闭”模式是怎样导致情绪麻木的，然后继续……）我们现在可以做一项有用的工作，就是帮助你学习一些新技术，让你能够充分觉察并回应你的身体，这样你就可以感受到完整丰富的情感。我用到“完整丰富”这个词，因为我们不能简单地挑挑拣拣只拥有一些想要的感受。我们要做的是真正觉察并回应身体，感受到所有的情感。所以现在我们还可以做一项工作，就是当困难的感受出现时，学习怎样处理这些感受，怎样削弱其影响，不让这些感受任意摆布你。而且，如果你学会了怎样和自己的感受产生连接，也会有助于你和孩子们产生连接。

怎样建立显性行为目标

除了上述目标，我们还希望建立显性行为目标：“我想知道，如果我们的治疗是有效的，你会做什么不同的事情？”我们还可以问如下的问题：

- 你将开始做什么事情，或更多地做什么事情？
- 你将停止做什么事情，或减少做什么事情？
- 你对待自己的方式会有什么不同？
- 你对待他人的方式会有什么不同？
- 你将开始或是继续去什么地方，做什么事情，参加什么活动？
- 谁是你生命中最重要的人？在和他们的关系中，你会做些什么不同的事情？

还可以询问一些其他问题，其中包括经典的“魔法棒”问题：

治疗师：想象一下，如果现在我有根魔法棒，是真正的魔法棒，有真正的魔力，现在我就挥动这根魔法棒……突然之间所有这些你曾经挣扎其中的、难以应付的想法和感受都失去了影响力。它们再也不能任意摆布你，它们风过无痕，丝毫不能影响你。那么，你会做些什么不同的事情呢？

在接下来的逐字稿中，治疗师使用了另一种很受欢迎的策略：七天纪录片。

与苏的会谈：显性行为目标

苏是一个四十岁的女人，已婚，有两个年幼的女儿。几年前，她遭受了恶性性侵案件，数小时内被多次强奸。从此出现了许多创伤相关症状，包括对自己身体的憎恨、反感和嫌恶情绪，而且有高度焦虑、持续担忧、回避与丈夫在性和情感上的亲密关系，她还反复用剃须刀片割伤大腿和下腹。在会谈中，她和治疗师全程没有任何眼神交流，一直低着头。她在大腿上放了一个大抱枕，遮住了从腰部到膝盖的所有身体区域。

治疗师：我只是想更清楚地了解，如果我们的治疗是成功的，你的生活会有什么不同。所以想象一下，我们现在带着一个摄制组跟着你，一周七天，每天二十四小时拍摄，把你所有的言行都记录下来，然后制作成一部纪录片。而在治疗结束后的某个时间，我们再用相同的方式，制作另一部纪录片。在新纪录片里，我们会看到你在做什么或听到你在说什么？

来访者：我可能会看着你。

治疗师：好，所以我们会有更多目光接触。

来访者：嗯，是的。有时候可以，但是……但是，是的。

治疗师：我们会在纪录片里看到，你和什么特定的人有更多的目光接触吗？

来访者：就像你这样，知道发生了什么的人。

治疗师：这是最难的，知道发生了什么的人？

来访者：是啊。有时候我可以和……你知道，刚认识的人，有目光接触。但是和知道的人没法做到。

治疗师：好的。视频里我们还会看到其他什么变化吗？

来访者：有的，我可能不会，嗯，就是这么尴尬。

治疗师：好的。所以……你会在视频看到什么？

来访者：嗯，就是，我可能，不再老是想把自己藏起来，找个东西盖住自己。（来访者指了指自己大腿上的抱枕。）

治疗师：就像这个抱枕？

来访者：是啊。

治疗师：所以，如果视频里的你坐在这儿，就不会拿着这个抱枕？

来访者：是的。我可能还会穿着不同的衣服，

治疗师：你会穿着什么样的衣服？

来访者：嗯，比如……吊带衫、靴子，或者，你知道，时尚一些的穿着。

治疗师：好的。所以你会穿得更时尚一些？

来访者：是的。

治疗师：还有，如果在视频中看到你和你丈夫在一起时，你将会看到或者听到什么不一样的地方？

来访者：哦，我可能会跟他交流得更多一些，不像现在这样老是撒谎。

治疗师：好的，所以你会对他更诚实一些？

来访者：是的，我不会再对他隐瞒很多东西。

治疗师：明白了。有没有哪些特别的事情，你会不再隐瞒？

来访者：嗯，就像，你知道，像割伤自己等这样的事情。

治疗师：好的，所以你会减少割伤自己的行为吗？或者你会不再割伤自己了？

来访者：我不会再这么做了。

治疗师：所以，想割伤自己的冲动再次浮现的时候，你会做什么不同的事情——而不是割伤自己？

来访者：嗯……（摇头）我不知道。

治疗师：没问题。我们稍后可以探讨这个问题。我们看这个纪录片的时候，还没有其他一些事情，我们看到后会说“哇！苏真的是有进步……治疗真的是有帮助！”？

来访者：（轻声笑了起来）哦，我可能不会把房间打扫得那么干净整洁。

治疗师：所以，如果你不再忙着打扫房间，会用这些时间来做些什么？

来访者：和女儿们一起玩儿。

治疗师：很棒。那么我们会看到你和女儿们一起在玩儿。我们还会看到什么吗？

来访者：嗯，我不必再事事担忧了。我会让女儿们去朋友家玩，不再有所顾虑。

治疗师：所以在纪录片里，我们可能会看到什么，或是听到什么，会让我们觉得“哇！苏真的做得很好，她很容易就从担忧里脱钩解套出来了！”？

来访者：女儿们去玩儿就行了。

治疗师：去朋友家玩儿就行了？

来访者：是的，不用事前做那么多计划，我也不会整天坐在家里忧心忡忡。

治疗师：好。所以在当前的视频里，女儿们在朋友家玩，你在家里，我们会看到什么或者听到什么，我就会知道“苏现在真的正在

为担忧所困！”？

来访者：嗯……哦，我可能在收拾屋子，或者在淋浴，或者在干其他什么事情。

治疗师：好的。好的，所以在新的视频里，女儿们出去玩儿了，你已经抛开了烦恼，我们会看到你在做什么，而不是在淋浴或者收拾？

来访者：嗯，可能在读书，或是在运动健身。

治疗师：好。你可能在做什么运动呢？

来访者：嗯，散步。也可能在骑……骑自行车。

几点注意：

关于上述逐字稿，有几点值得注意。

注意一：写下来好像很长，实际会谈中，只有几分钟。

注意二：当来访者重新审视“不再担忧”的情感目标时，治疗师将其重新构建为“从担忧中脱钩解套出来”的（隐性）行为目标。这种重新构建的方法，可以有多种应用方法。例如，如果来访者说：“我不会再感到沮丧。”我们可以说：“所以，你会在新的纪录片里看到什么，听到什么，会让我们觉得你已经从这些沮丧的想法和感受中脱钩解套出来了？”

注意三：“你会停止做什么”这样的问题，可以识别来访者眼中的问题行为，但是不能建立行为目标。为什么这么说呢？行为目标描述的是你想做什么（而非不想做什么）。所以我们要接着问：“那你会做些什么？”比如，当苏说她不会再割伤自己了，治疗师就询问：“如果想割伤自己的冲动又涌现出来，你会做些什么不同的事情？”（如果来访者不知道，我们认可并正常化这个反应，标记下来以后探索。）

注意四：有些来访者对“目标”这个词反应消极。“目标”这个词会触发对失败的羞耻感或恐惧。所以考虑在治疗早期避免使用这个词。（在上面的逐字稿中，“目标”一词从未被提及。）

怎样从目标中“提炼”价值

下一步是要从来访者显性行为目标中，“提炼”出价值。（有些从业者在确立目标之前先明确价值，两种方式都可以。）价值通常就蕴含在目标的表面之下。例如，在上述逐字稿中，你觉得有哪些价值蕴含于这些目标之下：和孩子们一起玩耍、少提前做计划、不再自伤、骑自行车、读书、眼神交流、穿时尚的衣服？在继续阅读之前，请先自己列出一些答案。

这时候，治疗师不知道来访者的价值是什么，但可以根据会谈做出猜测：

治疗师：所以请告诉我，我理解的是否正确。我感觉到作为母亲，你真的想变得更加轻松随和——是这样吗？

来访者：是啊。而且不要这么严肃。我想让自己更有趣一些。

治疗师：好的，所以作为母亲，更轻松随和，爱玩有趣。跟你的丈夫呢，好像你希望更为开放和诚实。

来访者：是的。

治疗师：和其他人呢？好像你希望更能敞开心扉，更加真实——就像，做真实的自己，不再把自己藏起来？

来访者：是的，是的。而且，你知道——更，嗯，就像和我丈夫一样，说得更多一些，说出我真实的想法。

在上面的例子中，明确命名的价值是：轻松、随和、有趣、开放、诚实、真实。但请注意：治疗师从不说“价值”这个词，因为这个词经常被误解。一般来说，治疗早期最好避免使用这个词。到治疗后期，价值成为中心焦点时再使用。有时治疗师会抗议说：“但这不就是教来访者说话吗？”对此我的回答是：“嗯，我觉得有点像，……但不完全是。”我们所做的是帮助来访者用语言表达出价值——这经常是他们人生中第一次用语言表达出价值。如果我们说错了，他们通常会纠正我们：“不，不是那个意思……”但如果我们说对了，他们通常会马上显示出感兴趣并跃跃欲试的样子。

但是，如果你不喜欢这种方法，就可以先不提炼价值，等到开始做正式的价值澄清时（第 15 章）时，再来探讨价值。同时也要记住，有些来访者，尤其是那些有复杂创伤的人，对自我的认知会非常贫乏，以至于价值本身对他们都是完全陌生的，澄清价值可能需要一个非常缓慢的过程（见第 21 章的“贫乏的自我”一节）。所以，如果你没有取得任何进展——如果来访者一直重复说“我不知道我想要什么”或“我只是想感觉好一点”——不要因此变得紧张，可以用如下的方法来应对。

建立治疗目标过程中可能遇到的障碍

建立目标的过程，有时候得心应手，有时候又费尽心思。让我们快速了解一下最常见的障碍，以及如何克服。

我什么都不在乎

有时来访者会说他们什么都不在乎。不过，我们知道肯定是在乎些什么，他们才会来接受治疗的。他们至少在乎减轻自己的痛苦，而且通常会在乎重要的他人。所以我们可以马上强调在乎（自己或他人）的价值：

来访者：我什么都不在乎。

治疗师：你的话我听到了……不过，你到这里来了……你来参加治疗了。这不是件容易的事，对吧？你也说过，来这里可能让你很焦虑，你曾经想过取消治疗。但是，即便有这么多困难的想法和感受，你还是来了。所以我想知道：什么是你足够在乎的，促使你真的来参加治疗了。

来访者的回答可能分为两类：在乎自己（比如说，我想感觉快乐，我想回到以前的生活，我只是厌倦了这样的感觉），或是在乎他人（比如，我不想成为孩子们的负担，我不想让妻子离开我）。我们就可以接着探索：

治疗师：注意一下。你的一部分在说“我什么都不在乎”，同时你还有另一部分——让我们称之为“在乎的那部分”——让你今天来到这里，尽管你感到焦虑，想取消治疗。因此，如果我们能帮助你更趋近“在乎的那部分”，这将成为一种有用的资源，为你提供很多动力。

绝望、虚无主义和自杀倾向

有时来访者会和绝望或虚无主义融合：生活漫无目的。一切毫无意义。生活就是一辈子受苦，最终死去。生活本无意义，做任何事都是徒劳。根本没有希望。什么都行不通。我注定要失败。要跟这部分工作，请参阅第 10 章“治疗会谈：与怀疑和绝望解离”一节。关于自杀意念的形成，请参见第 26 章。

洞察和理解

有时候来访者会说，他们来参加治疗是因为“想更理解自己”或者“想搞明白我为什么会这样”。我们可以回答：“当然了。随着我们工作的进行，你就会更加理解自己的想法和感受，这些想法和感受是从哪里来的，你为什么会有这些想法，你为什么会做正在做的事情，什么对你来说是真正重要的事情，等等。但是如果我们的工作就只给你这些收获——你更加理解自己，但是你的生活没有发生任何改变，事情都还是老样子——这样能说是好的治疗结果吗？或者生活中你有没有一些想要改变的事情？”

根本没有目标

无论我们在设定目标方面的技术多么娴熟，有时，仍然会碰壁。来访者不管什么问题，可能都会回答“我不知道”或“我没有任何想法”，或者会耸耸肩沉默不语，或者说他们什么都不想要。如果发生这种情况，我们就不要再提问了，而是要慈悲地探索来访者的反应。他们是否和绝望融合了？被这些问题问得不知所措？无法想象未来？我们可以根据需要解决这些障碍，然后回到问题上来。

然而，我们不希望造成紧张或对抗。所以如果一个来访者反复说“我不知道”，我们可以回答：“我可以看到，现在你真的不知道你想要什么。实际上，很多人都是如此。不如我们把这个问题列入日程，将来再探索清楚你想要的是什么。现在的主要问题是，你受到了伤害，你很痛苦。所以让我们把主要目标定为——学习新技术，更有效地应对所有这些痛苦的想法和感受。”

本章要点

当来访者讲述他们的生命故事时，带着反思和慈悲来倾听是至关重要的。如果来访者能够并且愿意交谈，我们不仅可以了解到他们过去所遭受的苦难，现在所面临的问题，还可以了解到他们的优势和资源。然后我们设定治疗目标——如果可以的话，梳理出价值。这些信息能够简化会谈，并确保我们与来访者保持一致。没有这些信息，我们很容易陷入僵局。设定目标的过程也有助于逐渐培养希望和乐观的品质，给来访者一种感觉：事情会越来越好，改变总会发生，我们是有可能享受更好的生活的。

第 8 章 拔锚启航

欢迎来到本书中篇幅最长的一章，而且因为本章所涵盖的这个技巧适用于创伤的诸多方面，所以也是无可争议的最重要的一章。我把这个技巧称为“锚定”。锚定是许多正念练习的统称，这些练习都基于相同的三步方法。作为一级干预，锚定能够非常有效地应对情绪失调、闪回、离解、过度唤醒、低唤醒、社会疏离、担忧、思维反刍、强迫思维、惊恐发作、极端融合、成瘾行为、自残自伤、自杀倾向、攻击性等多种问题。

本章分成了六个小节。第一节是“锚定：基本原则”，涵盖了锚定技术的核心组成部分。第二节是“锚定的目的是什么？”。第三节是“处理极端唤醒”，其中包括两个不同的治疗会谈的逐字稿。第四节和第五节是“复盘”和“修改”，讨论了针对这些练习，怎样进行复盘，并且针对不同的问题修改这些练习。第六节是“家庭作业”，其内容不言而喻。

锚定：基本原则

在下面的逐字稿中，你将读到“锚定”名称的由来，以及如何向来访者介绍。这个例子虽然关注的是焦虑情绪，但方法适用于所有情绪。

治疗师：你现在正在经历的一切，我称之为“情绪风暴”，所有想法在你的头脑中盘旋，所有感受在你的身体中涌动。当情绪风暴控制我们，席卷我们，我们就变得无能为力、束手无策，不能有效地处理挑战或问题。

来访者：我知道！所以我才把一切都搞砸了！

治疗师：是啊，情绪风暴四处拉扯你，任意摆布你。

来访者：是的！

治疗师：所以你有没有兴趣学习一个技巧，帮助你应对这样的情绪风暴？

来访者：有，有兴趣。能够这样就好了，就太棒了。

治疗师：很好。那么，现在让我们暂时花点时间来谈谈真正的风暴。假设你现在在一艘船上，驶向港口，突然一场巨大的风暴袭来。这时候，你肯定想要尽快抛锚，让锚定在海底，对吧？否则你的船可能会被冲卷到海里。

来访者：对。

治疗师：但是定在海底的锚并不能控制风暴，只是让船保持稳定，直到风暴按照自己的规律结束。我们要做的事情非常相似：当情绪风暴在你内心爆发时，学会如何“锚定”。

来访者：好。

治疗师：但这种方法并不是教你控制感受，就像实际上的锚并不能控制风暴。这是一种让你保持稳定的方法——即使你内心的风暴正在肆虐。

来访者：（犹豫）嗯……所以……目的是什么呢？

治疗师：实际上，有三个目的。一是消除所有这些难以忍受的想法和感受的影响，这样它们就不会再任意摆布你。二是帮助你更好地控制自己的行为——这样你就能控制自己的言行，更有效地行动。三是帮助你把注意力集中在重要的事情上。

来访者：好的，有道理。

治疗师：所以我们可以试一试吗？

来访者：好的。

（但是如果来访者说他们想让这场风暴消失，应该怎么办呢？我们将很快讨论这个问题。）

实用小贴士

一定要说明风暴来临时船正驶进港口（或浅湾）。为什么？因为如果航行在海上，船不会在风暴中抛锚。有航海知识的来访者可能会跟你指出这一点。

此外，如果来访者感到困惑或不知所措，就跳过这个隐喻，直接进入积极干预。你可以这样说："我看到你好像有些不知所措，我想帮你一起应对。我们能做个有帮助的练习吗？"如果来访者说不出话来，你就说："如果你觉得可以，就点点头或者跺跺脚。"稍后，如果来访者可以集中注意力了，你就可以在复盘期间再引入这个隐喻。

ACE 方法：承认、连接、投入

使用"锚定"的三个核心治疗过程，我们可以创造出数百种不同的练习。我们可以即兴发挥，根据来访者的反应修改练习，练习时间也可以变化，从十秒到二十分钟或三十分钟不等。"ACE"这个缩写概括了这些治疗过程：

A——承认内在世界（*Acknowledge your inner world*）
C——和身体连接（*Connect with your body*）
E——投入正在做的事情（*Engage in what you're doing*）

注意：作为替代含义，A 还可以是"承认想法和感受（Acknowledge your thoughts and feelings）"，C 可以是"回归身体（Come back into your body）"，E

可以是“融入世界（Engage in the world）”。

在锚定中，我们通常会进行三到五个“ACE 循环”，反复承认想法和感受，与身体连接，并投入当前正在做的活动。在本节中，我将分别描述 ACE 方法的每个组成部分，在之后的小节，你将看到在临床使用中，这些组成部分是如何相互衔接和重叠的。

A——承认内在世界

这部分涉及注意内在体验，并为之命名。例如，当焦虑出现时，来访者可能会注意到一些威胁性的意象、可怕的想法或不愉快的感觉，如心跳加速。或者，当来访者试图戒瘾时，可能会注意到生理和心理的冲动，以及戒断反应症状。我们的目的是带着开放和好奇来注意这些个人体验，并且不加评判地为之命名。我们可以使用“我此刻有……”“这是……”，或者“我注意到……”这样的句式。（例如，我此刻有我是毫无价值的这样的想法，这是一段痛苦的记忆，或者我注意到有些麻木）。

如果来访者能够说出他们的想法和感受，就相对容易了。例如，如果我们问来访者“你现在感觉到了什么？”，而来访者回答说是悲伤。我们就可以这样说：

治疗师：所以承认这种情绪在当下存在，对自己说，我现在注意到了悲伤。

来访者可以自己选择大声说出或是默念这些句子。（早期会谈中，大多数来访者更喜欢默念）。如果来访者不能明确表达当前的认知和情绪，我们可以使用一些不明确的词，如“痛苦”“不舒服”或者“困难的想法和感受”：

治疗师：承认现在有一些困难和痛苦的想法或者感受出现了……如果你无法用语言来描述，没关系，只要对自己说，这是一些痛苦的东西。

当我们反复循环使用 ACE 方法时，这种不加评判对内在体验的注意和命名——而不是试图回避或摆脱——通常会促进解离和接纳。第一轮使用时，可能还感觉不到作用，通常第二轮或第三轮会开始发挥作用。

随着治疗的推进，我们会在锚定中，扩展、延长和深化“A（承认）”的部分。我们会花更多的时间帮助来访者连接和探索自己的想法和感受——敞开心扉，为这些想法和感受腾出空间，并以自我慈悲来回应。或者，我们更多地和解离工作，邀请来访者在进入下一个阶段之前，花些时间观察他们想法的流动。

排除故障：如果来访者不能或不愿注意或命名

有时来访者无法命名他们注意到的东西。他们可能是太痛苦了，或者是进入了关闭反应状态，以至于无法思考，或者是还没有掌握为个人体验命名的技巧。如果我们知道是这样的情况，或者怀疑来访者有这样的困难，那么在第一轮的确认过程中，要省略关于命名的说明，而要这样说：

治疗师：承认此刻有些痛苦的东西涌现出来了。只是试着了解一下它们是什么：是想法、感受、记忆还是你身体里发生了些什么。

然后，当我们进入 ACE 的第二个循环时，开始鼓励来访者为自己的体验命名。我们可以问："现在出现了什么？什么样的想法进入了你的头脑中？你能感受到身体中有什么感觉？"如果来访者现在能够回答我们，我们就把这个信息用在下一轮的确认练习中：

治疗师：好的，现在我们再做一次，确认你的内在正在进行什么……对自己说，我注意到了焦虑的感受……还有"做错了"的想法。

然而，如果来访者仍然说，无法诉说他们的想法和感受，我们可以这样说：

治疗师：好吧，现在，也许你很难用语言来表达，没问题。只是再次承认你面前浮现了一些困难和痛苦的东西。再看看你是否能弄明白这些东西到底是什么：想法、感受、记忆或者你身体里正在发生的事情。

我们还有可能遇到另一种问题，有时来访者不愿意承认难以应付的想法和感受。这种情况下，他们可以承认自己想要回避的愿望：

治疗师：承认你的内在世界现在正经历着非常困难的事情，现在你不想考虑这些事情……所以你可以对自己默念，有些痛苦的东西，我还没有准备好看看这些。

如果来访者说不知道自己的感受是什么，应该怎么做呢？对那些说他们"什么也没有想"的来访者，又该怎么做呢？来访者的这些表现可能是因为经验性回避，或者是因为缺失注意和命名认知与情绪（通常是两者都有）方面的技巧。在第 10 章（认知）和第 13 章（情感）中，我们将介绍一些技术，来帮助来访者克服这些障碍。在早期的会谈中，这些技能还没有充分发展，我们可以说“承认有令你不舒服的东西”或“承认没什么想法和感觉”。

C——与身体连接

这部分工作的目标是与身体连接（或回归身体）。例如，我们可能会建议来访者坐直身体，把脚踩在地板上，伸展手臂——带着好奇心去注意，这样做时涉及的动作以及变化着的身体感觉。我们针对每位独特的来访者定制这部分的做法。例如，如果来访者患有慢性疼痛，伸展手臂会加剧疼痛，我们可能就会建议说：“非常缓慢地，调整你在椅子上的坐姿，换成一个更为舒服的姿势……就这样……非常缓慢地……注意你是怎么做的……注意这样做时，用到了哪些肌肉……”

与身体连接可以包括很多运动和工作，例如伸展、散步、瑜伽、太极、改变身体姿势、拥抱自己、轻拍或抚摸或按摩身体的各个部位、慢慢地改变在椅子上的坐姿、正念身体扫描，等等。如果来访者想要回避身体的某些部位（例如，有疤痕或受伤的部位、涉及性虐待的部位，或躯体变形障碍中不喜欢或厌恶的部位），我们最初会先关注“更为安全”的、不太可能引发负面反应的部位。例如，我们可以鼓励来访者慢慢地转动手指、跺跺脚或点点头。（对于有“僵住反应”的来访者，这些动作也有助于恢复行动能力。手、脚和头部等通常是最容易活动的身体部位。）

我们要适应每位独特的来访者，根据需要定制这个治疗方案，这一点很重要。例如，在治疗早期，我的一位跨性别的来访者就不愿意与手脚连接，因为这会引发他不愉快的想法和感受，他认为自己的手和脚“太大，太男性化了”。所以，我们一开始就把重点放在了耸耸肩、伸展脖子方面。

当来访者与身体连接时，我们要鼓励他们不断承认自己难以应付的那些认知和情绪。（如果不这样做，锚定就会导致注意力分散。）

怎么做正念呼吸？

正如在第 4 章中提到的，在治疗早期，我们要谨慎对待关注呼吸。但如果来访者同意做这个练习（大多数来访者会同意），这个练习可以促进与身体的连接。例如：

治疗师：关注呼吸，气息从你的鼻孔吸进又呼出……注意你的胸腔的起伏，随着肺部的充满和放空而起落……注意腹部轻柔的起伏……注意肩膀细微的起伏……

做这些练习时，我们可以邀请来访者将一只手放在胸部，另一只手放在腹部，从而增加与身体的连接：

治疗师：注意到你的手随着胸部的扩张升起……随着气体的呼出又落下去……现在注意另一只手……轻轻地起伏……随着你的腹部轻轻地鼓起又落下……

还有一个练习可供选择，就是随着呼吸的节奏，合拢和张开双手：

治疗师：吸气时，双手弯曲轻轻握拳……呼气时，张开双手……

锚定的下一个阶段是投入。

E——投入正在做的事情

在承认想法和感受，并与身体连接之后，现在的目的是重新聚焦注意力，并投入当前正在做的活动。我们可能会要求来访者注意他们身处什么地方，他们在做什么，以及他们能看到、听到、触摸到、品尝到和闻到什么。（如果有来访者抗议："这些我都注意不到！"我们就要修改这个练习，每次只注意一到两件事。）我们可以在这个练习中发挥创造力，让注意力关注任何外部事物，比如远处车辆的声音抑或是天花板上的裂缝。

治疗师：现在，花点时间真正注意一下你在哪里，在做什么……环视房间，注意一下你可以看到什么……地板上有什么……天花板上有什么……你的两边有什么……注意桌子上花瓶里的花……叶子的颜色……光线在玻璃上反射的方式……也注意一下所有你能够听到的声音……来自你的声音……来自我的声音……空调的声音……外面车辆的声音……在空气中呼吸，注意到呼吸是什么样子的……注意到你和我在这里，正在做这个活动……

如果需要，我们可以让来访者出声地描述他们所注意到的东西。对于很难发现自己活在当下的来访者，这样的练习尤其有用。（不过，也有些来访者不愿意这样做——所以要让来访者自己选择）在这个阶段，我们继续承认想法和感受（同样，不要让练习导致注意力分散）。例如，当一位来访者融入周围的世界后，我们可以说："注意，仍然会有难以应付的想法和感受出现……这些感觉的周围是你的身体——你能稍微移动或伸展一下吗？……注意，你的周围有一整个屋子……也注意你和我在这里，作为一个团队在一起工作——正在做着这个奇怪的练习。"

当我们要求来访者"注意你和我"时，在此时此地就利用了治疗关系作为锚点。有时候，我们可能会更进一步，问如下的一些问题："你能注意到我鞋子的颜色吗？我衬衫的颜色呢？我在椅子上的坐姿呢？你能注意到我是怎样伸展胳膊的吗，就像你一样？"

实用小贴士

告诉来访者“你很安全”并不是一个好主意，因为这句话可能会被解读为“你很安全，因此，你不应该感到焦虑、恐惧或不安全”。虽然锚定通常会帮助来访者获得一种安全和有保障的感觉，我们希望清楚地向来访者传达，焦虑和缺乏安全感是正常的，因为来访者的过往的经历，有这样的感受是非常正常的。

接下来，我们重复做这样的 ACE 循环，至少再重复两三次，但每一次我们节奏更慢，暂停时间更长，给出的指令更少（这样来访者就能学会如何自己来做练习）。在第一个循环结束时，我们说：

治疗师：好，这就是基本的练习。我们能再做一遍吗？太好了。这一次，我会说得少一些。所以让我们从 A 开始，花点时间注意内心世界……承认你的想法……承认你的感受……你的想法和感受是和以前一样还是不同？

来访者：差不多一样。

治疗师：焦虑的感受？

来访者：是的。

治疗师：同样可怕的想法？

来访者：是的。

治疗师：好。现在承认这些想法和感受在当下存在着……并且允许它们的存在……对自己默念，我注意到了焦虑的情绪……同时和自己的身体连接……挺直背部……脚踩在地上……

做这些练习的时候，并不需要完全照本宣科。当然如果你按照逐字稿来做也可以。但是最好（也更有趣）是我们根据情境来即兴发挥。让你的声音具有亲切、平静的品质，放慢语速，每个指令之间停顿五到十秒钟（或更长时间）。一定要为来访者示范所有的动作，例如，治疗师邀请来访者脚踩地板，向外伸展双臂时，自己也做出同样的动作。这样做会避免来访者感到不自在，同时建立一种团队合作的感觉。也可以按照需要重新调整练习中小节的顺序，比如有些来访者可以先做身体连接的练习。

我们通常会循环进行这个治疗过程，承认内心体验，与身体连接，投入世界，时间持续三到四分钟，直到达到练习的目的。这就提出了一个重要的问题……

锚定的目的是什么？

锚定练习有许多不同的目的，常见的有：

A．增强对身体行为的控制感。这样当难以应付的想法和感受出现时，我们就能有效地行动。对于和低唤醒、闪回、强烈的羞耻感或绝望、离解等相关的身体的僵化（“僵住”），这就是一剂有效的解药。

B．减弱认知和情绪产生的影响。有意识地注意和命名这些认知与情绪，会减弱其对行为的影响（然而当我们处于自动导航模式时，认知和情绪很容易让我们上钩入套，把我们拉入避开行动的歧途）。事实上，我们可以把锚定看作是一种符合 ACT 的“情绪调节”的形式。我们并不试图回避、摆脱或控制情绪，而是通过正念的回应来减弱其影响。随着影响的减弱，我们会更容易活在当下，选择有效的行动，而不是自我挫败的行动。

C．中断内隐问题行为。例如担忧、思维反刍和强迫思维。

D．中断外显问题行为。例如攻击性、社交退缩、自残自伤或物质滥用。

E．有助于我们“觉醒”，专注并投入正在做的事情。这是针对疏离、注意力分散和离解等问题的解药。

我们要清楚地知道，在每个特定的情境中，针对每个独特的来访者的目标是什么，并清晰地就此和来访者进行沟通，否则很可能引起混乱。所以花些时间来练习话术是值得的。例如，假设一个来访者说：“我不明白。为什么总是回到身体上来？”你可以引用上述 A 点和 C 点的内容，用更易于理解的语言回答说：“这样做有助于你更好地掌控自己的身体行为，就不会任由想法和感受摆布。同时可以使你从头脑的禁锢中解放出来。”同样，如果来访者问：“承认有什么意义？”我们就可以引用上述 B 点的内容，用简单明快的方式说：“这是从难以忍受的想法和感受中脱钩解套出来的第一步。学会注意并为之命名，它们伤人的力量就会减弱了。”（如果来访者想要了解更多的内容，你可以运用第 10 章和第 13 章中的原理，解释承认是怎样有助于解离和接纳的。）

实用小贴士

如果来访者愿意带着情感，对自己的情感报以开放的态度，并且能持续投入会谈，我们所要做的就是为他们保持一个安全的空间，在那里他们可以“与他们的情感待在一起。”但是，如果来访者开始出现离解、回避或抵抗情绪，与无助或绝望融合，或因为各种感受不堪重负，而不能投入会谈之中，那么就需要锚定练习了。

锚定与分散注意力

我非常不愿意重复，但关于这一点有太多的误解，所以我想要重申一下：锚定技术绝对无意分散注意力。分散注意力是一种经验性回避。来访者经验性回避的程度已经很高了，不能再被强化。（此外，大多数来访者在过去的经验中，都已经有了很多种分散注意力的方法，所以我们要给他们提供一些新的应对方法。）

“锚定”的目的是，学习一种对于想法和感受的新反应方式，一种与回避截然不同的方式。目的是注意、命名这些想法和感受，并允许它们存在；给这些想法和感受腾出空间，让它们按照自己的节奏，自由地停留或者来去。

关于这一点，大多数的着陆技术和锚定技术之间有很大的区别。在大多数模式中，着陆技术的作用是分散注意力。例如，有一些广泛使用的着陆技术，包括拿着冰块并注意其融化，从 100 开始按照 7 的倍数倒数，拉断手腕上的橡皮筋，默念诗歌或颂歌或乘法表，等等。通常这些练习的目的是，从难以忍受的想法和感受中分散注意力，从而减轻情绪上的痛苦。

乍一看，一些广泛使用的着陆练习似乎与正念有关：使用你的五种感官去注意周围的世界，慢慢伸展你的身体，品味一杯饮料，散步时欣赏映入眼帘的风景和传入耳中的声音，等等。但是，这些练习的主要目的通常是减少情感上的痛苦。通常，它们用到 ACE 中的 C 或 E，但没有用到 A，因此，如果没有持续承认内心体验，就会导致注意力分散。

锚定技术能够减轻痛苦吗？

如果一个来访者做锚定练习时，正处于强烈的情感痛苦中，那么痛苦不太可能消失。但是，痛苦通常会失去影响力，其伤人能量“逐渐枯竭”。在几分钟内（有时会更快），许多来访者报告说，即使情绪风暴还在继续肆虐，他们内心也有了平静的感觉。还有时候，情绪上的痛苦会迅速减轻——正如前面提到的，很多来访者会误认为减轻痛苦是主要目的，然后开始错误地使用这个练习来控制感受。这种情况下，他们很快就会抱怨：“这次行不通了。”“这个练习无效了。”我们可以使用第 4 章（题为“目标是什么”的部分）中的方法，来解决这个问题。

实用小贴士

任何一种正念练习都可能偶尔增加痛苦的感受，因为来访者会突然觉察到一些以前通常被压抑的，或是因为分心而没有觉察的感觉、想法或情绪。锚定练习也不例外。如果这种情况发生了，我们就切换到削弱经验性回避的工作中（第 12 章）。

处理极端唤醒

“宽容之窗”是创伤治疗中的一个广泛使用的概念，指的是一个人能够最高效地表现的唤醒区域。但在 T–F ACT 中，我们更喜欢谈论“灵活性之窗”，我们帮助来访者在唤醒状态变化时拓宽这个窗口。换言之，我们在不同程度的自主唤醒中，培养来访者灵活应对的能力，活在当下、承认内心体验、有效控制身体行为。如果在某些时候，来访者“在其灵活性之窗之外”（即无法灵活地应对他们的情绪、认知和生理反应），我们会通过锚定，迅速帮助他们“回到灵活性之窗”。下面的逐字稿记录演示了这个过程。

和洛蒂的会谈：低唤醒

洛蒂是一名 42 岁的护士，有两个孩子的单身母亲。她患有复杂创伤，童年反复遭受性侵和家庭暴力，在成年后也遭受了性侵犯。下面逐字稿中的场景，是她和治疗师正在进行摄入性会谈。在谈到被父亲虐待时，洛蒂感到不堪重负，说不出话来。她浑身颤抖，脸色苍白，眼含泪水。治疗师问洛蒂发生了什么事，洛蒂不愿或无法回答这个问题。治疗师猜测，她要么是因为情绪过载而不堪重负，以至于进入关闭反应状态，要么是她正处于离解状态（或两者兼有）。

阅读这篇（和下一篇）逐字稿时，请想象你正在对你的来访者说着或做着类似的事情。（如果你愿意的话，试着出声朗读，以获得更深的体验。）

治疗师：洛蒂，我知道你现在正为一些非常困难的事情苦苦挣扎，而且你现在不能说话。如果你能听到我说话，请点点头。（洛蒂没有回应）洛蒂，如果你能听到我的话，请点点头，哪怕是轻微点一下。（洛蒂微微点了点头。）太好了。不论你现在正在和什么抗争，我都想帮助你应对。所以我想带你做个小练习，帮你应对这些事情。如果可以的话，点点头就可以了。（洛蒂点点头。）好的，太好了。

当来访者不能说话时，我们可以让他们点点头、单脚拍拍地或动动手指，示意能听到我们说话。一旦建立了这样的交流，我们就可以实施 ACE 方法。如果需要，我们也可以试着弄清楚来访者具体发生了什么，说“如果你感到一些强烈的情绪，就点点头”或“如果想到了痛苦的记忆，就点点头”等。

治疗师：（承认内在世界）好吧。你不需要说出来，只需要自己承认，你现在正在为一些非常困难的事情挣扎……不论现在出现了什么，你都花一点时间去承认它们……无论是想法、感受还是记忆……

治疗师：（与身体连接）这些想法、感受或记忆都发生在你的身体里，而你的身体似乎被锁住了。如果你的身体似乎有些僵硬，像僵住或被锁住了，就点点头。（来访者点点头）好的，看看你能不能让身体稍微解锁一点，让身体动起来。你可以用一只脚轻轻拍打地板吗？（来访者轻拍右脚）太好了。另一脚可以拍打一下地板吗？（来访者轻拍左脚。）很好，看看你能不能双脚一起拍打一下地板，就像这样。（治疗师上下动了动双脚，拍打地板。来访者也做了同样的动作。）很好。

治疗师：现在你能摆动一下一只手的手指吗？（来访者摆动右手手指）你能摆动一下另一只手的手指吗？（来访者也这样做。）现在你能两只手都摆动手指吗，就像这样？（治疗师摆动所有的手指，来访者照做。）这样太好了。我们可以继续吗？（来访者点点头。）好的，看看你能不能把头放松一点，试着从一边转到另一边……（来访者这样做）……这样太好了，你能不能稍微耸耸肩……（来访者这样做）……非常棒……

治疗师：（承认，连接）请注意出现了困难的想法、感觉或记忆，你有一个身体包围着它们，你可以移动你的身体。我们能继续吗？（来访者点点头。）好的，看看你能不能动一下你的腿，双腿上下动动，像这样。（治疗师演示，来访者照做。）太好了。现在看看你能不能把你的脚使劲往下踩，使劲踩地板……然后注意这样做是如何让你从椅子上抬起一点点的……现在放松。（治疗师演示，来访者照做。）太棒了。试试看你能不能轻轻地耸肩……然后把胳膊稍微伸一下？（治疗师演示，来访者照做。）很好。所以有苦难的感觉和记忆出现，你的身体在包围着它们，你可以移动你的身体，你可以控制你的身体……

治疗师：（连接，投入）试试看你可以继续动一动，我知道这有点奇怪，但解锁你有点僵化的身体很重要……如果你愿意，可以照我的样子做，也可以按照你的想法做动作（治疗师和来访者继续动动身体——用脚拍拍地板，伸展手臂，耸耸肩膀，等等）……同时，看看你是否也能感受一下你周围的房间……注意你眼前直接能看到的三四样东西……你能把头转向一边，注意你看到的东西吗……很好……你能抬头看吗，看看天花板上有什么……低头看看地板上有什么……同时注意你能听到什么……我的声音……外面的车流的声音……空调的声音……所以注意你在哪里……注意你和我在这里，做着这个奇怪的练习……

治疗师：（承认，连接，投入）你的内部有很多痛苦的东西，包围着这些东西的就是你的身体，你可以控制你身体的动作——可以继续动动身体吗？（来访者和治疗师继续动动身体——伸展、耸肩、拍脚等）……在你的身体周围，这里有一个房间，你和我，一起工作……

治疗师：我想知道，现在你能谈谈发生了什么吗？（来访者摇摇头。）好吧，你不一定要谈。是不是更容易理解我说的话了？（来访者点点头。）你开始稍微解锁你的身体了吗？（来访者点点头。）我们能再重复一遍吗？（来访者点点头。）

治疗师再进行 3 次 ACE 循环，调整修改指导语。这大约需要 5 分钟。第 4 个循环结束时，来访者感到存在于当下，并且能说话了，治疗师会向来访者复盘练习的情况。我们很快就会讲到复盘，首先来看看另一份逐字稿。

和杰夫的会谈：过度唤醒

杰夫是一位 30 岁的男性，在遭遇一次车祸后患上了 PTSD。车祸发生时，杰夫坐在前排，而他最好的朋友当时在开车，在车祸中当场死亡。下面的对话发生在第二次会谈刚开始的时候。杰夫在强烈的焦虑情绪中挣扎：心跳加速、双手出汗、反胃、胸闷、总是禁不住想到车祸，担心自己疯了。治疗师已经介绍了“锚定”的隐喻，并解释了练习的目的：

治疗师：我需要明确一点，这不是一种控制情绪的方法——就像实际上锚也不能控制风暴一样。这是一种即使你内心风暴肆虐，也能让自己保持稳定的方法。

来访者：好的，我们试试吧。

治疗师：好的，有一套简单的方法，你可以记作 A—C—E，“ace”。“ace”中的 A 代表“承认你的想法和感受”。就是要承认出现了什么样的想法和感受。你有些想要看看自己的内心，就像是一个好奇的科学家，尝试观察你的内心发生了什么。让我们从你的头脑开始观察吧，此刻你的头脑中有什么样的想法？

来访者：和往常一样的想法——戴维已经死了，这都是我的错，还有我是不是疯了？

治疗师：好的，所以承认，然后对自己说：“我注意到了可怕的想法。”

来访者：说出声来吗？

治疗师：说出来或者默念都可以——你选择哪种方式都可以。

来访者：（有些迟疑）我注意到有一些可怕的想法。

治疗师：好的。现在觉知你的身体里发生了什么。你的胸部有什么感觉。

来访者：胸部憋闷得厉害。

治疗师：好，胃部呢？

来访者：和以前一样，觉得反胃恶心。

治疗师：喉咙呢？

来访者：是啊，感觉喉咙——有些发堵。

治疗师：双手呢？

来访者：两只手——是啊，两只手一直出汗。

治疗师：好的。所以身体里有很多种不同的感觉。所以，对自己说，说出声或是默念都可以，说：“我注意到了焦虑的感觉。”

来访者：我注意到了焦虑的感觉。

治疗师：现在，“ace”中的 C 代表“与你的身体连接”。现在所有焦虑的想法和感受都在你的身体里。看看你能否继续承认这些焦虑的感受，同时与你的身体连接。跟我做就可以。试着用脚压向地板。（治疗师展示这个动作，来访者跟着做。）……就是这样。感受你脚下的大地。

现在试着伸直脊柱（治疗师边说边示范，来访者跟着做。）……就是这样。注意你是如何自然地坐在椅子前端的，你的脊椎是笔直的，注意大腿放置在身下的椅子上，把脚放在地上。

现在慢慢地耸动双肩，转动一下肩膀，颈部放松一点。（治疗师边说边示范，来访者跟着做。）就是这样。

现在把胳膊伸开怎么样？（治疗师伸开胳膊，来访者跟着做。）是的，就是这样。感觉你的手臂的运动，注意你的上背部在伸展。花点时间承认身体这里有很多焦虑……这很有挑战性，也很困难……再一次，说出声或是默念，对自己说："这里有焦虑。"（来访者默默地点头，表示他正在默念）要注意，这里有焦虑的想法和感受，这些想法和感受的周围还有一个身体，支撑着、包容着所有的这一切。你可以移动和控制自己的身体。

背部再次挺直，现在注意你的整个身体……你的双手、双脚、胳膊，双腿，就是这样。（治疗师示范这些动作，来访者跟着做。）轻轻地移动一下……注意做这些动作时的感觉……然后再做一次伸展，大幅度的伸展……注意到肌肉在伸展……你感觉怎么样？

来访者：很好。

治疗师：太好了。现在"ace"中的E代表"投入你正在做的事"。换句话说，注意你所在的地方，专注于你正在做的事情。环顾下房间——向上看看，向下看看，再看看两侧……（治疗师环顾房间）注意你能看到的五样东西……也注意三四样你能听到的声音……我或者你发出的声音，或来自你周围房间里的声音……也注意到你和我此刻在这里，我们作为一个团队在一起工作。

注意，此刻这里有焦虑——头脑中有可怕的想法，胸部、喉咙和肚子处有不舒服的感觉——你的身体围绕着这些焦虑，而你可以移动你的身体……看看你是否能够注意到身体……然后轻轻移动一下身体，伸展一下（治疗师动一动，伸展身体，来访者跟着做）……就是这样，控制你的双臂和双腿。

也注意到你周围的房间（治疗师环顾房间，来访者跟着做）……看看你是否能感受到所有这些东西——你内部的感受，身体包围着这些感受，还有房间包围着你的身体……也注意到你和我此刻在这里，作为一个团队在一起工作……（幽默地）做着这个奇怪的练习。（长时间停顿）好了，这些就是基本的步骤。我们可以再做一遍吗？这一遍我可能会说得少一点？

来访者：好的。

但是我想摆脱这场风暴！

假设上述的对话略有不同：

治疗师：我需要明确一点，这不是一种控制感受的方法。这是一种即使你内心的风暴在肆虐，也能让自己保持稳定的方法。

来访者：但是我不想让内心的风暴肆虐。

治疗师：你当然不想了，这种感受太难受了。我保证之后我们会再讨论怎样应对这个问题。但是此刻，我们正在做锚定这个练习，这个练习不是教我们控制风暴的方法的。

来访者：那这个练习有什么意义呢？

治疗师：嗯，总的来说有三个主要目标……（治疗师概要介绍目标）

治疗早期，很多来访者有这样的反应：那不是我想要的目标。我想摆脱这些情绪。我不想再有这种感觉了。我们可以认可并正常化这些愿望，并让来访者确信我们很快会处理这个问题："是的，确实是这样。你当然想要摆脱这些感受。这些感受非常痛苦。而且我向你保证，我们很快会讨论这个问题。现在我只想明确说明一下，我们现在正在做的练习不是以此为目标的。"

在合适的时机，我们慈悲地和来访者探索，非常自然地把经验性回避列入讨论日程，并通过名字略显奇怪的"创造性无望"的治疗过程（第12章），来逐步瓦解经验性回避。什么时候是合适时机呢？正如你所知道的，T-F ACT没有所谓的"固定的"或"正确的"顺序。然而，宽松地遵循以下顺序通常很有用：

1. 行动目标（如果可能，提取价值）
2. 锚定
3. 解离
4. 创造性无望
5. 接纳

这个顺序之所以有效，有两个原因：①对大多数人来说，接受痛苦的情绪是T-F ACT中最难的部分，而在学习了锚定和解离技术后，通常会容易得多；②我们首先建立目标后，就为接纳提供了动力：我们为困难的感受腾出空间，就能做重要的事。

说了这么多，我们要灵活应用。因此，如果一个来访者仍然反对锚定，并坚持说"我只是希望这些感觉消失"，我们通常会转到创造性无望的工作上。

必须要遵循A—C—E顺序吗？

答案是否定的，不用必须遵循这个顺序。一些来访者觉得在进入其他阶段之前，先进行与身体的连接会更容易一些。ACE方法能帮助来访者和从业者学习并记住锚定的3个核心组成部分。然而，随着治疗的推进，我们希望鼓励灵活性，改变顺序。例如，我们可以从E到C再到A，或者从C到A再到E，或者从A到C，然后回到A，再回到C，然后到E，以此类推。（下一章有一个例子，就是按照这样的顺序展开的。）

锚定练习需要多长时间？

来访者需要持续进行锚定练习，直到可以很好地控制身体，并能够在心理上存在于当下，也就是能够参与会谈，关注治疗师并做出反应。来访者是否存在于当下可以通过非语言反应（如面部表情、身体姿势）或是语言反应（如流畅表达、提出或回答问题、描述想法和感受）等方面表现出来。

锚定通常持续2~4分钟就足够了，但如果有强烈融合、情绪过载不堪重负，或离解的情况出现，可能会持续更长的时间。偶尔情况下，甚至可能会持续10~15分钟。在另一种极端情况下，来访者只是稍微“走神”或是有点“开小差”，10秒钟可能就足够了。

在督导中，偶尔有从业者会抱怨说：“我们做完了锚定，但最后来访者还是完全处于融合状态。”这样的话代表了对锚定有错误理解。锚定并不需要我们在一定时间内或按照一定次数，重复按照脚本练习。练习是一个互动的过程，只要有需要，就会一直持续下去。如果来访者“仍然完全处于融合状态”，我们就没有到达“最后”，而是要继续练习，并和这种融合工作：

治疗师：注意，你的头脑仍然在打击你，仍然告诉你“你有很多问题”。我们并不是要阻止你的头脑这样做，我们的目的只是，承认这一点。请对自己说：“我有XYZ的想法（XYZ=与来访者融合的想法）。”与此同时，请注意，即使所有这些想法都存在，你仍然可以控制你的身体……

同样，有时从业者会抱怨，来访者因为锚定练习而出现“情绪被触发”的情况，他们在练习前感觉相对平静和放松，但开始练习后，困难的想法和感受（通常是焦虑）就出现了。这种情况并不常见，但一旦发生，可以成为练习灵活应对的好机会。我们可以说：

- 注意现在发生了什么。你的大脑正在助长情绪风暴，让风暴变得更大更强。我们继续和这部分工作可以吗？
- 记住，我们不是试图让风暴消失，锚定不能控制风暴……
- 所以现在，请说出声，“我注意到我的头脑正在担忧”，以及“我注意到情绪风暴越来越强烈”……
- 注意到此刻这些想法和感受就在这里，同时请站起来，跟着我做就可以。非常缓慢地，让我们伸展一下……注意到即使焦虑风暴正在肆虐，你也能控制自己的双臂和双腿……

我们以这种方式继续和焦虑情绪工作，直到来访者被锚定。（在第 20 章中，我们将探讨在处理惊恐发作时，锚定是如何发挥核心作用的。）

给来访者的反应评级

跟踪记录来访者在锚定练习时的反应，有两个有用的量表。一个用于测量“临在（接触当下）”的程度，另一个用于测量身体行动的控制程度。

用于测量临在（也就是接触当下）程度时，我们可以说：“在 0~10 的范围，10 意味着你完全存在于当下，和我在一起；你投入、专注并真正理解我们正在做的事情。而 0 意味着你的注意力完全飘走，你有点像离开了房间，去了你脑海中的某个地方，忘记了我们在做什么或者我在说什么，是与专注和投入完全相反的状态……那么从 0~10，你有几分存在于当下？”

用于测量身体行动的控制程度时，我们可以说：“在 0~10 的范围，10 意味着你可以完全控制自己的身体行动，也就是完全可以控制怎样用四肢和手脚做动作。0 意味着你的身体完全僵住，被锁住，根本动不了……那么，从 0~10，现在你在多大程度上能控制你的行动？”

这两种量表在治疗早期都是有用的。它们有助于跟踪记录来访者的反应，并判断治疗是否需要持续更长的时间。如果来访者的回答是 7~8 分，通常就可以完全结束练习了。如果他们的分数达到了 9~10，就是非常理想的状态。如果低于 7 分，我们可能就需要继续练习，并且加大练习的身体动作幅度，例如，站起来伸展身体，在房间里走动，或者伸手拿过一杯水来喝。

这些量表对远程治疗特别有用，尤其是只有音频的远程治疗。有了量表我们就能定期进行检查：“从 0 到 10，你有几分存在于当下？”或者“从 0 到 10，你在多大程度上能控制你的行动？”。

什么时候介绍锚定？

正如前文提到的，如果在摄入性会谈的过程中，来访者感到不堪重负，出现闪回，或经历极端唤醒，明智的做法就是暂停所有其他任务，并教他们锚定技术。同样，如果来访者（在任何会谈中）出现极度的低唤醒或过度唤醒状态，尽管我们很想知道发生了什么，但是此时的首要任务是帮助他们对自己的生理状态做出有效的反应。之后，一旦他们可以集中注意力并投入活动中，我们就可以找出触发了他们的反应的原因。总的来说，锚定练习介绍得越早越好。如果在第二次会谈时介绍（即摄入性会谈之后），我们可以说："我还有很多问题想问你，但是正如我之前说的，我们工作中的一个主要内容，就是学习新技巧来更有效地处理所有困难的想法和感受，削弱这些想法和感受的力量与影响。所以如果你同意，我希望我们可以开始这部分的工作。你觉得可以吗？"

复盘

在本节中，我们将讨论如何对锚定练习进行复盘。练习结束后，可以用以下问题进行复盘：

- 发生了什么？你注意到了什么？什么发生了改变？
- 对你来说，和我交流、接触当下会变得更容易吗？
- 你能更专注于我说的话吗？更了解我们在做什么了吗？
- 现在你更能控制自己的身体行动了吗？更能控制你的手、腿和嘴的动作吗？
- 你因为这些困难的想法和感受而上钩入套的程度减轻了吗？不再那么被它们"迷惑"或"任意玩弄"了吗？
- 即使那些困难的事情还在，你能存在于当下，和我在一起吗？

请注意，我们不会询问焦虑是否减少了，记忆是否消失了，或者来访者是否"感觉更好了"。因为这样会传递错误的信息。（当然，情绪上的痛苦通常确实会减轻。但在 ACT 中，这是额外奖励，而不是主要目的。）所以如果来访者说"哇！我感觉好多了。我的焦虑真的减轻了"，我们可以回答："这很常见。所以，当这种情况发生时，请尽情享受吧。但请不要期待这种情况的发生，这不是我们的目标。"如果来访者看起来有些困惑、惊讶或失望，我们就接着澄清目标是什么。（我们也可能遇到相反的情况，来访者会说"不管用"或"对我没帮助"。换言之，他们期待自己感到放松、平静或快乐。同样，这种情况下，治疗师需要耐心澄清目标。）

当来访者可以自由交谈时（就像之前与杰夫的谈话逐字稿），我们会询问他们的想法和感受，然后开始进行练习。但如果来访者不能或不愿说话（就像与洛蒂的谈话逐字稿），我们可以先"尝试摸索"，一旦来访者可以集中注意力，参与治疗，愿意且能够说话了，我们就可以找出发生了什么：

- 发生了什么？
- 你遇到了什么困难的事情？什么样的想法、情绪、记忆？

我们也探讨这种技术在办公室以外的工作生活中如何发挥作用：

- 所以刚刚发生了什么？你在生活中，也曾有过类似的反应吗？这种情况发生时你通常会做什么？假设下次发生这种情况，你会做这个练习，你觉得会有帮助吗？
- 这项技能如何发挥作用：在家中？在单位？玩耍时？在人际关系中？（时间，地点，和谁一起，做什么？）

修改

与任何干预一样，我们首先需要考虑来访者的个人需求和情境。下面我们将探讨，针对不同的问题如何对锚定练习进行修改。

针对闪回和侵入性想法的修改

我们可以把闪回看作一种极端融合。来访者的融合程度是如此之高，以至于他们没有把它当作“记忆”（对过去事件的“记录”或“印象”）来体验。就好像这件事正在现实中发生，就在此时此地。来访者感觉不到作为观察者的“我”，来注意这种体验，没有附带的历史叙事的感觉。

锚定是针对闪回的一种很有效的一级干预。不过，在承认阶段，我们将闪回这种个人体验命名为“记忆”，如“这是一段记忆”“我想起一段记忆”，或者“我的头脑正在回放一段记忆”。所以在第一个 ACE 循环结束时，我们可以说：“承认此时此地有一段痛苦的记忆……伴随有一些痛苦的感受……你的身体包围着所有这些痛苦的记忆和感受……所以，请稍微移动和伸展一下身体……注意即便有些记忆存在，你依然可以控制你的行动……注意还有一个房间在你的周围……试试看你能否同时感觉到这一切……记忆、感受、你的身体、在你周围的房间……你和我作为一个团队，在这里一起工作……”

下一步要做的是，将记忆与历史叙事联系起来。（需要理解这背后的科学原理，以及如何向来访者解释。）一旦来访者能够自由说话，我们就可以询问记忆的内容是什么，然后用信息进行命名。例如：“这是关于车祸的记忆，”“我想起了家庭暴力的记忆，”“我的大脑正在重放性侵的记忆。”

实用小贴士

不带评判地为记忆命名是很重要的。如果来访者说“这段记忆是关于那个混蛋毁了我生活的”，这样做就很可能会加深融合。

对于侵入性的痛苦想法，我们也会做类似的修改，比如“这是一个想法”或“这个想法又出现了”或“我有一个关于 XYZ 的想法”。

针对注意力分散的修改

许多类型的正念练习都可以培养专注能力。一开始，这些练习会让你把注意力集中在一些特定的刺激物上（例如，呼吸的流动）。当然，过了一会儿你的注意力就开始分散了。当你意识到的时候，就承认这一点，并记下是什么让你分心（例如：想法、感觉、景象、声音）。接下来，重新专注于之前选择的刺激物。我们可以用这种方式，帮助来访者培养聚焦任务的注意力。这样做提供了有效的对策，可以应对注意力分散和疏离的问题；同时也是一种很好的练习，可以有效中断担忧、思维反刍或通常说的“陷入沉思”。

使用锚定练习，我们可以很容易达到这个目的。做完 2~3 轮 ACE 方法之后，当来访者变得更加专注和投入时，我们会要求他们把注意力集中在一些事物上——比如，呼吸、双脚的感觉，或房间里的声音——并将注意力保持在这些事物上。然后，就像任何培养注意力的练习一样，我们鼓励来访者注意在什么时候，什么事情让他们注意力分散，然后重新集中注意力。你可以这样做几分钟（或更长的时间），再结束练习。

用于中断问题行为的修改

我们可以使用锚定技术，来中断几乎所有显性或隐性的问题行为。承认部分可以做如下修改：

- 针对像担忧、思维反刍和强迫思维这样的隐性行为：这是思维反刍，我有强迫性的想法，我注意到我的大脑在批评我，我又开始担忧了。
- 针对想要进行自我挫败行为的冲动：我注意到有想割伤自己的冲动，我有想喝酒的冲动，我有想要尖叫的冲动。

- 当来访者“发现自己正在做”一些问题行为，而想停下来的时候，他们首先要承认“又在做了”“是时候停止了”，然后继续承认自己的想法和感受。

除了这些有针对性的修改，治疗流程的其余部分是相同的。循环使用ACE方法通常会帮助来访者中断问题行为，或者帮助他们避免冲动行事。

为了发展T-F ACT核心技能的修改

随着治疗的推进，我们可以扩展承认部分来发展接纳技术，鼓励来访者注意、命名自己的感受，允许感受的存在，并对之怀抱开放态度。我们也可以用同样的方式来发展解离技术——花更多的时间去注意、命名和允许——然后积极地观察认知的流动。我们也可以扩展连接部分：花更多的时间理解、觉察身体，以发展身体意识或练习内感受暴露（即暴露于身体感觉中）。

家庭作业

在第一次做完锚定练习之后，最好把锚定练习设置为家庭作业，鼓励来访者每天练习，并清楚地将锚定与会谈中提出的问题联系起来。

布置作业

根据作业不同的目的，我们可以这样来介绍锚定：

- 每当情绪风暴爆发时，这里是你的“可靠的港湾”。
- 每当你为想法和感受上钩入套时，就做做这个练习。
- 你可以用这个练习来应对闪回，帮助自己从记忆中脱钩解套出来，回到此时此地。
- 每当你陷入担忧的时候，你可以用这个方法把自己从情绪中拉出来。
- 这是“身体紧急关闭反应的急救措施”。如果你开始走神，或者身体僵住，或者注意力游离于房间之外——或者感觉自己就要进入上述状态——你需要立刻做这个练习。

我们还要澄清，练习结束后，我们的目标是可以专注并投入你正在进行的活动的，当然，除非正在进行的活动有问题。如果是这种情况，我们的目标就是停止正在做的事情，去做一些更能改善生活的事情。

我们要不断强调定期练习的必要性：

治疗师：你需要每天都练习几次——尤其是在情绪困扰程度不太强的时候，也就是只是有点焦虑、生气或有些心烦意乱的时候。比如正在排长队，或是赶上大堵车的时候，或者约会要迟到了，或者有人做了让你生气的事情的时候。如果你在情绪困扰程度不太强的时候经常做这些练习，就会锻炼心理“肌肉”，那么当真正困难的事情出现的时候，你就能应对了。你愿意这样做吗？

来访者：好的，我试试看。

治疗师：还有，在你“犯迷糊”的时候，就是当你有点迷糊，不能真正专注于所做的事情的时候，看看能不能做一个10秒版本的练习。我指的就是字面上的10秒。你只需要承认任何出现的想法和感受，然后回归你的身体——挺直、伸展或把脚踩在地板上——接下来注意你身在何处，然后重新专注于你正在做的事情。

跟进家庭作业

下一次会谈开始时，我们的目标是复盘作业并排除任何问题。

复盘

跟进家庭作业时，我们会询问来访者在何时何地练习，练习时发生了什么，以及练习带来了什么改变。他们是否修改了练习？他们能够注意并命名自己的想法和感受吗？他们允许自己毫不纠结地活在当下吗？他们能控制自己的身体行动吗？可以重新集中注意力并参与活动吗？

排除问题

任何正念作业都有两个常见的问题：①来访者误用它们来试图控制自己的想法和感受；②来访者不做练习。我们已经讨论过了第一个问题，第二个问题将在第18章中讨论。

偶尔会有来访者说：“我一个人的时候做锚定练习挺好的，但我不想在有别人的时候做练习，因为别人可能会对我评头论足。”他们的假设是，锚定练习需要有明显的身体动作，比如伸展。但这个想法是错误的。你可以很容易以别人无法观察到的方式练习锚定。例如，如果你在和别人交谈，你可以花一点时间来承认你的内心世界，轻轻地把你的脚放在地板上或挺直你的脊柱，然后重新专注于谈话——不让任何人知道。理想情况下，我们会要求来访者在会谈中练习这一技巧，以确保他们能够掌握诀窍。

有时来访者会抱怨他们“不堪重负，无法锚定”，或者会说：“当我意识到发生了什么时，已经太晚了。”处理这些问题有三个方面：定期“正念审视”，提前计划，和“逐步加强”。

正念审视。我们可以鼓励来访者全天进行“正念审视”：暂停片刻，注意想法和感受，衡量紧张、压力或沮丧的程度。通过这种方式，来访者可以学会意识到自己什么时候“紧张起来”或者“事情越来越严重”，然后在“为时已晚”之前进行锚定练习。

提前计划。我们可以鼓励来访者为高压情境做好预判和准备。什么时候、在什么地方最有可能出现情绪风暴或离解状态？和谁一起做什么？理想情况下，随着治疗的推进，来访者会使用越来越多的T–F ACT策略为这些挑战做好提前准备。在进入高压情境之前，即使是短暂的锚定练习也能产生显著的影响。

逐步加强。到健身房健身的隐喻，会有助于这一点。如果你在第一次健身时就直接去拿最重的杠铃，会伤到自己。所以要从较轻的杠铃开始，随着时间的推移，你的力量会逐渐增强，直到能安全地举起比较重的杠铃。但即使这样，你每次还是要先用较轻的杠铃来做做热身。

同样的原则也适用于锚定技术（或任何其他新技术）：来访者首先在不太有挑战性的情况下练习，并坚持重复练习，逐步建立他们的技术。最终，即使是在高压情境下，他们也可以运用这些技术。治疗师和来访者一起头脑风暴，想出对“建立心理肌肉”有用的情境和事件。任何能引发轻度到中度压力、紧张或困难情绪的事情都是练习的好机会。

接下来做什么？

来访者越是痛苦、处于关闭状态或情绪失调，在治疗过程中继续进行这种“自下而上”的工作就越重要。因此，我们希望在后续的会谈中继续进行这些练习，进一步发展来访者锚定的能力。但在之后，我们将要去往哪里呢？是继续强调“自下而上”的方式，主要与情绪、感觉和身体（如第12、13、14、22和23章）工作，还是引入一些“自上而下”的处理认知融合的工作（如第10和11章）？如果情绪、感觉和生理反应是主要问题，那么第一种可能是更好的选择。如果融合占主导地位（例如：绝望、担忧、找理由、思维反刍、自我评判），那么做解离可能是更好的选择。然而，这两种选择都是可行的，我们要根据每个独一无二的来访者的需求和能力，来定制治疗过程。在任何时候，如果我们发现困在一个核心治疗过程的工作中，可以自由地转换到另一个核心治疗过程的工作中。

本章要点

“锚定”这个术语，指的是数百种基于 ACE 方法的不同练习：承认你的内心世界，与你的身体连接，并投入你正在做的事情。我们可以在任何一次会谈中的任何时刻引入锚定，它是对极端唤醒、离解、闪回、极端融合或情绪失调特别有用的一级反应。这也是解离和接纳的一个很好的基础。锚定技术简单易学，不需要冥想，对创伤敏感，可以被许多不同文化所接受，对很多问题都有用。所以我们在治疗中越早引入锚定，效果就越好。

第 9 章　灵活会谈

祝贺你刚刚读完了本书中最长的一章！本章篇幅要短得多（松口气），主要探讨怎样安排会谈的结构。就像 T-F ACT 中的其他内容一样，我们需要具有灵活性。如果你一直原地打转，停滞不前，会谈中多是富有慈悲的倾听，却没有积极练习 T-F ACT 技术，那么很显然你需要更好地安排会谈结构。当然你也不必拘泥于我建议的如下顺序：

1. 做简短的正念练习。
2. 回顾家庭作业。
3. 设置议程。
4. 逐项完成议程。
5. 布置家庭作业。

让我们仔细讨论以上每项的内容。

做简短的正念练习

每次会谈开始时都做一个简短的（三到五分钟）正念练习是很有用的。它有助于来访者和治疗师集中注意力，并为体验性会谈做好准备。（对那些在两次会谈期间不做练习的来访者尤其有用。）

实用小贴士

和来访者做完第一次正式正念练习的复盘后，我们可以问："我们可以在每次会谈开始前都做个这样的练习吗？"大多数来访者都会同意，这样就更容易用正念练习来作为之后会谈的开启部分。

治疗早期阶段，我们可以使用锚定练习来开启会谈。随着来访者掌握了更多的 T-F ACT 技术，我们可以选择更为关注解离、接纳、自我慈悲或以己为景等方面的正念练习。理想情况下，我们也会在这些练习中包含关注价值的内容：

治疗师：我们可以在开始时先做一个简短的正心练习（centering exercise），以帮助我们都进入一个富有成效的会谈空间吗？

来访者：当然。

治疗师：好的，在上节课的基础上……（与身体连接）……花点时间调整你在椅子上的坐姿……挺直脊椎，放松肩膀自然下垂……轻轻地把你的脚踩在地板上……感受一下脚下的地板……

（融入外部世界）……集中目光看着一个点，或者如果你愿意也可以闭上眼睛……怀着一种好奇心……就好像你是一个好奇的科学家，探索着周围的世界……注意你能听到什么声音……来自你的声音……来自我的声音……来自你周围的房间的声音……还有房间以外的声音……

注意你可以如何在这些不同的声音之间转移注意力……比如你可以关注我的声音……或者关注汽车的声音……或者关注空调的声音……

（承认想法）……看看你能不能注意到，你听到的声音和伴随声音的想法的区别……注意当你听到一个新的声音时，你的头脑怎样立刻定位声音在哪里，用文字或图片给声音贴上标签……我现在会发出一个声音，注意一下你的头脑会做什么……（治疗师用手指在一个坚硬表面轻轻敲击几秒钟，然后停止）……现在我要发出另一个声音，再一次，注意你的头脑是如何定位这个声音，并为它贴标签的……（治疗师用脚上下轻轻敲击地板几秒钟，然后停止）……

（与身体连接）……现在，注意你坐在椅子上的身体……坐直身体……伸展一下身体……保持这样的伸展程度……真正注意一下肌肉拉伸的感觉……再伸展一下，但是这一次，用慢动作，真正注意你这样做的时候，发出的所有的细小微妙的声音……

（承认想法和感受）注意现在出现了什么想法和感受……注意这些想法和感受是令人愉快，或是不愉快的，或中性的……并使用这个句型"我注意到……"默默承认任何出现的东西……花一点时间了解你的价值……连接你今天来到这里的原因……提醒你自己，在你内心深处对你来说最重要的是什么……你那么在乎什么，在乎谁，所以你今天来到这里……花点时间承认，即使困难的想法和感觉出现，你也没有让它们阻止你来到这里……

我们通常会通过用五种感官与身体连接并投入外部世界中，来完成这个正念练习。接下来我们会盘点、梳理出相关重点，并同价值和与价值相关的目标协调起来。（如果你喜欢简短的练习，可以把声音正念部分作为一个独立练习。）

回顾家庭作业

下一步是跟进家庭作业：来访者做了什么？发生了什么，有什么帮助？如果家庭作业包括正念技巧的练习，还可以询问来访者练习的频率，每次持续的时间是怎样的。我们也询问遇到的困难或产生的不良后果，并解决来访者遇到的任何问题。如果来访者没有做作业（是的，我知道这听起来很难相信，但是不可思议的是，极少数情况下这确实会发生！），我们将用第18章中的方法解决这个问题。

设置议程

为会谈设置议程是个好主意。一些治疗师最初抵触这种做法，抱怨其“太直接了”。然而，一旦他们接纳了自己的不适并进行尝试，就会发现会谈变得有效率得多。而且，大多数来访者的反应都很好，议程安排可以帮助他们整理思路，优先考虑重要的事情。事实上，对那些倾向于“在问题间跳跃”（蜻蜓点水般，从一个问题跳到另一个问题，而没有制订有效的计划或策略）的来访者来说，学会区分问题的优先级是一项基本技能。

选择点工作可以用简单的方法来设置议程。我们可以问：“今天你想专注做什么：练习脱钩解套技术，还是做做趋近价值行动？”另一个简单的工具是“靶心图”，如下所示。

靶心图被广泛用于探索价值和设定目标，同时它也是设置议程的一个很好的视觉辅助工具：

治疗师：你可以看到这个小工具把生活分成四个主要领域——工作、人际关系、健康和休闲。如果我们可以选择关注其中的一个领域，并开始在那个领域做出一些积极的改变，你会选择哪一个领域？

来访者：嗯，我觉得，人际关系吧。

治疗师：好的。我们今天可以关注其中一种人际关系吗？

价值：你想用你的时间在这个星球上做什么？你想成为什么样的人？你希望发展什么个人优点或品质？请在下面的每个标题下写几个词。

工作 / 教育：包括工作场所、职业、教育还有技能发展。

人际关系：包括伴侣、子女、父母、亲属、朋友和同事。

个人成长 / 健康：可能包括宗教、精神生活、创造力、生活技能、冥想、瑜伽、自然；锻炼、营养和 / 或解决健康风险因素。

休闲娱乐：你怎样玩乐、放松或享受生活；用来休息、消遣、娱乐和发展创造力的活动。

靶心：在靶板上的各个区域画“X”，标示你今天所处的位置。

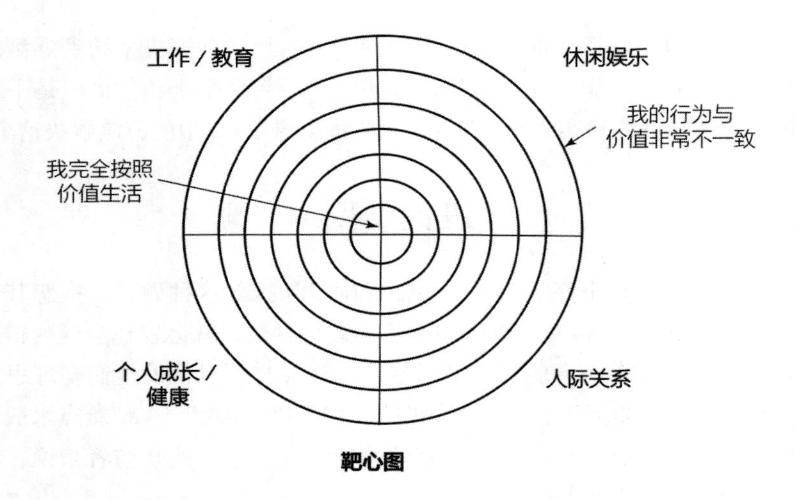

靶心图

那么如何区分优先级呢？没有一种“官方的”T-F ACT 来对议程上列出的项目进行优先级排序。但下面的顺序通常效果很好：

1. 自我伤害风险。如果来访者存在自我伤害的重大风险，这显然要最优先考虑。（第 26 章）
2. 团队合作问题。很多事情都可能导致治疗关系中的紧张或不和谐：来访者方面可能有缺席会谈、不付账单、表现得咄咄逼人或不屑一顾的情况；治疗师方面可能有高压强制、行之无效，或者缺乏共情的情况。我们希望尽快找出问题，并加以解决。（第 19 章）
3. 会谈障碍。议程上的下一个议题是，来访者拖延或扰乱会谈的行为。比如：反复提出各种原因说明治疗无效或者他们不能改变，拒绝做练习，对问题蜻蜓点水不加深入，不断改变话题，等等。（第 19 章）
4. 作业恐惧。如果来访者没有做作业，我们需要找出其中的障碍，并帮助来访者克服。（第 18 章）
5. 其他问题。对于其余问题，有几种排序的方法：
    a. 鼓励来访者选择，我们可以询问：“在你目前正在应对的所有问题中，你想先解决哪一个？”
    b. 使用靶心图，让来访者只选择一个区域，并在其中找到最紧迫的问题。
    c. 把注意力集中在那些似乎难度最小的问题上——那些最有可能产生快速且显著改变的问题。

逐项完成议程

一旦商定了议程，我们就逐项完成议题。偶尔整个会谈可能只关注第一项议题，但通常我们可以涵盖多个议题。

无论来访者选择关注什么议题，在每次会谈中，我们都"围绕灵活三角形起舞"。每次会谈，我们都以"活在当下"开始，为"开放"提供安全的基础（与困难的认知和情绪解离，接纳并以自我慈悲来回应）。如果来访者在某些时候感到不堪重负，我们就锚定，把他们带回现实。然后，当他们集中注意力并愿意继续时，我们再一次勇敢地迈向"开放"。

"做重要的事"也是如此。澄清价值、设定目标、制订行动计划有时会引发强烈情绪或极端融合。如果是这样——你应该已经猜到了——我们需要帮助来访者锚定。然后，一旦来访者回到当下，并且能够集中注意力，我们就逐步回到价值和承诺行动上来。当然，有些会谈更多地关注灵活三角形的一个方面，但通常情况下，三个方面在某种程度上都会涉及。

当来访者处于具有挑战性的情况下，短期内解决的希望很小，我们可以使用一个有用的工具——"挑战方案"。这个工具可以帮助我们认识到，无论面临多大的挑战，我们都不是无能为力的。我们可以做出选择，如下概述：

挑战方案

在任何具有挑战性的情境下，我们总是有两个或三个如下的选择：

1. 离开。
2. 留下来，按照价值生活：尽你所能改善现状，为不可避免的痛苦腾出空间，善待自己。
3. 留下来，做的事情要么不起作用，要么使问题恶化。

当然，选择"离开"并不总是可选项。例如，如果你身在监狱，肯定不能就这样离开。如果你身患重病，或痛失所爱，也不可能简单地抽身离开，因为无论你到何处，问题都会如影随形。但是，有时候，离开的确也是一种选择——在这种情况下，请认真考虑这个选择。例如，如果你正处于一段极其有害的关系中，做着难以忍受的工作，住在一个危险暴力的社区，或者从事一份不断把你暴露在创伤事件中的职业（如急救服务或武装部队），就要考虑一下：与留下相比，你离开后的生活是否会更丰富、更充实、更有意义？

如果你不能或不愿离开，你只有后两种选择。不幸的是，我们大多数人会自然而然地选择第三项，留下来，做的事情要么不起作用，要么使问题恶化。在具有挑战性的情境下，我们很容易因为困难的想法和感觉上钩入套，开启自我挫败的行为模式，使自己陷入困境或使问题恶化。例如，我们可能会求助于吸毒和酗酒，与所爱的人争吵或疏远，放弃生活中的重要部分，或者无数其他自我挫败的行为。

因此，通往更好生活的道路就在第二种选择中：留下来，按照价值生活，尽你所能改善现状。当然，当你身处困境时，你不能指望感觉快乐，必然会有痛苦的想法和感受。因此，选项二的后半部分——为不可避免的痛苦腾出空间，善待自己——是非常有意义的。

实用小贴士

我们希望安全结束每次会谈，保证来访者在灵活性窗口范围内。因此，我们需要关注时间，确保我们有足够的时间让来访者在会谈结束前锚定（或使用其他方法来集中注意力）。

家庭作业

理想情况下，每次会谈都以一个作业任务结束。在治疗早期阶段，治疗师通常会提出作业建议，但随着治疗的深入，协作性会逐渐加强。（如果作业任务是正念练习，让来访者先在会谈中练习一下，这样你就可以解决可能出现的问题。）

在最后决定作业之前，我们应该评估一下："从 0 到 10 打分，10 表示'这非常可行，无论如何我一定会做的'，0 表示'这完全不现实，我绝对不会做！'——你做这个作业的可能性有多大？"

如果来访者给自己的评分低于 7 分，就预示着很难成功。所以我们应该改变作业任务：让任务变得更小、更简单、更容易，直到来访者的评分至少达到 7 分。

本章要点

在 T-F ACT 模型中，没有所谓的安排会谈结构的正式方法，但本章中阐述的原则通常是有帮助的。在每一次会谈中，我们围绕灵活三角形起舞：活在当下，开放，做重要的事。挑战方案有助于在持续存在的困境中应用这些流程。

我们在第二部分探讨了治疗初期需要考虑的重要因素。接下来让我们探究一下 T-F ACT 模型中 3 个相互交织的脉络中的第一个——活在当下。

第三部分

活在当下

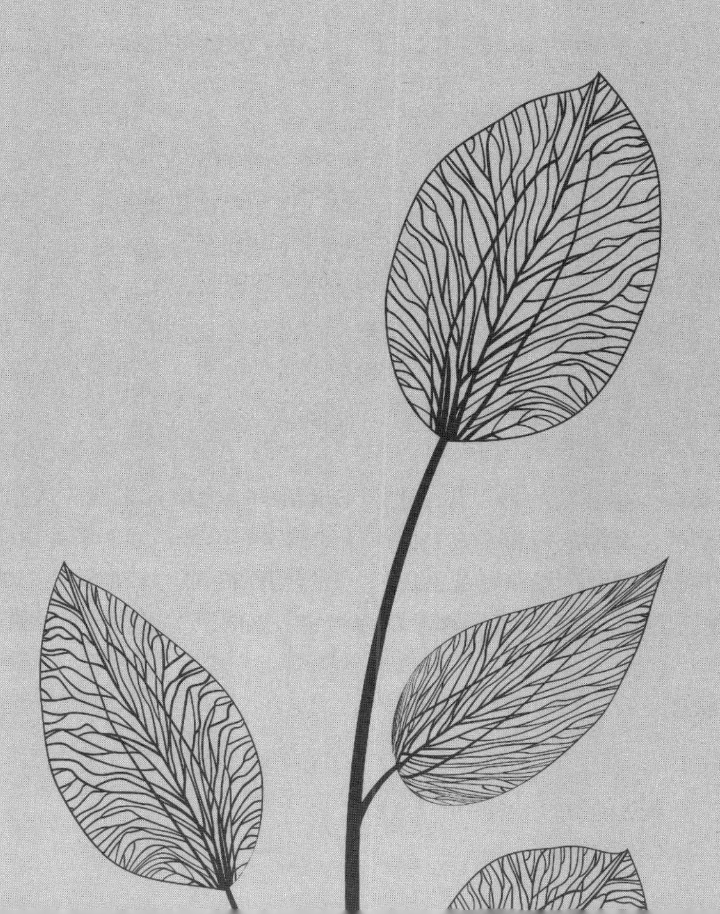

第 10 章　摆脱融合的束缚

“我作为治疗师不够格”“我不知道自己正在做什么”“我会把一切都搞砸的”。你的头脑曾经对你说过这些话吗？是的，我的头脑也这样说过。我们和来访者有很多共同之处！大多数人认为自己“消极地思考”是有问题的，所以当治疗师以经典的 ACT 风格进行自我暴露时——“你知道，你的头脑和我的很像。你的头脑对你说的话，和我的头脑对我说的话非常相似”——来访者会感到如释重负。

尽管我们将在接下来的两章中讨论许多不同的脱钩解套方法，但是我想强调正常化的重要性。许多有创伤的来访者认为他们的头脑是“受损的”或“破碎的”。所以我们需要一次又一次地用无数种不同的方式，传达这样的信息：你的头脑没有缺陷；你这样想没有什么错；你有这样的想法是正常的、自然的、合理的；我们的头脑都会这样想。

融合是什么？

融合意味着认知支配我们的意识或（和）行为。融合可能会以如下的方式引起问题：

A．认知支配意识。例如，担忧、思维反刍、强迫思维、沉湎于过去、幻想、灾难化思维、“分析瘫痪”、指责、评判等。这使得我们很难专注于手头的任务，很难投入正在从事的活动，或者很难完全临在地与他人相处。结果就是，我们把事情搞砸了，错过了体验的重要方面，或者切断了与他人的联系。

B．认知支配行动。当我们和想法、信念、态度、假设、图式、评判、规则和理由融合时，它们就“控制”了我们的选择。我们会行为刻板，采用的方式常常是有问题的，做的事情会背离价值。

从学术上来说，融合指的是用狭窄的、不灵活的行为模式来回应认知，而解离指的是用宽阔的、灵活的行为模式来回应认知。这并不是一种非黑即白的状态，我们可能是在“非常融合”或“有点融合”，“完全解离”或“轻微解离”的状态。（对来访者，我们使用“上钩入套”和“脱钩解套”这两个术语，而不是直接说融合和解离。）

在融合的状态下，认知似乎是这样的：

- 必须遵守的命令、规则或法律
- 需要全神贯注关注的重要事情
- 值得遵循的好建议
- 我们需要对抗或避免的威胁
- 绝对真理的陈述

在解离的状态中，我们如其所是地看到了认知的本来样子：一串串文字或意象，时刻变换，不断来来去去。认知可能是对的，也可能是错的。然而无论对错，我们都不必服从它们，不必听从它们的建议，不必把它们当作威胁、与它们抗争、回避它们，也不必全神贯注地关注它们。

解离的目的不是减少想法的可信度，或让想法消失，或减少情绪痛苦——尽管所有这些都常常是解离的结果。解离的目的是使我们能够灵活地对认知做出反应，这样认知就不能支配我们，我们就可以采取有效行动，并在认知有帮助的情况下利用它们。（如果这一点让你感到惊讶或困惑，请重复第2章中的“双手就像想法”练习，澄清融合的代价和解离的目的。）

形式与功能

在T–F ACT中，我们看待想法并不是从“形式”的角度（即内容是否正确/错误、积极/消极、乐观/悲观、理性/非理性等），而是从“功能”的角度（即对行为的影响）。

所谓的“积极想法”（即积极内容）可能具有消极的功能（对行为的有害影响）。例如，一个积极的想法，比如“我工作出色，我比任何人都更了解应该怎么做”，可能会滋生自恋行为，对职场关系产生巨大的负面影响。

同样，所谓的“消极想法”（即消极内容）可能具有积极的功能（对行为的有益影响）。例如，“我这次考试可能会不及格”的消极想法可能会激励一个学生充分学习。如果我们的想法具有有用的功能（例如，帮助我们成为我们想成为的那种人），那么我们就让这些想法引导我们。如果没用，我们就允许这些想法按照自己的节奏停留或来去——既不抗争也不回避。

先在黑暗中共舞，然后引向光明

我曾在其他课本中用过这行诗意的句子，来强调用冷静、耐心、共情的方法进行解离的重要性。当来访者在融合的漆黑幽暗中迷失蹒跚时，我们大多数人都会有一种强烈的冲动，想迅速打开解离这个强光手电筒，照亮出去的道路。但我们需要谨慎行动。如果急于进入解离，那么尽管初衷非常美好，我们也很可能会失败。这样可能会证明来访者以前是错的，引发阻抗，或适得其反，产生更多融合。所以我们首先要共情来访者，怀着开放和好奇之心倾听，从他们的角度看问题，理解他们的感受，承认他们遇到的困难，并且认可他们的情绪。

“在黑暗中共舞”意味着当来访者处在融合状态时，真诚而慈悲地回应他们——帮助他们感到自己被听到、被看到、被理解并且被认可。一般来说，这不会花很长时间。有时治疗师会把会谈的大部分时间都用来做这项工作，就可能会适得其反。例如，假设来访者是一位“治疗常客”，已经接受了多年的心理治疗，之前也多次讲述过自己的故事，但仍然深陷困境。他喜欢接受治疗是因为在这里得到了共情、理解和善意，但他的自我挫败的行为并没有改变。在这种情况下，再做一次同样的会谈，主要内容还是反思性倾听、认可和共情，不会帮助来访者做出有意义的生活改变。如果有什么改变的话，可能会是增强了他的融合和身陷困境的感觉。

另外，如果来访者以前从未接受过治疗，而且是第一次透露性虐待的经历，就完全是另一种情况了。为了达到良好的治疗效果，我们可能会花更长的时间和这位来访者“在黑暗中共舞”。然而，如果来访者在试图讲述自己的创伤时开始出现离解或不堪重负，我们需要立刻直接介绍一些实用技巧来帮助他们应对这种反应。如果我们只是坐着倾听、询问、共情，而来访者正在经历离解或不堪重负，这显然是有害的。

换言之，就像 T-F ACT 中所有的内容一样，我们需要定制治疗来适应每个独特的来访者。对一个人有用或合适的东西，对另一个人可能并不适用。一旦我们在黑暗中共舞了足够长的时间，来访者已经信任了我们作为舞伴，我们就可以开始温柔地“引领他们走向光明”。换言之，我们引入了 ACT 的一个核心治疗过程——不一定是解离，可以是任何最有帮助的治疗过程——用它来慈悲地引领来访者进入更为广阔的心理灵活性之地。

灵活用词

在 T-F ACT 中，我们经常使用“故事”这个词来囊括任何类型的认知内容。然而，偶尔有来访者会觉得这个词包含了不认可的意味。如果是这样，我们可以立即回复：“我很抱歉。我无意想贬低或忽视你说的话。我所说的‘故事’，指的是传达信息的文字或图片的集合。如果你介意，我不会再用这个词了。”这样做通常能够挽救局面，但为了将表示出不认可意味的风险降到最低，我们可能会选择不再使用“故事”一词。我们可以使用其他词来替代，比如认知、信仰、叙述、图式、主题、陈述、假设、想法、报道、历史和判断等。

有时，即便是“想法”这个词也会引发消极反应：

治疗师：你有没有注意到这些关于毫无价值的想法不断冒出来？

来访者：这些不是想法，是事实！

治疗师：（停顿几秒）好的，我们换种说法怎么样——比如认知或是自我评判？

来访者：但这些都是真的啊！

治疗师：听起来你似乎认为我接下来会质疑你？

来访者：嗯，是的，另一位治疗师就是这么做的。

治疗师：有一些治疗模式，关注的是你的想法是正确还是错误的——但是ACT不是这样。在ACT中，我们不过多讨论对错。

来访者：哦。（看起来有些吃惊）好吧。

治疗师：我们感兴趣的是，这些认知出现的时候，你会做什么。如果你把所有注意力都集中在这些认知上了，或者按照他们说的做了，这能够帮助你建立你想要的那种生活吗？如果有帮助，就没有问题。如果没有，你有没有兴趣学习怎样脱钩解套出来？

当之前的治疗师曾经对他们的想法提出疑问，或轻蔑地评论说“这只是一个想法”时，来访者非常有可能坚持他们的想法是真实的。这种情况不会在T-F ACT中发生，这一点经常会让来访者有些惊讶。（事实上，关于解离最令人印象深刻的一点是，对于错误的和不准确的认知，解离可以在无须对之提出疑问的情况下，降低其可信度。）

一些来访者听说过“想法不等于事实”这句很具有不认可意味的话。如果是这样，我们可以解释“事实”其实是一种想法：

治疗师：头脑每天都会产生成千上万的想法。有些是事实，有些是观点，有些是判断，有些是歌词、电影台词、流行语或笑话——或无数的其他各种东西。你是否曾经有过一些非常奇怪的想法突然冒出来，你想知道，这些到底是从哪儿来的？

来访者：天哪，你都不知道，我的脑子里都出现过什么鬼东西！

治疗师：是的，我的头脑也是这样。当我使用“想法”这个词时，我的意思是它是一个笼统的词，包括所有这些不同的东西——从人尽皆知的确凿事实，到天知道从哪里来的疯狂怪异的东西。如果你愿意，我可以使用“认知”这个词。

探索想法

我们通常不用直接询问就能识别融合。当来访者告诉我们他们为什么来，他们经历了什么，以及他们的问题是什么时，我们很可能会观察到第 2 章中所提到的和很多类别的融合：和过去、未来、自我概念、理由、规则和判断等的融合。不过有时候，直接询问也会很有用，例如下面的问题：

引出自我概念：

- 你的头脑正在打击你的时候，如果我能听到它说话，我会听到它说的关于你最难听的话是什么？它都评判你的什么事情？

引出过去和未来：

- 你是否曾经沉湎于过去？是什么事情？
- 你时常担忧吗？关于什么？未来对你来说是什么样的？

引出原因和规则：

- 是什么阻止了你做 X（希望做的行为）？
- 是什么让你一直在做 Y（问题行为）？

引出判断：

- 你的头脑对此怎么说？

探索认知的起源：

- 这是否让你想起了过去的一些事情？你记得最早有这种想法是什么时候？那时候发生了什么事，引发了这种想法吗？

探索是什么触发了这些想法：

- 这些想法出现的频率如何？什么时候出现的？在哪里出现的？出现时你与谁在一起？正在做什么？
- 这些想法是否与你真正在乎的事情有关？与你深切在乎的人或事有关？

确定主题

我们不仅对想法感兴趣，还对伴随的情感、感觉、记忆以及生理和心理上的冲动感兴趣。我们可能会问：

- 当你的头脑说这些的时候，你是什么感觉？
- 会出现什么情绪吗？欲望，感觉，冲动或是记忆？

确定和所有个人体验有关的主题，是解离或接纳的一个有用的策略。有两种方式可以开启这项工作：作为教师和作为侦探。

教师模式

在教师模式中，我们给来访者一份常见的融合模式列表，并询问哪些与他们相关。（请记住，在T-F ACT中，我们不会质疑认知的内容，也不会将想法评价为“扭曲的”或“功能失调的”。）

在团体治疗、来访者自我觉察有限，或时间设置有限的情况下，教师模式最有用。在这种模式下，我们可能会说：“我们的想法经常紧紧环绕着主题，作为解离的第一步，先识别出这些主题会是有用的。这张表列出了一些最常见的主题。你的头脑会倾向于其中任何一个吗？”

侦探模式

在侦探模式中，我们就像夏洛克·福尔摩斯一样，把“碎片拼在一起”，然后得出可以解释一切的结论。例如：

- 这些想法和感受似乎围绕着一个共同的主题，我不太确定该如何表达——我倾向于称之为“未被满足的需求”，因为似乎都是关于你的需求如何没有得到他人的满足的，就好像他们没有考虑到你真正想要的东西。这样看起来是对的吗？
- 这些想法和感受中很多似乎都是关于把事情做得“正确”和“恰当”，并达到真正的高标准的——如果你没能想办法做到，就会深深内疚自责。我通常称之为“完美主义”，你觉得我可以用这个词语吗？
- 有太多痛苦的想法、感受和记忆，可以追溯你的童年，它们似乎都与同一个主题有关：“我是个失败者。”

我们提出一个有关主题的词语后，要和来访者确认："这样总结合理吗？"（当然，如果来访者不认可，我们会更换）。最好是让来访者来命名主题：

治疗师：你有大量痛苦的想法、感受和记忆等，都和这个问题有关。这些痛苦可以追溯到你4岁的时候，你妈妈的男朋友第一次打了你。现在假设我们可以有些奇迹般地，把所有这些想法、感受和记忆都做到一部纪录片里。你可能永远不会把这部纪录片给任何人看，或者你可能会选择与你真正信任的人分享。现在我们想要找到一个简短的标题来囊括这个纪录片的主题。肯定会有好多不同的主题，我们讨论最主要的那个主题，并且用几个词语总结出来。举例来说，对于所有人的纪录片，都可以用笼统的"不够好"来作为主题。你还可以给你的纪录片找一个属于自己的主题，比如"拒绝"主题或"无用"主题。你有什么想法吗？

来访者：嗯，我想也许是"毫无价值"，或者"不讨人喜欢"。

治疗师：好的。主题以后也可以随时更改。现在，我们可以称之为"毫无价值，不讨人喜欢"的主题吗？

来访者：当然。

确定主题有助于来访者注意并命名他们的认知（这是几乎所有解离技术的前两个步骤），而且最好明确这一点：

治疗师：我们的目标之一是，在我们的治疗过程中注意这个主题，发现这个主题出现之后要说出来，当场识别出来。因为当你越来越善于主动注意到这个主题，以及所有与之相关的感受和记忆时，你就会开始减弱了它的一些力量。这是学会脱钩解套的第一步。

接下来我们请求来访者的允许："那么以这种方式来讨论可以吗？"一旦来访者同意，我们就可以在整个会谈中使用它作为参考词汇：

- 这种感受和"我很失败"有关联吗？
- 这触发了"被抛弃"的主题吗？
- 你注意到刚刚你的头脑在做什么吗？是"坏妈妈"的另一个版本吗？
- 当你由于"不能信任他们"的主题而上钩入套时，你会怎么做？

丰富的策略

在各种文献中有超过100种不同的对解离策略的描述（概览可以参考《ACT就这么简单》）。本章中，我们只关注其中的几个，从**注意**（notice）、**命名**

（name）、**正常化**（normalize）、**目的**（purpose）和**有用性**（workability）这 5 个简单的策略开始。

注意

所有的解离策略都是从注意认知的存在开始的。为了帮助来访者更好地做到注意，我们可能会问："你现在在想什么？"或者"如果我能听到你的头脑说话，我会听到什么？"在正式的正念练习中，我们可能会说"注意你的头脑现在正在做什么，它是安静的还是活跃的？"或者"注意你的想法，它们是画面还是文字，还是更像你脑海中的声音？"。

命名

当我们注意到自己的认知时，通常会对它们进行命名或"贴标签"。起初，我们倾向于使用"想法""思考"和"头脑"等通用词汇。然后我们可能会变得更具体或更轻松："这里又出现了'不招人喜欢'的主题，""那里又来了'末日和忧郁电台'。"我们经常通过正式的练习来帮助来访者发展这些技巧，比如"我现在想到了那个想法……"，我们很快就会讲到这些练习。

正常化

大多数来访者都认为他们有这么多"负面"或"怪异"的想法是有问题的（特别是曾经有人说他们的想法是"非理性的""扭曲的"或"功能失调的"）。所以正常化不仅有助于促进解离，还能培养自我接纳。我们可以说"这样的想法是正常的。你的头脑说的话听起来和我的头脑很像"或者"因为你经历过这些事情，有这些想法是顺理成章、符合常理的，这些完全是正常反应"。

目的

即使是最"消极""有问题"或"无益"的想法，我们也可以从头脑的目的来考虑，对这些想法重新定义。我们要通过多种不同的方式向来访者传达，这些认知是头脑在试图保护我们，满足我们的需求：帮助我们回避那些不想要的东西，或者得到我们想要的东西。下面几个例子演示了如何解释——首先是以教师模式，然后是以侦探模式。

教师模式

担忧、灾难化、预测最坏的情况。这是你的头脑试图让你做好行动的准备。你的头脑在说“小心”“不好的事情可能会发生”“你可能会受伤”“你可能会受苦”“要有心理准备”“要让自己做好准备”“要保护好你自己”。

思维反刍、沉湎于过去、自责。这是你的头脑试图帮助你从过去的事件中吸取教训。头脑在说“不好的事情发生了”“如果不从中吸取教训，可能会重蹈覆辙”。所以你需要弄清楚：为什么会发生这件事？你还能做些什么改变？你需要从中吸取教训，这样你才能做好充分准备，知道如果类似事情再次发生应该怎么做。

为反复出现的问题行为进行自我批评。这是你的头脑试图帮助你改变。你的头脑认为如果对你进行足够的打击，你就不会再做这样的事情。

侦探模式

在侦探模式下，我们不是向来访者解释，而是邀请来访者去弄清楚头脑的目的。我们可能会说：“通常当我们的头脑在说这些事情的时候，有一个潜在的目的。头脑是想保护我们或者想帮我们得到什么。你知道你的头脑可能在尝试做什么吗？”

下述是一些有用的问题：

- 头脑可能在试图保护你免受什么伤害？
- 头脑可能在试图帮助你得到什么，或回避什么？
- 头脑是否给你指明了对你来说真正重要的东西？
- 头脑能帮助你改变行为吗？

我们通常可以很快发现，几乎任何看似无益的想法或思维过程的目的，都是为了保护、自我照顾、改变行为或满足我们的需求。（在下文中，你会看到绝望和找理由的例子；在后面的章节中，你会看到自杀倾向、对信任的恐惧和苛刻的自我判断的例子。）这不仅有助于促进解离，而且在我们探索自我照料、自我保护、改变行为或者满足需求的更健康的替代方法时，可以使我们更为顺利地转换到其他过程，比如自我慈悲和价值。

在强调了目的之后，我们可以介绍“过于乐于助人的朋友”的隐喻。

过于乐于助人的朋友

总的来说，你的头脑就像那些过于乐于助人的朋友一样——你知道，就是那种不断试图提供很多帮助，结果却适得其反，加大事情难度的人。他们真诚地想要提供帮助，但实际行为完全南辕北辙。而这就是现在发生的情况。你的头脑的意图并不是（治疗师说出融合的不良影响，特别是针对这个来访者的影响，如“让你觉得自己毫无价值”）。但不幸的是，你的头脑产生的影响就是这样的。

对于相信进化论的来访者，我们可以通过讨论这种思维过程的进化起源，来增强这些解释的说服力。

有用性

有用性的原则提供了一种简单的解离方法。我们不是从内容的角度来审视想法，而是观察我们对这些想法的回应方式，以及这些回应方式对我们的影响。简单地说，我们可能会问：当你让这些想法引导你时，它们会把你带到哪里？趋近你想要的生活，还是避开你想要的生活？

我们可以首先识别出由融合产生的有问题的行为。可能是隐性的（如担忧），也可能是显性的（如社交退缩）。在侦探模式中，我们会问如下的问题：

- 当这些想法出现时，你通常会做什么？
- 如果你按照想法说的去做会发生什么？
- 如果我在视频中看你，我怎么知道你已经因为这些想法上钩入套？我会看到你在做什么，或者听到你在说什么？

在教师模式中，我们可以拿出一份列举了融合行为的常见模式的“避开行动清单”，并询问其中哪些是和来访者相关的。一旦我们知道融合行为是什么，就可以问一个有用性方面的问题：

- 从长远来看，它会带着你朝哪个方向发展？
- 你认为这是一个趋近行动还是一个避开行动？
- 这更像你想成为的那种人，还是更不像？
- 这让你远离了什么（或谁）？

当然我们要带着真诚的好奇心和慈悲心来问这些问题（不会评价、评判或是羞辱来访者）。下文是一个例子：

治疗师：当你的头脑开始猛烈地攻击你，提出“我很受伤”的主题时，通常会发生什么呢？

来访者：我就会真的很沮丧。

治疗师：如果我在看这个视频，我会在视频里看到或听到你做什么，这些信息会告诉我，“哇！西沃恩真的上钩入套了！她是真的很沮丧吗”？

来访者：各种不同的事情。比如，如果是晚上我在家里，你可能会看到我走进卧室然后开始哭。

治疗师：这样做会让你避开谁呢？

来访者：迈克。我一离开，他就会不高兴。

治疗师：所以，这样做，你会避开想和迈克拥有的那种关系？

来访者：（叹气，情绪低落地说）是的。

治疗师：这挺难的。我能问问你现在的感受吗？

来访者：我不确定。我只是……真的很沮丧。

治疗师：你身体的哪个部位有这种感觉？

来访者：（流泪）我的眼睛。（擦干眼泪，道歉）对不起。

治疗师：拜托，在这个房间里，你可以尽情流泪。眼泪表明你碰触到了一些非常重要的东西。

来访者：（低下头）谢谢。我不想再这么容易哭泣了。我忍不住。

治疗师：你正在经历的事情很艰难。眼泪是很自然的。不幸的是，社会告诉我们，需要把眼泪藏起来——因为，如果我哭了，那意味着什么？

来访者：你很沮丧？

治疗师：嗯，通常是的。虽然大家都知道我在婚礼上哭过。

来访者：我也是。

治疗师：但是当我沮丧的时候，当我流泪的时候，社会就会说：“这是不对的。”我应该忍住我的眼泪，因为如果有人看到我哭，他们会怎么想我呢？

来访者：你很脆弱。

治疗师：是的。我很脆弱，我很软弱。我需要坚强一点。（开玩笑地说）要咬紧牙关克服困难。

来访者：（浅浅一笑）可不是嘛。

治疗师：在这个房间里，我们不必遵守这些规则。你可以尽情流泪，让眼泪自由流淌吧。

来访者：谢谢。

治疗师：你身体的其他部分呢？其他部分也有这种感觉吗？

来访者：（重重地叹了口气）是的。我胸口好像压了一块木板。

治疗师：重重的木板？（来访者点了点头）你看起来有些……疲惫地躺靠在椅子上？

来访者：是的，我是这样的。

治疗师：我猜想，如果我猜错了请告诉我，你现在的感觉是……悲伤？

来访者：是的。

注意治疗师是如何正常化和认可来访者的反应，并帮助她发展注意和命名情绪的技巧的。治疗师现在回到有用性上来，并询问当来访者在其他情境下上钩入套时，比如工作和社交活动中，会发生什么。治疗师接下来总结道：

治疗师：当你为“我很受伤”的主题上钩入套时，就会避开一些真正重要的事情：和迈克共度美好时光，参加重要工作会议，参与并投入社交活动……

来访者：是的。

治疗师：我想知道，你想不想学习一种新方式来应对这些想法，一种与你平时的做法截然不同的方式？

整合

当来访者能够注意并命名他们的想法，承认这些想法是正常的，认识到这些想法的目的，并从有用性的角度看待它们的时候——就已经进行了大量的解离工作！在下文的逐字稿中，请注意这些策略是如何整合在一起的。

治疗会谈 与怀疑和绝望解离

治疗师：你看起来有些疑惑。（注意和命名）你的想法在对你说什么？

来访者：说实话吗？它说这是一派胡言。

治疗师：（正常化）好吧，我必须告诉你——这种想法太常见了。我的大多数来访者一开始都有这种想法。（自我暴露）说实话，当我第一次接受治疗时，我也有过同样的想法。

来访者：真的吗？

治疗师：当然了。

来访者：是啊，我以前试过心理治疗。我只是觉得这样不会有效的。对不起，我会把一切都搞砸的。我觉得你帮不了我。

治疗师：（正常化，目的）嗯，这些想法如此普遍是有原因的。你知道为什么吗？

来访者：（开玩笑地说）因为心理治疗就是一派胡言吗？

治疗师：（大笑起来）好吧，有很多人会同意你的观点，但你的头脑这么说的原因是，它实际上是想保护你。

来访者：这是什么意思？

治疗师：（目的）治疗的确有风险。你以前尝试过，但没有奏效，所以现在你的头脑试图拯救你，避免你进入另一个可能是痛苦的、失望的经历。

来访者：（有些吃惊）嗯，头脑这么想有些道理，不是吗？

治疗师：（目的）当然有道理！这个想法是很合理的。你的大脑正在履行它最重要的工作——保护你不受伤害。

来访者：（耸了耸肩）它只是说出了实话，我已经无可救药了。

治疗师：（自我暴露——演示注意和命名）我注意到我有一种冲动想要和你辩论，试图说服你那不是真的。（有用性）但我认为那样没用，你说呢？

来访者：（轻声笑起来）没用的。就像我说的，我注定会失败。

治疗师：（有用性）太好了，我们就不浪费时间争论这个问题了。（命名）那么现在的情况是，你的头脑在说“这没用。我已经无可救药了”。（有用性）所以现在你要做出一个选择，就是如何回应这些想法。

来访者：这些不是想法！是事实。

治疗师：（温暖地）老实说，我不介意怎么称呼它们——事实、认知、词语——问题在于你的头脑说（命名）“这没用。我已经无可救药了”。

来访者：你为什么老是说“你的头脑”？这不是我的头脑。

治疗师：哦。嗯，也许我该换个称呼的方式。你把产生想法的那部分叫作什么？

来访者：是我的大脑。

治疗师：好吧。（注意和命名）所以现在，你的大脑在说“这没用。我已经无可救药了”。大体上来说，对于如何回应大脑的这句话，你有两个选择（有用性）。一种选择是，因为你的大脑说它不会有效，所以你就停止治疗。另一种是，就让大脑一直这么说，然后我们继续治疗会谈，看看会发生什么。所以，现在我们就面临一个选择：你会怎么做？

来访者：嗯，我不是在这里吗？

治疗师：是的，你就在这里。现在我们要做一个选择，你的大脑说这没用，所以你是要起身离开，还是继续进行？

来访者：好吧，我想……那我继续吧。

治疗师：（温暖、真诚地说）非常感谢。我知道这对你来说有多艰难。我真的很赞赏你愿意留在这里并尝试一下，尽管你的大脑认为这是毫无意义的。我真的很赞赏。

来访者：（惊讶地说）好的。

无论来访者给出什么理由来解释他们为什么不能、不愿意或者不应该做出行为上的改变，我们都可以使用相同的五个步骤来帮助他们解离：**注意、命名、正常化、目的、有用性**。例如，假设来访者信奉虚无主义哲学：

来访者：你看，事实是，生命没有意义。什么都没有意义。做任何事都没有意义——因为这该死的一切都毫无意义。

治疗师：（注意和命名）这些都是合理的想法。历史上许多伟大的哲学家都说过类似的话。我想知道，其他人有没有就这些想法和你争论过？

来访者：争论过。

治疗师：谁赢了？

来访者：我。因为我是正确的。

治疗师：好吧，我不会就此和你争论的。（目的）事实是，这些想法，这种哲学，有一个保护性的目的。它想保证你的安全。

来访者：这是什么意思？

治疗师：嗯，你看，这种哲学帮助你回避冒险、尝试新事物，以及离开你的舒适区。因为每当你想要做这些事情的时候，你的大脑就会说“这没有意义”，并说服你放弃。所以，你就不用经受做这些事情的时候可能产生的焦虑情绪。而且这还能让你避免受伤的可能性——因为对新事物的尝试常常不会一帆风顺。所以就短期来看，这种思维方式能够保证安全，并且减少焦虑。（有用性）同时，生活中到处都是选择。不管有没有意义，每天你都在选择是吃饭还是挨饿，要不要冲个澡，要不要对我礼貌相待。虽然可能所有这些选择都同样毫无意义，但它们确实会产生不同的后果。（慢慢地说，带着极大的慈悲之心）所以你现在要做一个选择。一种选择是停止治疗，因为你的头脑认为这是没有意义的——如果你做了这个选择，什么也不会改变，生活依旧如常。另一种选择是，即便你的头脑认为这是毫无意义的，我们仍然继续一起工作，并找出可能的改变。

当我们向来访者展示出这些选项时，只要我们是善意、温暖、慈悲的，来访者就不太可能说“那我们停止治疗吧”。毕竟，他们是来向我们寻求帮助的，他们为找到我们常常已经克服了很多不适。然而，如果来访者确实说了“那我们停止治疗吧”，我们可以用如下的方式来回应，通常会比较实用：“哦，既然你已经在这里了，我们再尝试 10 分钟怎么样？”如果他们选择继续，我们表示真诚的感谢，同时也认可来访者的承诺。

说了这么多，我们并不想强迫来访者。所以，如果上述策略没有作用，或者来访者似乎在不情愿地“附和”，或者你觉得他们只是想取悦你，你就需要按下暂停键，带着开放和好奇去探索这些可能性（如第 19 章中所讨论的）。

下面是一个简短的例子：

治疗师：（复盘锚定练习）你在练习中有什么收获？

来访者：嗯……我觉得不适合我。

治疗师：哦，为什么不适合？

来访者：嗯……就是这不是适合我的方式。我不会做这样的事情。

治疗师：哦，这很好。

来访者：（吃惊）这是什么意思？

治疗师：我们的目标就是尝试新事物，那些你没有做过的事情——应对情绪的新方法。所以（注意、命名、正常化）当你有“这不是适合我的方式”和“我不会做这样的事情”这样的想法时，就表明我们走对路了。而如果你在想“是啊，这就是适合我的方式，做这件事情我感到很舒服”，这就不是好事了。因为这意味着你在舒适区内，做着同样的事情。——而我们已经知道过去这些方式对你根本没有用。

来访者：哦。（思考片刻）嗯，我的意思是说，做这些事情，感觉有些怪异。

治疗师：是的，当然了。（正常化）当你走出舒适区，尝试新事物时，就会有这样的感觉。（目的）这是你的头脑在为你提防危险：“小心，你正在进入一个新领域，这是有风险的。”我们一起工作的时候，这些感受就会出现，同时（正常化）你的头脑会一遍遍重复说这样的话。现在（有用性）你需要做出一个选择，是因为你的头脑说“那不是适合我的方式”，我们就放弃这项工作，还是就让头脑一边说着这些话，我们继续进行？

治疗会谈 与自我评判解离

来访者：我早该解决这件事了，我太差劲了。

治疗师：（注意和命名）你有没有注意到，

你一直把这些苛刻的评价强加在你自己的身上？

来访者：我就应该这样！我真是差劲透顶了！

治疗师：（正常化）嗯，我们都会对自己做出评价，有时候这样做是有帮助的（目标）。有时这样做让我们遵守规则，防止我们变得过于自大。有时能够让我们振奋起来。（有用性）但我想知道的是，当你使用这种策略——打击自己、评判和批评自己——大多数时候真的能够帮到你吗？

来访者：（停顿了一下，思考片刻）没有帮助，但是这是事实，我太差劲了。

治疗师：我注意到我的头脑在反对这个说法，但是（有用性）我觉得如果我试图和你争论可能没有用。你觉得呢？

来访者：没用的。因为这就是无可争议的事实。我差劲透了。

治疗师：（慈悲地）每次听你这样谈论自己，我都会感到一阵刺痛。我想知道……要接受所有这些自我评判，你有什么感觉？

来访者：（看起来有些难过）简直糟透了。

治疗师：肯定是这样。你看起来很难过。

来访者：我的确感到难过。

治疗师：如果一直被这些批评重击，我也会有相同的感受。你身体的某个部位，对这种难过有特别的感受吗？

来访者：这里（碰触胸部中央）。

治疗师：就像"心中重负"？

来访者：是的。

治疗师：是的，不断地自我批评会产生负面影响。

来访者：是的。

如果在治疗的后期出现这样的情况，我们接下来可能会进行对情绪的接纳和自我慈悲。不过，在现阶段这样做的话，很容易会无效或者适得其反。所以，治疗师会继续进行解离。

治疗师：我想知道，（有用性）当你因为所有这些自我评判上钩入套的时候，一般会发生什么？

来访者：这是什么意思？

治疗师：我的意思是，你会倾向于做趋近价值的行动——那些能够让你的生活更好的事情吗？还是你更倾向于做相反的事情，避开行动？

来访者：当然是相反的事情。这也说明了我是多么差劲，难道不是吗？

治疗师：（注意和命名）你注意到你的头脑对你做出判断的速度有多快吗？不给你片刻时间喘息，是这样吗？（有用性）而且看起来似乎当这些评判让你上钩入套的时候，就把你拉到了避开行为。

来访者：是的。

治疗师：就像你之前提到的一些行为——喝酒、躺在床上、孤立自己？

来访者：是啊，或者干脆放弃了，什么也不做。

治疗师：（有用性）如果我们可以做些工作，学习怎样从这些自我评判中脱钩解套出来，帮助你少喝酒、从床上起来、开始社交活动、做事更有效率，这样会对你有用吗？

积极教授解离技巧

到目前为止，我们一直在讨论“非正式的”或“间接的”解离：治疗师重复使用涉及五种策略的评论和问题，这五种策略分别是**注意、命名、正常化、目的和有用性**。这有助于来访者对自己的认知有更多的觉察，并从新的角度来觉察。但这仅仅是个开始。关键的下一步是，作为正式的会谈练习，明确地教授解离技巧，并鼓励来访者将其作为作业进行练习。

解离隐喻

这时候，引入“双手就像想法”的隐喻通常是很有用的，我们可以用如下的方式介绍：“在开始学习如何脱钩解套之前，我是否可以带你做一个快速练习，帮助你理解我们想要实现的目标？”这个隐喻能够快速澄清融合的代价和解离的益处，而且强调了两个要点：①解离不是要摆脱想法（最后双手仍然存在）；②我们不是想摒除或忽视想法，如果可以，我们就建设性地利用这些想法。

还有许多其他隐喻。例如，我们可以说说垃圾邮件、在互联网网页上弹出的广告，或者烦人的电视广告。只要使用这些服务，伴随的这些我们并不需要的东西就会不断出现。但这些东西出现的时候，我们可以做出选择：我们不必从头到尾阅读垃圾邮件；不必点击弹出的广告；也不必在播放广告的时间还继续看电视。

我相信你还能想到很多其他隐喻。但是要警惕所谓的“隐喻滥用”，也就是接连不断地使用隐喻，希望这样概念就能“被理解了”。在隐喻的使用方面，“少即是多”，所以最好持续使用少数几个隐喻，并经常使用。（并且如果来访者没有学会解离和接纳，就不要再介绍更多的隐喻了，要进入积极的技巧训练。）

学习怎样注意认知

如果认知融合不是来访者的显著问题，我们就转向模型中的其他部分：经验性回避、避开价值等。但如果认知融合是主要问题，解离的第一步就是有意识地注意认知。大多数人都能轻松做到这一点，但有时来访者会说“我没有什么想法”或“我不知道我在想什么”之类的话。如果来访者缺乏有意识地注意自己认知的能力，我们可以：

1. 解释说："你所说或所写的一切都是想法。把想法说出来的时候，我们称之为'发言'。把它们写下来时，我们称之为'文本'。但当我们把它们'放在脑子里'时，我们称之为'想法'。"之后我们可以教来访者注意他们说出来的想法。例如，如果来访者说"我很笨"之类的话，我们可能会回答："所以'我很笨'的想法刚刚突然冒出来了。你多久会有一次这样的想法？"
2. 邀请来访者安静地坐一到两分钟，只"注意你想说什么"或者给来访者一张纸和一支笔，让他们"写下任何你想说的话"。内容可以包括"我什么都不想说""我没什么可写的""这太奇怪了"等。
3. 让他们做一些特别设计的练习，以帮助他们"听到"或"观察"自己的想法，具体内容将在下一章中讨论。
4. 让来访者在心里默默地唱一首歌，或者在心里默默地重复一句名言——然后让来访者注意是如何在头脑中"听到这些"的。

实用小贴士

当来访者在识别认知或情绪方面有困难时，可以专注于在会谈过程中出现的认知或情绪。不要转移到让来访者回想在会谈之外不同时间的想法和感受上。

解离练习

我们从教授相对简单的解离技巧开始，然后逐步发展更有挑战性的技巧（下一章将会介绍）。初始阶段可以介绍两个简单的练习，即"我有一个想法"和命名主题。

练习一下

"我有一个想法"

这是我最喜欢的练习之一。下面的指导语和给来访者使用的版本是一样的。请用可能让你上钩入套的最严苛的自我评判，来自己尝试一下。

首先，选择一个想法。

然后把这个想法，以"我是X"的形式，造一个短句。例如，我不够聪明，或是我太胖了。

现在花十秒钟，让这个想法使你上钩入套。

相信这个想法，坚信不疑，专注于这个想法中。

现在，默默地重复这个想法。但是这一次，

在前面插入一个短语：我有一个想法是……（例如，我有一个想法是“我不招人喜爱”。）现在，再重复一遍，但是这次插入另外一个短语：我注意到我有一个想法是……（例如，我注意到我有一个想法是“我毫无价值”。）

所以，你有没有感受到脱钩解套出来的感觉，退后一步或是和想法分隔开了？（如果你没有感受到，就找另一个想法再尝试一遍。）我们和来访者可以用如下方式复盘：

治疗师：想法发生了什么变化？
来访者：它的伤人力度没有那么强了。
治疗师：你是否有一种从想法面前往后退了的感觉？就像你和想法之间有了一点空间？
来访者：是的。好像有些转变了。
治疗师：（回到双手就像想法的练习）如果这是完全上钩入套（把手放在脸上）而这是完全脱钩解套的状态（把手放在膝盖上），你能用双手给我演示发生了什么吗？
来访者：嗯，就像（把手放在脸上）……这样……（把手放低到胸部高度）
治疗师：非常好。你刚刚学会了一种脱钩解套的技巧。

整个会谈过程中，我们都可以重复使用这一技术。这里有两个例子：

来访者：让我们面对现实吧。我输定了。
治疗师：你有一个想法，认为你注定会失败？

来访者：我真不敢相信我是这么可悲。
治疗师：你能再说一遍吗？但是这次，在它前面加一句：“我注意到有一个观点……”
来访者：说出声？
治疗师：嗯，不一定，但是如果你愿意的话，最好是说出声来。
来访者：好的。“我注意到有一个观点，就是我很可悲。”
治疗师：这样做有什么改变吗？
来访者：是的，我稍微放松解套了一点。

还可以用其他短语来替代“我注意到……”，比如我们可以说“我有……”“这是……”和“我的想法告诉我……”（在做锚定练习时，我们已经使用了这些词语，而且这些词语同样适用于情感、冲动、记忆、感觉等。我们可以说“我有生气的感觉”，或是“我注意到想要粉碎东西的冲动”）。虽然我们关注的是和自我评判的融合，实际上我们可以将这种方法应用于任何认知内容，如“我有自己很受伤的想法”“我的头脑告诉我她要离开我”。

命名主题

使用这种解离策略最好准备一张小纸片或索引卡。治疗师在纸片或是索引卡的一面上，写下关于一个常见主题的关键想法。(在远程医疗设置中，治疗师和来访者都准备一张纸，都在纸上写下相同的内容。)

治疗师：(举起一张纸，上面列出了来访者反复出现的10个困难的想法)这些东西(指着写出的内容)不断出现，你上钩入套了，对吧?

来访者：是的。

治疗师：我们还可以称之为“毫无价值、不招人喜欢”的主题吗?

来访者：是的。

治疗师：好的。(把纸翻过来)在这一面上，我会写一个短语，希望能够帮助你脱钩解套出来。(治疗师用大字书写，边写边读出来)“啊哈！又来了！这个毫无价值、不招人喜欢的主题。我知道这个主题。”(如果是远程医疗，治疗师会要求来访者在自己那张纸的背面写下同样的话。如果是“面对面”线下治疗，治疗师会把纸张递给来访者)。这是一个实验。很显然我希望这个方法会有用，否则我不会让你来尝试，但我永远不能保证有效。第一步是阅读所有这些想法——在你的脑海里默读——然后你真的让这些想法套住你，缠住你。一旦你真的上钩入套了，你就把纸翻过来，默默地读我在另一面写的东西。做完之后告知我，然后告诉我发生了什么。

来访者：好的。(阅读第一面，看起来有些苦恼)

治疗师：看起来你上钩入套了。

来访者：确实。

治疗师：好，现在把纸翻过来，阅读另一面。

来访者：好的。(阅读另一面。脸抬起了一点儿，看着治疗师，略带惊讶。)

治疗师：发生什么了吗?

来访者：是的，真的有帮助。好像想法有些被限制住了。

治疗师：帮助你后退了一些?脱钩解套了?

来访者：是的。

治疗师：好，现在就把纸张放在你的腿上(来访者放下纸张)，然后承认，这些想法现在就在那儿，你的头脑跟你说过多少次这样的事情?

来访者：数百万次。

治疗师：是的，你不需要真的去读那张纸——这些想法你已经记在心中了——所以承认这些想法现在就在这里——以及伴随想法的任何感觉……与此同时，伸展一下身体，注意你身体的动作……注意你周围的房间……那些想法现在就在这里，它们不会离开……这些想法的周围是你的身体，而你可以移动和控制你的身体……你的身体周围有一个房间……你和我在这个房间里，一起工作……你现在感觉怎么样?

来访者：(微笑)很好。

治疗师：告诉我一个数字。这是0分(把双手放在脸上)，0意味着完全上钩入套，想法完全支配着你，控制你做什么。而这是10分（把手放在膝盖上）意味着完全脱钩解套不受束缚。想法还在那里，但它们不会任意摆弄你，你也不必服从它们，或是全神贯注关注它们。你可以就让它们在那里，而你继续自己的生活。你现在处于多少分？

来访者：大概是8分。

治疗师：非常好。

以上从0~10分的融合等级，可以帮助我们记录来访者的反应。如果最后来访者给出了一个很低的分数，治疗师可能就要转到锚定的练习上来。

感谢你的头脑

这个广泛使用的解离策略不仅包含了注意和命名，而且包含了感谢提到的这些想法的目的。

治疗师：下次你的头脑开始这么说的时候，看看你能不能带着一种轻松的口吻，对自己说类似下文的话："啊，谢谢你，头脑！我知道你是想照顾我。但没关系——我能搞定。"如果你的头脑回答说："啊，你真是个失败者！"那你可以再回复说："好吧，谢谢你分享你的看法。"基本上原则是，你不要和头脑辩论，不要为自己辩护，不要让想法把你拉进争论中。带着幽默感，你感谢头脑给出的评论，并且继续正在做的事情。每次头脑试图困住你的时候，你都给出同样的回复："谢谢你，头脑！"

注意："谢谢你，头脑"这部分并不是必需的。如果你愿意，你可以用这样的话："这是我的头脑又在试图保护我的安全。"你也可以更进一步，写一封充满慈悲的信给你的头脑。

澄清和心理教育

解离的概念可能有些棘手，我经常需要澄清什么是解离，什么不是解离 .

承认、允许与摒除、忽视

来访者和新手治疗师常常有一个错误观念，认为跟想法解离意味着摒除或忽视这些想法。我们可以这样解释：

治疗师：我只是想澄清一下，我们并没有要摒除这些想法。如果这些想法想告诉我们有什么重要的事情需要处理或面对，提醒我们一些真正重要的事情，我们就利用这些想法。

采取行动，解决问题，做一些有建设性的事情——我们可以利用这些信息开始采取趋近行动。另外，如果这些想法中没有什么有用的东西，我们就让它们待在那里，做它们的事情，然后我们继续我们的生活地。

同样，为了把解离和忽视区分开来，我们可以说："这和忽视不一样。你是否曾经在咖啡厅或酒吧里，听到正在播放你特别不喜欢的背景音乐，或者有人在你身后大声吵闹，发出令人讨厌的声音？你试过忽略这些声音吗？尝试过吗？尝试后发生了什么事？"

大多数来访者会诉说，试图忽略或"不要听到"巨大的噪声——狗的狂吠，割草机的轰鸣，汽车警报——会使他们更加烦恼。接下来我们可以说："是的，诀窍就是要承认噪声是存在的。不要试图忽略这些噪声或把它们挡在门外，也不要跟这些噪声抗争。允许它们作为背景播放，承认它们的存在——然后把注意力集中在你正在做的事情上。"

但我想摆脱这些想法！

假设一位来访者说："但是我不能摆脱这些想法吗？"我们可以回答："我猜你已经尝试过摆脱吧，你都用了哪些方法？"然后，简短地让来访者说出他们经常用的四五种策略（例如，酒精、积极思考、分散注意力等）。然后我们说："所以短期内，所有这些方法似乎让这些想法消失了——但很快就又会回来，对吗？"

在此基础上，我们可以进行一些关于神经可塑性的简短心理教育。我们解释说，大脑不能删除旧神经通路，只能在旧神经通路上面放置新通路。（如果来访者曾经想否认自己的想法，我们可以指出："即使你从逻辑上和理性上知道你的想法是错的，但这些想法还是会不断回到你的脑海，对吧？"）我们可以接着说：

治疗师：不幸的是，大脑中没有删除按钮。没有办法消除根深蒂固的思维模式。这就像，如果你学会了说汉语，头脑中的英语不会就此消失。你的头脑中既有英语也有汉语。我们不能删除旧的思维模式，但我们可以添加新的思维模式。例如，当"我是个失败者"出现时，我们可以说："啊哈！'失败者主题'又出现了。"

家庭作业

关于作业，我们可以这样建议：

治疗师：这是一个新技巧，需要练习。我会建议你做几件事，如果你能每天都做，我认为会非常有帮助。

来访者：好的。

治疗师：第一件事是，在一整天里，你可能会上钩入套很多次。这是必然发生的。当你意识到自己上钩入套的时候，看看能不能让自己脱钩解套。因此，第一步是，注意是什么套住了你，然后使用下列短语［治疗师指出他们在会谈中练习过的、具体的解离短语（例如，“我有一个想法……”或“谢谢你，头脑！”）］注意并命名想法经常就会让你松套，至少放松一些。但是，如果你仍然被套牢，第二步是要从趋近价值行动和避开价值行动的角度，来看这些想法。问问你自己：“如果我听从这些想法，或者全神贯注地关注这些想法，这些想法会把我带到哪里去？是趋近还是避开对我来说真正重要的东西？”如果进行了上述的步骤，你仍然被套牢，就要进行第三步，做锚定练习。你觉得怎么样？

本章要点

我们在本章中提到的5个主要策略——注意、命名、正常化、目的和有用性——都是简单且实用的。我们可以将这些策略以多种不同的方式组合，从第一次会谈开始塑造解离技巧。

在解离中，用一些隐喻（如“想法就像双手”）是很有帮助的，但隐喻本身不能培养新技巧。我们需要在隐喻之后进行积极的技巧发展练习。我们在会谈中做这些练习，并鼓励来访者在生活中将其作为作业来练习。

第 11 章　应对创伤的策略

上一章中，我们介绍了基于注意、命名、正常化、目的和有用性的快速简单的解离技术。现在我们来看看更具挑战性的技巧和基于创伤的特殊注意事项。但首先，让我们来讨论一个非常重要的主题：认知灵活性。

认知灵活性

ACT 确实改变了我们的思维方式，而且是大刀阔斧的改变。ACT 改变了我们对很多事物的思考方式，比如对头脑、身体、想法、情感，以及我们想要如何生活、我们想要成为谁、我们为什么做现在做的事情、什么对我们重要，等等。

然而，ACT 并不是通过挑战、争论、反驳或否定想法来达到改变的目的的。ACT 也不鼓励人们对自己的想法采取回避、压抑、分散注意力或忽视的方法。ACT 帮助人们改变思维方式的方法包括：从无益的认知和认知过程中解离；在其原有认知模式之上，发展新的、更有效的思维方式。如前所述，大脑中没有删除键。我们可以增加新的思维方式，但不能减去旧的思维方式。

因此，除了促进认知解离，ACT 还积极培养认知灵活性。ACT 从业者积极地鼓励、示范和教授有效的认知过程，如灵活的观点采择、重新定义、慈悲的自我对话、基于价值的问题解决和策略制定、激发性的自我指导、从有用性的角度审视行为、不对想法和感受评判性地贴标签，等等。

这些新的思维方式不是为了帮助人们控制情绪，而是为了培养心理灵活性。例如，在一些模型中，治疗师可能会问："你可不可以用其他方式来考虑这个问题？"通常，这种策略的目的是减少情绪上的痛苦。在 ACT 中，我们可能会问一些类似的问题，但目的不同。我们的目的是培养基于价值的行动："你可不可以用其他方式来考虑这个问题，可能帮助你更有效地应对问题——成为你想成为的人？"

现在，让我们来看看一些其他的解离方法。

深入进行解离

除了已经介绍过的简单技术，还有无数方法可以促进解离。下面是我最喜欢的一些技术。

观察想法的流动

许多解离练习是为了训练来访者观察想法的流动，而不卷入其中。（这些也是培养“以己为景”或“观察性自我”的很好的练习，因为这些练习逐渐让你感觉，你成了你的想法的“观察者”。）我们可以这样介绍这些练习：

治疗师：当我们出现忧虑、思维反刍、强迫思维或者只是沉湎某事、焦虑担忧的时候，就会错过很多，不是吗？我们无法集中注意力，无法投入正在做的事情中。我们的想法就像是湍急的河流，我们被卷入其中，出不去了。你有同感吗？

来访者：是的。常常都是这样。

治疗师：所以要学会从河流边退后一步，看着河流流过，而不被卷入其中，这真的很有用。这从根本上说是担忧和思维反刍的解药。我们不能阻止想法的产生，但可以学会让这些想法随河流漂走，而自己不被冲走。

随溪漂流的树叶是一个很受欢迎的ACT练习，用来观察想法的流动。想象一条缓缓流淌的溪流，溪面上漂浮着树叶，想象把你的认知放在树叶上，让它们随着小溪漂浮而过。常见的类似练习有：天空中漂浮的云朵、大海中起起落落的海浪，以及进出站台的火车。

然而，这些练习通常需要来访者静坐和闭上眼睛来想象出画面。因此针对以下两种类型的来访者，我们需要对练习进行修改：①觉得很难或不可能想象出画面的人（学术上称为“幻像可视缺失症”）；②在闭眼练习时容易出现“走神”、睡着、闪回或离解的人。

对这两种类型的人来说，可以做一个行之有效的替代练习：倾听你的想法。在这个练习中，来访者睁开眼睛，目光看着一个地方，注意倾听自己的想法，就像在听一个声音说话，好奇地关注音量、音高、音调、语速和情感等听觉品质。

对于家庭作业，你可以建议：“每天练习2次，每次5分钟，或者每天练习1次，每次10分钟。当你觉得难以入睡时，这也是一个很好的睡前练习。”

走出河流

当来访者持续不断地出现担忧、思维反刍或强迫思维时，可以做“走出河流”的练习以应对重复出现的消极想法，通常行之有效。

治疗师：这个练习的目标是，学习如何识别自己被拉入了河中——以及如何让自己从河里上岸。大体上，这个练习是这样进行的：你现在开始忧虑某事，尽可能忧虑，然后真的因为这个想法上钩入套。然后，每隔20秒，我会按下暂停键，让你停下来10~20秒。然后继续。我们会做6个循环，总共3~4分钟。可以吗？

来访者：可以，好的。

治疗师：很好。我们会慢慢进入状态。先像白日梦一样幻想，然后开始忧虑。

现在让来访者关于某物开始做一些白日梦般的幻想，比如关于一本书、一部电影或令人兴奋的事件；一个他们热衷的话题；或者是一段愉快的记忆。在做了20秒钟的白日梦之后，我们说：

治疗师：我们暂停一下。现在你的头脑在说什么？（来访者分享他们的想法。）好吧。现在你有一个选择。一种选择是跳回河里——但如果你不想跳回去，而是想留在当下，你该怎么做呢？

来访者：环视一下房间？

治疗师：是的，承认你当下存在的任何想法，同时注意你能看见什么，听见什么……伸展一下身体……注意你和我，我们在一起工作。

来访者：这差不多就是锚定吗？

治疗师：是的，这是锚定主题的一种形式。

来访者：明白了。

治疗师：好吧。让我们再做一次，再做20秒的白日梦。（治疗师静静地坐了20秒。）现在暂停。那么现在出现了什么想法呢？（来访者分享他们的想法。）好了，现在你又有一个选择——那些想法现在就在面前，你可以选择投入和我一起的工作，或者选择回到河里去。试着投入几秒钟。（来访者按照指导语做。）

在做了6轮白日梦之后——每轮之间有10秒钟的停顿——我们对练习进行复盘。关键点是，每当我们发现自己在做白日梦时，我们都有一个选择：要么跳回河里，要么专注并参与其他事情。注意每次来访者“走出河流”时，治疗师是如何促使他们承认想法的存在的。如果忽略了这一步，练习很可能会导致注意力分散。

接下来，我们会说：“现在，让我们提升下难度。”这一次，我们让来访者为一个难题忧虑或思维反刍，我们遵循相同的步骤：在河里20秒——10~20秒融入周围世界（同时承认想法的存在）——然后重复做6个回合（总共3~4分钟）。之后，进行复盘，强调我们都反复地被“拉入河中”，但通过练习，我们可以更好地意识到自己陷入河中，并能够更快地从河中走出来。

对于家庭作业，你可以建议：“每天练习两次，每次3~4分钟。找到一个安静的地方，坐下来，把计时器定在20秒。然后开始忧虑（或思维反刍）。每次铃声响起，暂停一下，注意你的想法，伸展一下，融入周围世界。然后重置20秒。”

我们补充说：“此外，在一整天的时间里，当你发现自己在河里游泳时，就按暂停键。至少花 10 秒钟伸展一下，环顾四周，弄清楚你在哪里，你在做什么——然后做出选择，你会跳回河里，还是把注意力放在别的事情上？”

“忧虑时间”

“忧虑时间”这个流行的概念，经过适当修改后，非常适合 T-F ACT。这个概念的意思是，如果你总是忧心忡忡，就每天在一个特定的时间留出 5~15 分钟，什么都不做，只是坐下来，允许自己忧虑。在这一天剩下的时间里，当忧虑突然出现时，对自己说，现在不要因此忧虑，我会在忧虑时间再忧虑。为了使这个策略与 ACT 一致，需要做出两个微调：

A. 当忧虑突然出现时，对自己说“谢谢你，头脑。我知道你是想帮忙。稍后我会在忧虑时间解决这个问题的。现在，我得专注于其他事情。所以，无论如何，请继续制造这些忧虑吧——但你要知道，我此刻不能让注意力关注于此”。

B. 当到了你的“忧虑时间”，不要被动地坐在那里让自己忧虑。相反，要有效地对忧虑做出反应。可以做观察忧虑漂走的练习，可以做卷入河中又回到岸上的练习，还可以做从忧虑中梳理出价值，并利用价值制订行动计划的练习（见第 15 章和第 16 章）。

这个策略和上面提到的解离方法结合起来效果很好——我们也可以用它来应对思维反刍和强迫思维。

三大技术：写下来、动一动、扩展觉察

三大技术应对特别棘手的融合卓有成效：把想法写下来、动一动以及扩展觉察。（同样，我们可以把这三大技术应用于所有个人体验：情绪、冲动、记忆、身体感觉等。）

写下想法

把想法写下来是达到解离状态的一种有效方法。看到想法写成白纸黑字，会让人产生一种距离感、分开感或“后退”感。治疗师和来访者都可以写，但如果

来访者自己写下来，通常会更投入。（如果通过远程医疗工作，来访者和治疗师都准备笔和纸，我们解释说："我们各自都把想法写下来。"）

这项干预的要点是：这些是你的想法，你可以看到它们，白纸黑字。但这些想法并不一定会支配你的行为。那你接下来要做什么？在下面的逐字稿中，这位来访者和绝望融合了。

治疗师：你注意到这些想法多久出现一次呢？我可以简要记录下来吗，这样我们可以探讨一下这些想法？

来访者：当然可以。

治疗师：好的。（把来访者的想法写在一张大纸上，同时读出声来。）"这是在浪费时间。""我无能为力。""这是毫无意义的。""已经太迟了。""我的生活完蛋了。"（把纸交给来访者。）这些想法一次又一次突然出现，对吧？

来访者：是的。

治疗师：我很好奇你接下来要做什么？

来访者：这是什么意思？

治疗师：好的（指着纸），那些想法都在这里，对吧？你不喜欢它们，也不想要它们，但它们就在这里。现在问题是：你下一步要做什么？那些想法存在着，你可以做一些事情让你的生活变得更好，也可以做一些事情让生活更糟。例如，假设你想让这个治疗会谈变得非常糟糕，你会怎么做？

来访者：我想我可以不听你的。

治疗师：是的。这是一个选择。如果你真想让这次会谈变得不愉快，你还能做些什么？

来访者：我想我可以侮辱你一下。

治疗师：是的。或者从书架上拿几本书扔向我，或者打破窗户，或者放火把地毯烧了，还有没有其他想法？

来访者：偷走你的钱包？

治疗师：是的，一点没错，或者你甚至可以拒绝跟我说话。另外，如果你希望这是一次愉快和富有成效的会谈，你可以做些什么呢？

来访者：嗯，我不确定。

治疗师：好，那你现在正在做的事呢？你很投入，跟我说话，听我说话，思考我的问题，彬彬有礼，乐于配合……

来访者：哦，对，是的，我明白了。

治疗师：你可以选择继续做现在你正在做的事情——这样我们的会谈就能继续进行——或者做一些相反的事情，那我们的会谈就会彻底停止。

来访者：对。

治疗师：那你打算选哪一个？

来访者：（开玩笑地说）别担心，我不会偷你的钱包的。

治疗师：（轻声笑起来）事情是这样的：每一刻都有一个选择点。我们可以选择做一些事情让生活变得更糟，或者更好——即使有困难的想法和感觉存在。我估计你的头脑不会同意我的话。我猜想你的头脑可能会想"那是胡扯！"，然后会把其中的一些话再说一遍（指着纸）。你的头脑是这样做的吗？

来访者：（开玩笑地说）你怎么知道的？

治疗师：（咯咯地笑）因为头脑就是这样行事的。在这一点上，你的头脑永远不会同意我的话——但好消息是，头脑不必一定要同意。所以，我们不要浪费时间去试图说服你的头脑。我预测，在我们工作的过程中，你的头脑会一遍又一遍地说着这些东西（指着纸）——无论在这个房间里还是在房间外面——但是每次这些想法出现的时候，就有了一个选择点。

这一干预涉及前面提到的观点，但纸张的实体添加了一些“魅力！”（远程医疗也能很好地发挥作用。我们可以把每个想法写下来，把纸举到摄像头前，让来访者能看到）。这种策略适用于任何认知内容：找理由、规则、评判、自我概念、核心信念、图式等。我们把这些认知写下来，并帮助来访者注意到，即使这些困难的想法是存在的，他们仍然是有选择的。这就成为一种能够赋能的体验。

我们可以从很多方面修改这个策略。例如，假设一个来访者一直不深入探讨问题，或是困在忧虑中避开了主题：

治疗师：（注意）你有没有注意到你的头脑总是从一件事跳到另一件事？看起来你的头脑一刻都不想让你安静。一旦我们专注于一个问题，你的头脑就会把你拉到另一个问题上。

来访者：是的，我知道。但是我忍不住，我的头脑从不消停，头脑里事情太多了。

治疗师：从我的角度看，这太累了。你的头脑像那样任意摆布你，你是什么感觉？

来访者：是啊，太累了。

治疗师：（正常化）每个人的头脑都有这样的时候。（目的）就好像你的大脑想要控制所有问题，不想让你忘记任何事情。（有用性）问题是，如果你的头脑一直让你这么上钩入套，会发生什么？

来访者：我会一直忧虑。

治疗师：是的，当然。如果在会谈中出现这种情况，我们将会收效甚微。因此，为了帮助你完成X（提到来访者的一些治疗目标），治疗中你可以学到的最有用的技巧之一是，认识到你什么时候上钩入套了，什么时候注意力分散了，或者什么时候完成了任务——并学会把自己从那些担忧中脱钩解套出来，重新专注于手头的任务。

来访者：是啊，但是你看，这些不只是“忧虑”。这些都是真实的问题啊！

治疗师：你说得对。这些的确是真实的问题。真实的、有挑战性的、带来压力的问题——需要你来处理。要想有效地处理这些问题，你需要一个基本的技巧，你知道是什么吗？

来访者：嗯，不知道。

治疗师：这项技能被称为“以任务为中心的注意力”，即专注于一项任务的能力。我们此刻的任务是持续在一个问题上工作，持续足够长的时间，以找到一种策略，你可以在会谈后带回家并应用。如果我们总是完不成任务，就不会有任何进展。现在我们可以花点时间来学习这个技巧吗？

上文中用到的术语“策略”，可以指任何一项 T–F ACT 干预：解离或者接纳技巧、价值、目标、循序渐进的行动计划等。一旦来访者理解了以任务为中心的注意力的基本原理，他们通常会愿意在会谈中练习。所以我们写下 5~10 个来访者的主要担忧（即在会谈中不断让他们上钩入套的想法）。然后我们指着写有来访者想法的纸说：“每次出现这些想法，我们都有一个选择点。我们可以选择，坚持和这个问题工作，直到最后掌握了一个有效应对的策略。我们也可以选择偏离轨道，说说其他事情。”

然后我们把纸放在一个清晰可见的地方（例如，来访者旁边的沙发上，来访者面前的地板上）。会谈稍后，当来访者提到纸上的其他想法时，我们可以说：“你注意到现在你的头脑在做什么吗？（指向纸）这些就在那儿，在那个想法清单上，我们现在面临一个选择点——是让这些把我们拉离轨道，还是按照我们的目标坚持到底？”

把想法放在物体上

如果你不喜欢把想法写下来，也可以让来访者想象把想法放在一个物体上面。例如：“我能请你想象一件事吗？想象一下，你把所有这些想法都收集起来，然后把它们堆在你身边的沙发上。就放在垫子上面。”之后的干预是一样的：“好吧，所有的想法都堆在一起，就在垫子上。它们不会突然消失。所以现在你要做一个选择……”

身体运动

如果来访者对于在纸张上写的那些想法开始出现“僵住反应”，我们可以说：

治疗师：好，你看起来有点被锁住，身体有点僵住了。让我们看看你能不能改变这样的情况。注意，想法就在那里，同时，把脚踩在地板上……挺直背部……伸展手臂……（治疗师继续给出这样的指导语，直到来访者可以自由移动。）……注意（指向纸张），这些想法就在那里，但它们不能控制你。你可以选择用你的胳膊和双腿，手和脚做一些动作……

身体运动对解离很有用，因为它能帮助我们注意到困难的想法是存在的，但这些想法不一定控制我们的行动。基本的干预（之前通常会有大量的正常化和认可）是：

治疗师：注意这些想法（指向纸张或物体，或者说出来访者的一些想法）是存在的……同时注意，这些想法并没有控制你的胳膊和双腿。你自己来确认一下，来回动动你的四肢。你可以控制自己的行为。

进行到这个阶段以后，有很多选择。我们可以邀请来访者站起来走走，伸展一下，或换个姿势，做一做太极或瑜伽动作，正念地喝一杯水，等等。

扩展觉察

在困难的想法和感觉存在时扩展觉察，而不要试图从这些想法中分散注意力，可在任何一次会谈的任何时刻促进解离。来访者做锚定时已经做了这些工作，所以我们可以比较容易地，将其作为上述任何干预的"附加"或替代练习：

治疗师：请注意这些想法就在这里……不要试图忽视或分散注意力，看看你是否能扩展你的觉察……除了这些想法，此刻你还能注意到什么？（治疗师现在提示来访者注意他们能看到、听到、触摸什么。大约一分钟后，治疗师说……）这一刻发生了很多事情——除了所有这些想法，你能看到、听到和触摸到很多东西。问题是，你想在这些想法上投入多少注意力和精力？如果这些想法想告诉你一些有用的、重要的、将会改善你生活的事情，你就充分利用。但如果这些想法没有上述的作用，你可以让它们就待在那里，然后把你的精力和注意力放在一些更能改善生活的事情上吗？

游戏化的解离

ACT 中有很多广为人知的、轻松有趣的解离技术，如唱出想法、用滑稽的声音说出来，或者极其缓慢地说出来。当然，用于治疗创伤时，我们需要谨慎地使用这些方法，因为如果我们不够谨慎，这些练习就很可能会让人鄙视或轻蔑。因此，安全的做法是，当来访者已经明确了解离的目标，并已经实践了如前文描述的其他技术时，在后期的会谈中再尝试这些游戏化的方法。

"和想法做游戏"的练习，涉及把这些想法放到一个新的语境中，在新语境中你可以很容易地认识到想法是由文字或图片组成的构造，这样就抵消了它们的一部分力量，从而让我们更容易脱钩解套。通常这些方法要么强调想法的视觉属性（即"看到"它们），要么强调想法的听觉属性（即"听到"它们），或者两者都强调。学习这些方法的最佳方式（在我看来）是在自己身上尝试，然后注意发生了什么；你可能会发现，有些行之有效，有些则不然。如果你发现有一两个方法确实能帮助你脱钩解套，就在接下来的几天里再实验一下。然而，如果有任何技巧让你觉得自己被轻视或被嘲笑，就停止使用。（而且显然，这些说明也适用于来访者。）

游戏化的视觉技术

在一张纸上，写下几个经常困住你、让你忧虑的想法。然后针对下述的每一个技术，挑选出要处理的一些想法，循序渐进地做练习，对发生的任何事情都保持好奇和开放的态度。

练习一下

纸上的想法

在一张大纸上写下两三个让你苦恼的想法。

现在把纸放在你的面前，聚精会神地看这些想法，持续大概十秒钟。

接下来，把纸张放在腿上，环顾四周，注意一下你能看到、听到、触摸到、尝到以及闻到什么。

承认这些想法还是和你在一起的。注意到这些想法完全没有改变，而且你很清楚它们是什么——但是当你把它们放在腿上而不是举在面前时，它们的影响会减弱吗？

现在在纸上，就在这些想法的下面，画一个简笔线条人（或者，如果你有艺术天赋，可以画个卡通人物形象）。在这些文字的周围画上“想法泡泡”，就像这些是简笔线条人想出来的。现在看看你的“卡通画”：当你这样看着自己的想法时，你和他们之间联系的方式是否有了一些变化？

用不同的想法和简笔画人物来多尝试几次。给你的简笔画人物画上不同的脸——微笑的脸、悲伤的脸，或者一张长着大牙齿刺猬头的脸。可以再画一只猫、一条狗或者一朵花，上面也会冒出同样的想法泡泡。这样做是否能改变这些想法的影响，能帮助你把这些想法看作一些文字？

练习一下

电脑屏幕

你可以在想象中做这个练习，也可以在电脑上做。首先在电脑屏幕上写出（或想象出）你的想法，用标准字号的黑色宋体字体。接下来，用这些文字尝试更改一下，将其更改为不同的颜色、字体和字号，并注意每次更改所产生的效果。（粗体的红色大写字体有时容易让人困住。如果是这样，就更改为小写的柔和浅色。）然后把文本改回小写黑色。现在，再尝试更改文本格式：

- 把词语分开，中间留出很大间隔。
- 把词语都连在一起，中间不加标点，合成一个长长的短语。
- 在屏幕上垂直排列这些字。

最后，将它们还原为正常格式。
你现在是如何看待这些想法的？更容易把它们只看作一些文字吗？

练习一下

卡拉 OK 球

把你的想法想象成卡拉 OK 屏幕上的文字。想象一个“弹跳球”在屏幕上从一个字跳到另一个字。（如果你愿意，可以想象你自己在舞台上跟着唱。）
用不同的想法，重复练习。

练习一下

改变设置

想象你的想法有多种不同的情境设置。在每种设置下想象 5~10 秒钟，然后进入下一个设置。想象看到你的想法有如下的设置：

- 儿童书封面的有趣的彩色字体
- 餐馆菜单上的时髦字体
- 生日蛋糕上的糖衣
- 黑板上的粉笔字
- T 恤上的一个标语

和意象工作

上述的大多数方法都可以用于意象。例如，你可以想象意象出现在电视、电脑和智能手机的屏幕上——可以调整颜色、大小、对比度、饱和度和亮度，或者添加文本与字幕。你也可以在不同的设置下想象看到这些意象：在一本书、一张明信片或一幅画上；在你开车经过的一个广告牌上；或飞在天空中的风筝上。

游戏化的听觉技术

现在，通过一些练习来多尝试一下想法的听觉属性，并注意这样做会带来什么不同。这样能帮助你把想法当作声音、噪声或发言来感知吗？

练习一下

滑稽的声音

用滑稽的声音来说出你的想法，可以默读，或是说出声来。（说出声来通常更有帮助，但是显然说出声要注意时间和场合的选择。）你可能会选择用某个卡通人物、电影明星、体育评论员或一个口音怪异的人的声音。尝试几种不同的声音，并注意发生了什么。

练习一下

慢与快

说出你的想法（默读或说出声），一开始非常缓慢，然后语速非常快（听起来就像一只花栗鼠）。

练习一下

歌唱

跟着“生日快乐”的曲调唱出你的想法（默读或说出声）。然后尝试用几个不同的曲调。

练习一下

手机 App

在手机 App 中录下你的想法，然后回放，对声音做幽默的加工。

创造你自己的技术

现在可以发明一个你自己的技术。把你的想法放在一个新的语境下，这样你可以“看到”或是“听到”你的想法。你可以想象看到你的想法画在墙上，印刷在书上，绣在芭蕾舞者的芭蕾舞裙上，刻在树干上，拖在飞机后面的横幅标语上、以刺青的方式刺在上臂上，或者以漂亮的斜体字印在中世纪的手稿上。你还可以给想法涂上颜色，把想法画出来，或者雕刻出来。你可以想象你的想法在翩然起舞，或者视觉上看到想法在电视屏幕上滚动，就像播放的电影演职员表。或者，你还可以想象听到莎士比亚戏剧的演员朗读你的想法，博客上播放你的想法，机器人说出你的想法，或者一个摇滚明星唱出你的想法。你要有创造性，鼓励奇思妙想，并鼓励来访者也充分发挥创造性。

家庭作业

我们可以建议来访者，只要有机会就练习游戏化解离技术。在来访者发现很难脱钩解套的时候，这些通常会最有效。例如，如果来访者已经使用了其他的解离方法，但仍然被套牢，他们就可以选择一个最困难的想法，并开始对这个想法做多种游戏化尝试。然后来访者可以再选择一个想法，以此类推。

解离技术最好与其他技术结合使用

ACT 的六个核心治疗过程都很重要，他们之间互相关联，相辅相成。有时候治疗师会陷入困境，因为他们会过分依赖某一治疗过程，而没有充分利用其他治疗过程。设想有个来访者在童年时期遭受过可怕的创伤，由此产生了“我毫无价值，我不配活着”的核心信念。来访者和这样的信念反复融合，触发了严重的自我毁灭行为。在这个个案中，仅靠解离技巧是不够的，还需要引入自我慈悲、价值、接纳、锚定以及其他技术。

我提到这一点，是因为治疗师有时会抱怨：“我已经尝试了诸多解离方法，但是毫无进展。”这就表明需要引入模型的其他部分。举例来说，让我们考虑一下与规则的融合。与规则融合是诸如“讨好”这类问题（即极端“取悦他人”），还有完美主义的问题的一个主要因素。

当来访者和“我必须做得完美，我绝对不能犯错”（完美主义）或“我必须让每个人都高兴，我的需求不重要”（讨好）这样的规则融合时，下述三个策略特别重要而且有用。

1. 与规则解离（注意、命名、正常化、目的、有用性）。
2. 找到潜在价值，并探索灵活的方式遵循价值生活。
3. 为不可避免的不舒服留出空间，善待自己。

让我们来分析一下这些策略。

与规则解离（注意、命名、正常化、目的、有用性）。以上我们已经用很多篇幅讨论了注意、命名和正常化的内容，所以现在我们直接谈谈目的和有用性。完美主义的规则可以带来很多益处：激励你努力工作、提高效率、高质量完成工作；防止你犯错误或表现不佳；为你赢得赞扬、认可或尊重；帮助你达成重要目标；提升你的自我形象，成为一个有能力、高效、可靠的“执行者”——同时帮助你避免产生像“我不值得”这样的消极的自我概念。

同样，取悦他人的规则可以激励你去关心照顾他人，保护你免受拒绝或敌意，为你赢得认可、喜爱或感激，帮助你避免冲突、增加关系中的积极互动，提升你的自我形象，把自己塑造成为一个体贴善良、乐于助人的“给予者”——同时也帮助你摆脱诸如“我不让人喜欢”这样的消极的自我概念。

在发现、正常化和认可这些益处之后，我们可以总结：“遵循这些规则真的会有回报。这是你的想法在保护你回避不想要的东西，并且得到你真正想要的东西。”

这时候我们可以转到有用性方面上来：我们帮助来访者认识到，当他们把规则视作不可动摇的戒律，并僵化地遵循时，常常会付出巨大的代价。这些代价包括长期压力、高度焦虑水平、精疲力竭、强迫性仪式、缺乏动力或抑郁等。此外，从长期来看，遵循规则通常会强化消极的自我概念。例如，遵循关于成就的完美主义规则，会强化这种信念：“我只有功成名就时才有价值。如果我不成功，就一文不值。”遵循总要取悦他人的规则，会强化“我不重要，我的需求无关紧要”的信念。

一旦来访者意识到这些长期代价，我们就可以考虑采取更可行的选择。我们可以说：“遵循这条规则有很多益处，你显然不想失去这些益处。所以，如果有一种方法，既能保留大部分益处，又能稍微放宽这些规则呢？”这自然就引到了下一个策略……

找到潜在价值，并探索灵活的方式遵循价值生活。通过温和而慈悲的挖掘，我们总会在这些严苛的规则下发现价值。对于完美主义，我们通常会发现诸如效率、可靠、能力和责任等价值。在取悦他人的规则下，我们往往会发现自我保护、给予、关怀和帮助等价值。我们的目标是，接下来按照这些价值灵活地生活——以增进福祉和提高生活质量的方式，遵循价值采取行动。

为不可避免的不舒服留出空间，善待自己。当人们开始放宽或者不遵守严苛规定的时候，所有不舒服的想法和感受就出现了：害怕、焦虑、找理由等。这是不可避免的。当我们踏出舒适区，自然会不舒服。要应对所有这些困难的想法和感受，接纳和自我慈悲的技巧是非常重要的。

很显然，应对这些问题，仅凭上文简要叙述的策略还不够。例如，如果想处理来访者的自我概念，我们通常需要引入以己为景和自我慈悲。同样，严格遵守规则常常伴随着严厉的自我批评。有些来访者（特别是那些有完美主义倾向的来访者）会说这样有助于激励他们做重要的事情。我们将会在第 14 章中讨论这个颇为常见的难题。

这里的关键点是，解离本身是有帮助的，然而只有与其他核心治疗过程结合时，才会更加行之有效。所以如果治疗没有取得进展，就要确保引入其他治疗过程。（如果你渴望了解更多关于严苛规则的内容，请参阅第 14 章的“我不值得被仁慈对待”一节，第 15 章的“澄清动机”一节关于“取悦他人”的内容，以及第 28 章的“处理信任的问题”一节中的规则。）

本章要点

诸如“倾听想法”“随溪漂流的树叶”“走出河流”之类的练习，对于思维反刍、担忧或无数“迷失在想法中”的其他问题都是行之有效的应对策略。游戏化的解离技术也是有效的，但是使用时需要谨慎，特别是对于正在应付创伤相关问题的来访者，以防治疗无效。“写下想法、身体运动和扩展觉察”应该放在治疗师的工具箱的最上面并经常使用，因为这些练习可以促进任何解离（特别是和锚定相结合使用的时候）。

第12章　停止内耗

与不想要的想法和感觉持续斗争，让我们付出了巨大的代价。就像现实世界中的战斗一样，与内心体验的战斗令我们精疲力竭，伤痕累累。虽然我们或多或少都有经验性回避（是的，这很正常！），但回避倾向越严重，产生的问题就越多。

不幸的是，对来访者来说，这些不想要的内心体验就是敌人，他们只有两个选择——战斗或逃跑。为了让来访者可以有第三个选择，也就是接纳，我们需要削弱他们对另外两个选择的偏好。为了达到这一点，我们可以通过……

创造性无望

创造性无望（CH）的意思是，在情绪控制的议题中创造一种绝望感。情绪控制的议题是：我必须控制自己的情绪，我必须摆脱这些不好的想法和感受，用好的想法和感受替代它们。如你所知，这一议题助长了许多无效行为：自伤自残、回避亲密、社会退缩，等等。通过温和且慈悲地削弱这一议题，我们希望让来访者可以拥有另一种选择：接纳的议题。

创造性无望通常不是一次性可以完成的干预，需要反复讨论多次。（但每次都会变得更快速容易。）就像T-F ACT中的任何内容一样，有很多方法可以完成创造性无望，但所有的创造性无望干预总的来说都可以归结为三个问题：你曾经尝试过哪些方法？效果如何？你付出了什么代价？

你曾经尝试过哪些方法

创造性无望的第一个问题是：为了摆脱这些困难的想法和感受，到目前为止你都尝试过哪些方法？例如：

来访者：我受够了这种感觉。我想恢复正常的感受。

治疗师：当然了。你受这些感受摆布已经很久了。

来访者：那我该怎么摆脱它们呢？

治疗师：好的（重新提及知情同意），你可能还记得，我们工作的一个重要部分，是学习新技巧来更有效地应对困难的感受——如何消除这些感受的影响和力量，这样它们就不能任意摆布你了。

来访者：是的，这正是我想要的。我们开始做吧。

治疗师：好的，但问题是——我不想浪费时间去做你已经尝试过的事情。我想给你一些全新的工具和策略，和你以前所做的完全不同。我们能不能花点时间来弄清楚你都做了哪些尝试？你是如何试图摆脱这些想法和感受的？

这时候，我们通常需要提示来访者，帮助他们回想起他们已经使用过的所有策略。我们可以使用的一个简单的方法就是“加入 DOTS”。DOTS 是 distraction（转移注意力）、opting out（临阵逃脱）、thinking（想方设法）、substances and other strategies（物质滥用和其他策略）的首字母缩写。

在整个过程中，我们演示开放、好奇和慈悲。我们从不用“好”“坏”“对”“错”“积极”或“消极”来评判这些策略，而纯粹从有用性的角度来看待它们。所以，假设一个来访者在说到刚刚提及的行为时询问：“这样做有什么错误吗？”我们会立刻非常真诚地回答：“没有，一点没有。我只是想找出你已经尝试过什么——确保我们采取一些不同的方法。”

一般来说，DOTS 中每一个策略用 2~3 分钟就足够了，整个过程共用 8~12 分钟。（通常情况下，来访者回避程度越轻，所需时间越短。）

D——分散注意力

虽然大多数来访者往往自己没有注意到，但实际上他们有许多不同的方法来分散注意力，使自己不受不想要的想法和感受的影响。所以我们询问来访者：“你有没有尝试过让自己从这些想法和感受中分散注意力？”如果需要，我们可以做些提示：“你尝试过看电视的方法吗？听音乐？走出家门？保持很忙的状态？打电脑游戏？读书？”

O——临阵逃脱

“临阵逃脱”是显性回避的日常用语。显性回避是指回避周围世界的事物，如人物、地点、物体、事件。我们可以说：“我们大多数人都试图想逃避不舒服的感受，面对引发这些不舒服感受的事情的时候，会选择临阵逃脱。我想知道，你有没有尝试过远离那些容易让你产生不舒服想法和感受的环境、人物、地方、事件、活动？哪些事情是你一直在拖延的？你放弃了什么？你要远离什么？”

T——想方设法

这时候我们可以说：“我们大多数人有时候都会试图想方设法，思考出办法来远离痛苦，你尝试过这样做吗？你有没有发现什么特别有用的思维策略？”接下来我们可以列出一些常见的思维策略，比如“你有没有想过比你更糟糕的人？积极思考怎么样呢？你有没有试过反驳你的想法，试图证明它们是错的？或者把想法抛出头脑之外？或者只是‘不去想它’？你试过积极肯定吗？”

S——物质滥用和其他策略

接下来我们可以说：“几乎所有人有时会吃下或者服用某些物质，想让自己感受更好一些——无论是酒精，还是巧克力和咖啡。你尝试过吗？”回答这个问题的时候，来访者一般不需要提示，但如果来访者确实需要提示的话，我们可以询问：“你曾经尝试过酒精吗？尼古丁呢？茶或者咖啡呢？糖呢？巧克力呢？比萨呢？冰激凌呢？”（当来访者提到处方药时，治疗师有时会有些不知所措。关于这方面的建议，可以参阅相关专业书籍。）

最后我们可以问：“你有没有使用过其他策略，来从这些感受中稍微放松一下？把你的注意力从这些感受上移开，或者暂时逃避一会儿？”我们可以特别询问一下从自助书籍中学到的，或是从之前其他模式的治疗中得到的一些策略，或是从朋友和家人那里得到的建议，或是来访者之前提到的问题行为（例如，自我伤害）。

效果如何

接下来，创造性无望的第 2 个问题是：你尝试以上方法的效果如何？我们正常化并认可来访者的策略，然后慈悲地审视其长期影响：

治疗师：你提到的大多数策略都极其普遍，几乎每个人在某种程度上都使用这些策略，而且短期内效果很好。这些策略能让你放松一些，减轻痛苦，让你感觉好一点。但是长期来看会发生什么呢？

来访者：这是什么意思？

治疗师：就是说，从长远来看，这些策略中有没有哪一种是永久有效的，所以这些困难的想法和感受就会永远消失，再也不会重现？

来访者：显然没有，否则我也不会在这里了。

治疗师：对的。这是非常重要的一点。长时间以来，你已经在这方面努力尝试过了，非常努力。你所做的所有这些事情，短期看是有效的，但长期来看，这些痛苦的想法和感受还是会不断重现。

你付出了什么代价

CH 的第三个问题是决定性的。我们怀着极大的慈悲说：“我们大多数人都会发现，这些策略中相当多数都会让我们付出长期代价。我想知道，你发现了这一点吗？你发现有任何负面的影响吗——比如健康或福祉方面的损失，人际关系问题，工作问题，财务代价？”然后，我们花几分钟时间帮助来访者了解过度依赖这些策略的真实代价。

在这一点上，我有个小提醒：适度的经验性回避基本上不会引起问题，甚至可以提升生活质量。但严重的经验性回避会伴随着巨大的代价。我们现在来揭示DOTS中每个类别的代价。例如："你在这里提到了一些分散注意力的策略。使用这些策略导致了任何代价吗？带来了人际关系方面的问题吗？健康问题？工作上的问题？财务问题？"

DOTS中的每个类别，我们都有想要强调的一些具体成本：

分散注意力："这是否会引起一种浪费时间或精力的感觉——好像你没有把时间花在对你来说真正重要和有意义的事情上？或者是浪费金钱或精力的感觉？或是错过了生活？"

临阵逃脱："这曾经导致错失机会吗？或者是感觉错过了重要且有意义的人、地点、情境或活动？或者是觉得生活范围变得越来越狭小？"

想方设法："你是否曾经花很多时间陷入思考？也许错过了生活？或者发现很难集中注意力？你是否曾经在凌晨3点醒来，想把问题彻底想清楚？"

物质滥用和其他策略："这些可能会以任何方式损害你的健康吗？还有其他方面会付出代价吗——财务或者工作方面？对你的人际关系有影响吗？"

如果我们能找到10~15个方面的代价（总计），通常就足够了。这个过程一般需要3~6分钟。

你已经非常努力了！

我们现在要认可来访者的坚定努力：

治疗师：在这个方面你真的已经竭尽全力了。很长一段时间以来，你一直在尝试回避和摆脱这些痛苦的想法和感受。没人能说你懒惰！你已经竭尽全力。也没人会说你愚蠢，我们都用这些策略。我们都让自己分散注意力，遇到困难都选择退出或逃避，都想方设法摆脱痛苦，都可能有某种形式的物质滥用，即使只是服用阿司匹林或吃巧克力。而为什么我们会这样做呢？因为我们周围每个人都推荐这些策略，朋友、家人、医生、医疗和健身杂志等都是这么推荐的。这是传统智慧，对吗？每个人都会这么建议"让这些想法和感受消失吧！"。

来访者：你的意思是这是错的吗？

治疗师：并不是。我是说，你和我，还有我们认识的每一个人，在我们成长的文化中，我们的一生都充斥着这样的信息轰炸。所以你做这些事情完全是意料之中的。维持这种情况的是短期回报。因为短期内，这样做能让你放松一些。但从长远来看，你是会付出代价的。这些策略中有一些会有弊端，让你遭受损失。我的意思是，从长期来看，这些策略真的能给你想要的生活吗？

> **实用小贴士**
>
> 有时来访者可能会说“那我就应该忍受着，继续做下去吗？”或者“那我该怎么办？就放弃吗？”。
>
> 我们可以回复说：“不，完全不。我猜你已经尝试过了？（来访者给出肯定回答。）这样做可以给你想要的生活吗？（来访者给出否定回答。）好吧，那么这又是一种我们不会使用的策略。”

你感觉怎么样

此时，大多数来访者都会有情绪反应：通常是悲伤、愤怒或焦虑。但这通常伴随着轻松缓解的感觉，因为我们有力地认可了来访者的经历：我们承认他们一直以来有多努力（通常是听从善意的建议），以及一个痛苦的事实，即长期来看，这并没有让他们得到想要的东西。

为了判断来访者的反应，我们可以询问：“我想知道你现在的感受。比如，对很多人来说，这个治疗过程会带来一些悲伤、焦虑或愤怒的情绪——你也有这样的情绪吗？”无论他们述说有何种情绪，我们都将其正常化：“这是完全自然的反应。长期以来，你陷入了一个恶性循环，尽管这不是你的错——面对这一点是痛苦的。这会让人很受伤。”（当然，如果来访者不堪情绪的重负，我们就做锚定练习。或者如果来访者和苛刻的自我评判相融合，比如和“我真是个失败者。这恰恰证明了我有多愚蠢”这样的想法融合，我们就使用解离技术。但是这些反应并不常见。）

你愿意接受一些完全不同的东西吗

既然我们已经认同，抗争是要付出代价的，那么是时候建议离开战场了。我们可以说：“很长一段时间以来，你一直在努力摆脱这些东西，而这样做真的对你造成了伤害。所以我想知道你是否可以接受一些不一样的东西。我想要介绍的技巧与你提到的所有那些技巧都截然不同，是应对感受的全新方式。你愿意接受吗？”

许多来访者会回答说是，有些会说不知道，还有少数来访者会焦虑地问：“这些技巧都涉及什么？”不管来访者说什么，我们都回答说：“好吧，让我带你做一个小练习，帮助你理解都包含哪些内容。”然后我们进入……

放弃抗争

在创造性无望之后，我们要引入一个关于放弃与困难的想法和感受抗争的隐喻，这就指明了通往接纳的路径。为此，我最喜欢的隐喻是“推开纸张”（第2章），因为这个隐喻快速强调了经验性回避的代价和接纳的好处。练习结束时，纸仍然存在，就强调了这种方法不是要摆脱令人不悦的想法和感受，也不是要无视或忽略它们。这个练习强调了，痛苦的情绪中包含着有价值的信息，但如果我们一直忙着要把这些情绪推开，就无法利用这些信息。

如果“推开纸张”的练习不适合（例如，来访者或治疗师脖子或肩膀部位有问题），“抗争开关”就会是一个很好的替代隐喻。

抗争开关

治疗师：想象一下，在我们的头脑后边有一个“抗争开关”。当开关打开的时候，我们就要与出现的任何身体或情感上的痛苦抗争。无论出现什么不适，我们都要尽全力摆脱或是回避。

假设出现的是焦虑情绪。（我们根据来访者的问题对其进行修改。可能不是焦虑，而是愤怒、悲伤、痛苦的记忆、想喝酒的冲动等。）如果我的抗争开关是打开的，那么我绝对要摆脱这种感觉！就像，哦不！这种可怕的感受又来了。为什么它总是重现？我怎么摆脱它？所以现在我感到了对焦虑的焦虑。

换句话说，我的焦虑加剧了。哦，不！现在变得更糟了！为什么会这样？现在我更焦虑了。然后我可能会因为焦虑而变得愤怒——这不公平。为什么这种情况持续发生？或者我可能会因为焦虑而变得沮丧：别再这样了。为什么我总有这种感受？而所有这些次级情绪都是毫无用处、令人不快的，还会让我们精疲力竭、萎靡消沉。然后，你猜怎么样？我又会为此感到焦虑或沮丧！发现这是个恶性循环了吗？

但现在假设我的抗争开关关上了。在这种情况下，无论什么感受出现，无论多么不愉快，我都不会与之抗争。焦虑出现了，但这次我没有抗争。就像，好吧，我的胃有点不舒服。我的胸发闷。我的手掌在出汗，腿在颤抖。我的头脑给我讲了一堆可怕的故事。并不是说我喜欢或者想要这些感受。这些感受仍然是不愉快的。但我不会把时间和精力浪费在与之抗争上。相反，我要控制我的胳膊和双腿，把我的精力投入有意义和能够提升生活质量的事情上。

随着抗争开关的关闭，我们的焦虑水平会随着情况的变化自由升降。有时高，有时低，有时很快会过去，有时会徘徊停留。但重要的是，我们没有浪费时间和精力与之抗争。所以我们可以把精力投入做那些让我们的生活有意义的事情上。

但是打开这个开关，这个开关就像一个情绪放大器——我们就会对愤怒感到愤怒，对焦虑感到焦虑，对抑郁感到抑郁，或对内疚感到内疚。（此时，我们会跟来访者确认“你能理解这一点吗？”。）

如果不抗争，我们自然而然会有一定程度的不舒服的感受——基于我们是谁，我们在做什么，可能产生的一些自然反应。但一旦我们开始抗争，不舒服感受的程度就会迅速增加。我们的情绪会被放大、变得更棘手混乱、萦绕不散、对行为产生更大的影响。如果我们能学会如何关闭抗争开关，情况就会大不相同。如果你愿意，我接下来想告诉你，怎么做到这一点。

其他关于放弃抗争的常用比喻包括“与怪物拔河”和“在流沙中挣扎”等（这两个隐喻都在《ACT 就这么简单》中描述过）。所有这些隐喻都传达了接纳的概念：包含内容，如何操作，以及背后的基本原理。但这仅仅是个开始。下一步是积极地教授接纳技术，我们将在下一章中讨论。

本章要点

创造性无望从有用性的角度进行审视，从而逐渐瓦解情绪控制，并为接纳铺平道路。只要我们仁慈并善解人意，来访者就会发现这个治疗过程认可了他们的经历：他们努力尝试控制感受，但长期来看并不奏效，生活也变得更糟。

我们首先探讨三个基本问题：你曾经尝试过哪些方法？效果如何？你付出了什么代价？

然后，我们承认他们曾经付出的辛苦努力，慈悲地认可来访者的情绪反应，并询问他们是否愿意尝试一些不同的东西。如果答案是肯定的，我们接着使用一个关于放弃抗争的隐喻，为积极学习接纳技能做好准备。

第 13 章　建立连接，建立空间

本章探讨的是整个 ACT 模式中，无可争议的难度最大的部分：接纳痛苦的个人体验。（请注意：虽然本章关注的是情绪，但这些原则适用于任何个人体验——包括麻木。）但首先，我想友好地提醒一下：最好不要对来访者使用“接纳”这个词，因为大多数人认为“接纳”意味着宽容、放弃、认输、忍受或承认失败。我们可以使用其他的一些词语，比如留出空间、开放、承认并允许、放弃抗争、与之和平相处、走出与之的争斗、轻轻地 / 温柔地 / 友善地拥抱它、把它周围软化、在它周围扩张、注入其中、让它自由地流经你的身体、融入其中。同时，许多 ACT 治疗方案使用“愿意”作为接纳的替代词，例如“愿意拥有你的想法和感受，愿意为它们留出空间，愿意让它们如其所是地存在”。

在阅读中，你会发现本章的大部分内容实际上都集中在暴露上，暴露与接纳有很大部分的重叠。

接纳的 4A 法

请从 4 个 A 的角度来思考接纳，即**承认**（acknowledge）、**允许**（allow）、**容纳**（accommodate）、**欣赏**（appreciate）。让我们通过一个隐喻来探讨这些问题。假设有一天你家门铃响了，你打开门却惊奇地发现，竟然是你的叔叔蒂姆，一个非常烦人（但完全无害）的亲戚。

你做的第一步可能是承认他就站在门口：“哦！你好，蒂姆叔叔！”

你不喜欢蒂姆叔叔，你确定无疑并没有邀请他。但是既然他已经来了，你就决定让他进屋：“蒂姆叔叔，进来吧。”

下一步你会容纳他。你带他到厨房，给他搬了把椅子，倒了一杯茶。

这时候蒂姆叔叔开始做那些通常会让你讨厌的事情。开始讲那些你厌恶的笑话，还有你觉得无聊的故事。一开始你没听进去他在说什么。但是突然你想起来，你一直在费力解决一个大问题，而蒂姆叔叔恰好是这方面的专家。于是你向他询问这个问题，你用心等待，仔细倾听。你瞧，他开始在如何解决这个大问题上，给你提供一些非常宝贵的信息；他给你提供了一些有价值的见解，应用后会取得良好效果。所以现在，你开始欣赏蒂姆叔叔了。

在你通读本书时，我希望并且相信你会注意到接纳的 4A 法（承认、允许、容纳、欣赏）会反复出现。虽然不一定要遵循这个顺序，但实际上，很多时候我们都是遵循了的。对于不想接受的痛苦情绪，我们首先承认它们，并允许它们存在，然后我们更进一步容纳它们，敞开心扉，为它们留出足够的空间。

接下来我们会欣赏这些情绪，感谢它们的帮助和指导。一方面是欣赏痛苦情绪的积极作用。这些痛苦情绪的存在，不是为了让我们的生活变得悲惨，它们的存在有合理的目的。另一方面是理解痛苦情绪并从中提炼智慧。例如，我们可能会问："关于你真正关心什么，需要面对什么，或者需要采取什么不同的方式，情绪对你说了什么？"以这种方式探索情绪，通常会使我们的价值和需求建立深度连接。

此外，我们有时可以控制并利用某种情绪的能量。例如，有时我们可以将愤怒的能量转化为建设性地争取正义的努力，或将焦虑的能量转化为工作表现。其他情绪，如悲伤，有更多的"减速"效果，能够降低我们的能量水平。有时，我们可以把悲伤转化为平静的正念练习，或者创造性的或自我安抚的活动。

忍受和假接纳

接纳不同于忍受。（你更愿意你的朋友"忍受"你还是"接纳"你？）忍受一种情绪的意思是，你没有努力去回避这种情绪，但你内心的秘密目标仍然是"我希望这种情绪消失"。忍受通常表现为"假接纳"：使用所谓的"接纳技术"，希望能让不想接受的想法和感受消失。（你会记起，我们谈论过来访者什么时候在试图摆脱情绪，因为这时候他们会抱怨"这不管用"。）

同样也要留意像"我应该接纳情绪"或者"我不得不接纳情绪"这样的评论。就像"算了吧"和"忍受它"这样的词一样，"应该""不得不""必须"和"应当"这样的词通常意味着忍受，而非接纳。我们可以用以下两种方式来回应此类评论：

来访者：我想我只能忍着，向前看了。
治疗师：我想这也是个选择。但"忍着"通常不能令人满意。我想知道你是否有兴趣学习一种新策略，一种与忍着截然不同的策略？

来访者：你是说我应该忍受吗？
治疗师：不，一点也不。"忍受"是一种极度内耗的体验。我想知道你是否愿意尝试一种与忍受截然不同的新方法？

如果来访者可以接受新的不同的方法，我们可以接着教授接纳技巧。然而，在深入探讨之前，我们需要谈及三个重要的主题：情绪失调、"消极"情绪的积极功能以及接纳和暴露。

情绪失调

从ACT的角度来看，我们可以将“情绪失调”定义为不能灵活地对情绪做出反应。总体上，我们对情绪的反应越僵化（即融合、经验性回避和无效行动的程度越高），产生的问题就会越多，心理痛苦也就越强烈。

情绪失调的解药是情绪灵活性：通过解离、接纳、接触当下、以己为景、价值和承诺行动，灵活地应对情绪。（我们可以把这看作“与ACT相一致的情绪调节”——尽管我太不喜欢这个词，因为很容易产生误解）。

换一种说法，当一种困难的情绪存在，我们的目标是：

1. 开放：为之留出空间，从其认知因素中解离
2. 做重要的事情：以价值为指导，进行有效行动
3. 活在当下：专注并投入正在做的事情

和许多其他模式相比，这是一个很大的范式转变。传统观点认为，来访者在能够控制自己的行为之前，首先需要控制自己的情绪强度。这个常见的假设，和ACT的观点有冲突。因为ACT认为，尽管情绪会影响行为，但无法控制行为。

当然，在融合和经验性回避的语境下，情绪对行为有巨大的影响，但在正念和价值的语境下，影响就小得多。所以在ACT中，我们并不试图减弱情绪的强度，或从情绪中分散注意力，或让情绪消失。相反，无论来访者现在有什么情绪，或情绪有多么强烈，我们都致力于帮助他们活在当下，承认并允许自己的内在体验，连接价值，并对身体行为加以控制。

当然，当我们这样做的时候，情绪通常会减弱。例如，每一项发表的关于ACT治疗焦虑障碍的研究都显示焦虑症水平显著降低。然而，正如前面提到的，在ACT中，这种常见的结果是一种额外获益，而不是主要目的。我们的主要目标是帮助人们在接纳个人体验的同时，在价值的指引下，投入正在做的事情，从而过上有意义的生活。

说了这么多，如果真的需要，我们可以引入其他技巧来直接减少痛苦情绪，或从痛苦情绪中分散注意力（见第23章）。但是这种情况很少出现，特别是做了大量的锚定练习后。

“消极”情绪的积极功能

ACT有一句经典名言：“痛苦即盟友。”对大多数来访者来说，这是一个截然

不同的视角，他们通常会把痛苦情绪视为敌人。因此，很有必要对“消极”情绪的积极功能进行简短的心理教育。我把“消极”这个词加了引号，因为ACT通常会避开这个用语。在许多模型中，令人不悦的情绪被标记为“消极”，而让人愉悦的情绪被标记为“积极”。但在ACT中，我们主要感兴趣的是情绪的功能：其对行为的影响。所谓的“消极”情绪（如焦虑、悲伤、内疚）是在漫长的历史中进化而来的，在某些情境下，这些情绪提供了重要的生存优势。换言之，在某些背景下，“消极”情绪有积极的功能：对行为有改善生活的影响。

这些积极功能主要分为三类：动机、阐明和交流。我们的情绪激励我们以特定的方式行动，阐明什么是重要的，并帮助我们与他人交流沟通。

动机

愤怒激励我们坚持立场，去战斗。

愧疚激励我们做出改进，修复社会损害。

羞耻促使我们去弥补，修复社会损害，停止那些疏远的行为。

悲伤促使我们放慢脚步、撤离、休息。

阐明

愤怒阐明了保卫领土，保护边界，或者站起来为我们在乎的事情而战的重要性。

内疚阐明了我们对待他人的方式的重要性，以及修复社会关系的需要。

羞耻阐明了他人的重要性，我们对待他人的方式，以及归属于群体的好处。

悲伤阐明了失去后休息和复原的重要性。

交流

愤怒传达的是“这是不公平的或不对的”或“你侵入了我的领土”或“我在捍卫属于我的东西”。

内疚传达的是“我做了错事，我想纠正过来”。

羞耻传达的是“我失败了”或“我被打败了”。

悲伤传达的是“我丧失了重要的东西”。

那么恐惧和焦虑呢？

从学术上讲，焦虑是对未来威胁的一种反应（即我们预计会发生的危险的事情）：比如可能在公园里乱跑的恶狗。相比之下，恐惧是对当前威胁的一种反应（即现在正在发生的危险的事情）：比如巨大的罗威纳犬正咆哮着朝我们奔来。然而，在临床实践中，这些术语在很大程度上是可以交替转换的。

对于许多情绪，我们需要正式解释其适应性益处，因为这些益处并不明显（比如羞耻，见第24章）。但当涉及恐惧和焦虑时，几乎所有的来访者都能很容易发现这两种情绪的一些积极功能，比如动力，我们还可以根据需要填补空白。例如：

治疗师：你有没有想过为什么我们会有恐惧和焦虑这样的情绪？
来访者：没有真的想过。
治疗师：那么，这些情绪有没有在某些时刻曾经帮助过你呢？
来访者：嗯，我想有过。是的，当我还是学生的时候。我那时候焦虑怕考试不及格，所以焦虑激励了我去学习。
治疗师：是的，所以焦虑能够激励我们，做好准备迎接未来可能发生的危险，提前计划，如果可能的话，并且采取行动预防危险的发生。还有没有其他方式，焦虑或者恐惧对我们是有帮助的？
来访者：我想这些情绪阻止了我在黑夜走小路。
治疗师：是的，所以这是另外一个好处，这些情绪促使我们避免或是远离危险。关于恐惧和焦虑还有一点，这些情绪往往给我们很多“紧张能量”，因为能让我们做好准备逃跑。这种能量曾经对你有用吗？你有没有曾经把这种能量转化成别的东西？
来访者：嗯，我想，如果天已经黑了，这种紧张能量会帮助我尽快走回家。
治疗师：尽快回到家里，获得安全？
来访者：是的。
治疗师：所以，这是另一个好处，这些情绪给予我们能量，逃离危险，到达安全之地。

在探索任何情绪的阐明功能时，我们可以很容易通过如下文的方式，将之和价值相联系：

治疗师：情绪的另一个目的是，阐明我们在乎的是什么，什么是重要的，什么对我们来说是要紧的。所以你的焦虑告诉你，真正对你重要的是什么？
来访者：嗯，孩子、健康、婚姻还有安全。
治疗师：当然，这些对你确实非常重要，对吧？焦虑是在提醒你这一点。而且，这也是我们在这里工作的目的——帮助你处理好生活中这些重要的方面。

事实上，我们可以加入更多的教育：

治疗师：好的。你的焦虑似乎围绕着这几个重复出现的主题。你担心的主要是孩子和婚姻，还有健康，而且你非常关心自己和他们的安全。所以焦虑是在提醒你，这些对你来说至关重要，你需要处理好这些方面。

我们可以这样解释情绪的交流功能：

治疗师：所有情绪的另一个重要目的是帮助我们与他人交流。例如，如果我现在要求你做一些练习，你看起来很焦虑，这种焦虑就告诉我，你觉得我的建议有一点威胁性。这对我来说很重要，因为这样我就可以做些事情，减少练习的威胁性。所以，恐惧和焦虑会告诉别人，你觉得一些事情有威胁或危险，如果这些人体贴善良，那么知道这些信息将会促使他们支持或照顾你。

认知会引起情绪吗?

重申一个重要的观点，在 ACT 中，我们并不假设认知会引发情绪。认知会影响情绪——影响情绪的还有许多其他因素：身体状况、外部环境、所处情境，还有正在从事的活动，等等。（而且，情绪当然也会影响认知。）

接纳和暴露

几乎所有创伤相关障碍的循证治疗，核心都有暴露。虽然关于暴露的定义数量繁多，但这些定义大多可以归结如下：“对引发恐惧的刺激进行有计划的接触，以促进习惯化。”现在让我们把这个定义拆分解释一下。

“习惯化”用外行话说，就是对某事变得习以为常。我们对一个刺激习惯化之后，这件事对我们来说就会变得司空见惯，所以就不会那么痛苦了。“引发恐惧的刺激”可能是外部的（例如社交焦虑障碍中的社会情境，或幽闭恐惧症中的密闭空间）也可能是内部的（例如认知、情绪、感觉、记忆）。采用这种暴露概念模型的目标是让来访者接触他们害怕的刺激，并且保持这种接触，直到痛苦或焦虑水平显著降低。

问题是，这种关于暴露的广泛使用的概念是基于相当早期的科学研究之上的，所以现在有些值得怀疑。相比较而言，抑制学习理论（inhibitory learning theory，IHL）提供了对暴露的当代的解释，与旧模型明显不同。IHL 认为，习惯化不是暴露后积极行为改变的主要机制。

IHL 提出，当来访者和引发害怕的刺激在暴露中接触时，他们学到了新的、更为有效的反应方式——然后这些新学到的反应方式就会抑制（但不是删除）旧有的反应方式。前一段提到的研究显示了暴露中痛苦或是焦虑水平的降低，和暴露引起的积极行为改变没有关联。

换句话说，即便来访者在暴露过程中，痛苦 / 焦虑水平根本没有改变，显著的积极行为改变仍然会发生。反过来，来访者可能在暴露中痛苦 / 焦虑水平大幅下降，但没有任何积极行为改变。（如果你对此感到惊讶，请阅读上文提到的论文。时代在改变，而 IHL 对很多治疗模型产生了越来越大的影响。）

综上所述，根据 IHL，如果在暴露过程中出现了有效行为变化，这并不是因为焦虑和痛苦水平的降低，而是由于学习了新的、更为灵活的反应方式，抑制了旧的、无效的反应方式。

ACT 模型的暴露和 IHL 模型的暴露并不完全相同，但是两者非常相似和互补。在 ACT 中，我们把暴露定义为“有计划地接触窄化行为模式的刺激，以促进形成反应的灵活性”。现在我们再把这个定义拆分解释一下。

“窄化行为模式”指的是，当我们接触这些刺激的时候，我们的行为会被限制为一些刻板无效的反应。“窄化行为模式的刺激”是比“引发恐惧的刺激”更大的类别。窄化行为模式的刺激可能引发恐惧、悲伤、内疚、羞耻、愤怒，或者任何其他情绪。我们主要关心的，不是这些刺激引发了什么情绪，而是由此触发的被限制了的行为模式。

为了更好地理解 ACT 模型的暴露，请参见下面的选择点图。窄化行为模式的刺激——情绪、认知、情境——写在底部。（“情境”包括外部世界中，你能够看到、听到、触摸到、尝到或者闻到的窄化行为模式刺激的任何环境，例如人、地点、物体和活动。）避开行为就是窄化行为模式刺激所产生的、被限制了的行为模式。

在 ACT 中，暴露的目的并不是减少痛苦或者焦虑（尽管这种情况通常会发生）。相反，其目的是对窄化行为模式的刺激做出更加灵活的反应，这样你就能更有效地做那些能够创造有意义的生活的事情。“反应灵活性”包括情绪灵活性、认知灵活性以及行为灵活性。而且在选择点工具中，这些反应灵活性被称为趋近行动。

那么所有这些和接纳有什么关系呢？好吧，当我们带着开放和好奇的心态来面对那些我们通常试图要回避的苦难的、痛苦的、威胁性的个人体验——并且愿意让这些体验存在，同时不让它们控制我们的行为——这就是暴露！暴露就是有计划地接触窄化行为模式的刺激，以促进反应灵活性。

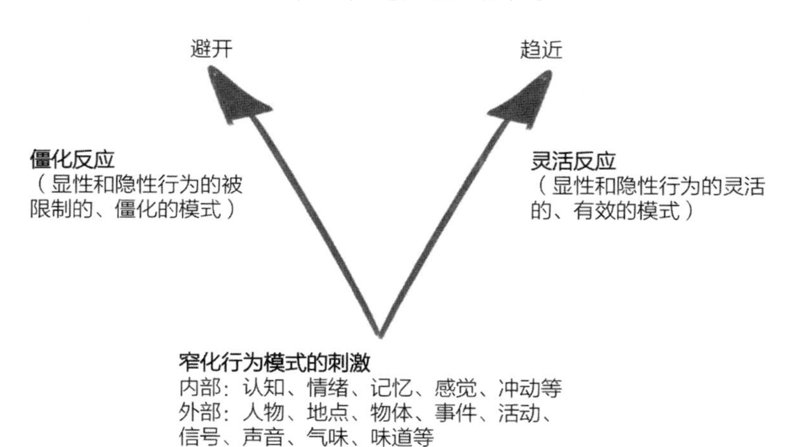

当然有些个人体验很容易被接纳，如愉悦的情绪、美好的记忆、令人欣慰的想法等。接纳这些体验不是暴露。但是当我们接纳困难的、不想要的、常常会触发问题行为的情绪和认知时，这就是暴露。

逐级暴露

“逐级暴露”是指用一种每一步都能让你保持心理灵活性的方法，将自己暴露于窄化行为模式的刺激中。前面我提到过健身房的隐喻：不要径直去拿最重的杠铃，要以较轻的杠铃开始，随着时间的推移逐步增加重量。同样的原则也适用于逐级暴露，我们鼓励来访者随着时间的推移逐步发展接纳技巧，从挑战性更小的个人体验开始，逐渐发展到更为困难的体验。

举例来说，当来访者高度回避焦虑时，我们最初可以只关注接纳一种身体感觉，比如心跳加速或者胃痉挛。接下来可以再选择另一种身体感受，以此类推。然后，我们可以进入焦虑的其他组成部分，比如想法和冲动，直到来访者可以接受体验的所有方面。下文是以一个轻松有趣的方式，来跟来访者交流这一点：

治疗师：你听过那个老笑话“怎么吃下一头大象”吗？

来访者：（微笑）一次吃一口。

治疗师：这个笑话虽然老套，却蕴含了很多智慧。与其试图应付那些巨大的让人不堪重负的情绪，我们不如一次专注于一小部分。

情绪的三个组成部分

任何一种情绪都有三个体验性组成因素：感觉、冲动和认知。在暴露和接纳中，我们可以和这些组成部分中的任何一个工作。

感觉

对很多人来说（但不是所有人），身体感觉是情绪中占主导地位的体验方面。例如，来访者在焦虑时，可能会注意到肌肉紧张、颤抖、出汗、麻木、胃部痉挛、喉咙哽咽、胸部憋闷、心跳加速等。

冲动

所有的情绪都伴随着心理和生理的冲动。焦虑的情况下，可能会强烈地想要担忧、找理由、喝酒、吸烟、分散注意力、离开环境等。

认知

认知是所有的情绪和冲动的内在固有因素。例如，经历焦虑时，来访者可能有这样的想法，比如说我把事情搞砸了，不好的事情要发生，我受不了这一点，等等。注意“认知”比“想法”更广泛。认知可能包含我们给这些体验贴的标签

（如焦虑、紧张、不安、颤抖），我们对这些体验的理解（如“我感到害怕，所以这意味着我在危险中”），以及与之伴随的意象和记忆。

如你所料，我们使用解离来处理情绪的认知部分，所以既然我们已经讨论过这部分，我们现在就来关注其他因素：感觉和冲动。（不过，你会注意到，为了便于讨论，我经常会说“情绪、冲动或者感觉”。）

价值指导的暴露

在 ACT 中，暴露的首要目标是帮助人们遵循价值生活，从而建立更有意义的生活。这一点和其他模式有巨大不同，其他模式的目标是降低焦虑和痛苦。我们需要在正式的暴露开始前就明确这一点：

治疗师：（紧跟在“把纸推开”练习之后）所以我只想澄清一下学习这么做的主要好处。好处就是，当这些困难的想法和感受出现时，你就可以采取趋近行动，做那些帮助你建立你想要的生活的事情，而不是采取避开行动，比如（提到来访者作为对情绪的反应，通常会采取的问题行为）。我们是否可以花点时间来澄清一下哪些是趋近行动？

我们现在帮助来访者和他们的趋近行动重新连接，回顾之前确立的价值和目标。（如果现在还没有价值和目标的信息，我们现在就需要来收集，请见第 5 章）我们可以重复使用这些信息来促进接纳。

治疗师：所以我们现在就来花点时间，真正了解一下我们这么做的目的。我们在做这个工作，这样你就可以更像你想成为的那种爸爸，对孩子更有耐心，花更多的时间和孩子玩。这也更像你想成为的丈夫有关，更有爱心、付出更多、更加开放。

最坏的情况下，如果来访者根本不能识别任何趋近行动，我可以提供两个选择，都很有效。

A. 我们先暂时搁置接纳，进入价值澄清，就像第 15 章中描述的。稍后建立以价值为基础的目标后，可以再回到接纳。
B. 我们继续讨论接纳，但是使用模糊、通用的词汇，如“自我照料”或“关爱他人”来描述价值，还有“构建更好的生活”来描述目标。我们会说：“那么现在，我们是否可以说，你的主要动机是‘自我照料’和‘构建更好的生活’？”

通过暴露，积极构建接纳的能力

我们在前一章和这一章所涉及的所有内容，都为积极学习接纳技能铺平了道路。所以现在我们需要使用暴露技术将情绪或冲动带到这个房间：

治疗师：如果你要学习弹吉他，先要有个吉他供你练习。学习处理情绪的新技巧也是同样的，我们需要把情绪带入这个房间中，才能和情绪工作。我想知道，现在你能够感受到一些情绪吗？

如果困难的情绪、冲动或是感觉已经存在了，我们就可以开始与之工作。但是，如果没有，我们就需要用下文描述的方式，诱发这些情绪、冲动或感觉。有创伤相关障碍的来访者常常想要回避的主要情绪是焦虑。但焦虑通常不是他们唯一想要回避的情绪，他们通常想要回避的情绪还有愤怒、羞耻、悲伤、内疚和孤独等。好消息是，接纳技巧是可迁移的。我们可以把相同的工具和技术用到任何情绪、感觉或者冲动中，包括麻木、空虚和身体疼痛等感受中。所以我们可以帮助来访者在任何不想要的感受出现时，发展接纳技能。

例如，假设来访者真的在和悲伤抗争，但是在会谈中不能探索这一点。如果是这样，那么他们可能会感到受挫、失望或者焦虑——这种情况下，我们就和产生的这些情绪工作。幸运的是，下文的策略能够有效帮助大部分来访者捕捉到困难的情绪。

重温记忆

我们可以帮助来访者重温一段他们曾经强烈感到这种感觉或冲动的记忆。（在治疗的这个阶段，我们不希望来访者刻意回忆创伤的记忆。正如第 30 章讨论的，对于这样的工作，我们需要采取很多预防措施。所以我们帮助来访者重拾适度压力的记忆，但不是创伤的记忆。而且如果我们不能安全地做到这一点，那么最好不要使用这种特殊的方法。）我可以询问一些如下的有用的问题：

- 你能回忆起最近一次产生这种冲动 / 感觉吗？
- 你能像这件事此刻正在发生似的，给我描述一下吗？你在什么地方？你能看到什么，听到什么？你和谁在一起？正在发生什么？你感受到了什么？

一旦来访者和记忆中的情绪发生连接，我们可以询问：

- 现在你和我坐在这里，就在此刻，这种感受开始出现了吗？你能在身体中感受到吗？

想象一个未来的场景

我们可以帮助来访者生动地想象一个即将到来的困难情境，并且询问上述的相同的问题：

- 你能像这件事此刻正在发生似的，给我描述一下吗？你在什么地方？你能看到什么，听到什么？你和谁在一起？正在发生什么？你感受到了什么？

同样，一旦来访者和想象中的场景发生连接，我们可以询问：

- 现在你和我坐在这里，就在此刻，这种感受开始出现了吗？

做曾经回避的任务

如果来访者正在回避一项困难的任务，比如打电话、发电子邮件、开始一项学习任务、预约、写简历、研究工作、加入一个小组、提交申请等，我们可以鼓励他们在会谈期间做这些事情。

放下防备

有些来访者在会谈中“保持警惕”（即做一些让他们有安全感和被保护感的事情，比如用外套盖住腿，采取双臂交叉的姿势，或者把手机打开放在身边）。我们可以鼓励他们实验一下改变这些做法：把外套放在一边，展开双臂并采取更加开放的姿势，或者把手机放在一边。

设置有挑战性的目标

通常都是这样，当我们开始在会谈中积极设置目标，要把来访者拉出舒适区的时候，困难的感觉和冲动就会出现：焦虑的感受，或者想要改变话题、终止会谈，或者是停止练习的冲动。

引发冲动的练习

在会谈中，我们或许可以安排来访者接触通常会触发他们冲动的刺激。例如，如果问题是吸烟或暴食，你可能会让来访者带来一包香烟或是他们会暴饮暴食的一种食物，并让来访者去看、摸、尝或者闻这些物品，并注意由此产生的冲动。

本章后面描述的冲动冲浪练习中，我们和想要吞咽的冲动工作。来访者将一颗葡萄，或者一粒像曼妥思这样的耐嚼的糖，放置在舌头上，并让糖待在那里，不咀嚼也不吞咽。很快唾液就会聚集，随之而来的还有吞咽的冲动。我们接下来指导来访者承认并允许这种吞咽或咀嚼的冲动，但不采取行动。

引发恐惧的练习

为了引发恐惧和焦虑，我们可以借鉴很多其他模式中使用的成熟技术。比如让来访者呼吸急速加快。我们将在第 20 章“慈悲灵活的暴露”中讨论这些内容。

预期焦虑

仅仅是预期将要到来的练习经常就足以触发焦虑——这种情况下，我们可以这样工作：

治疗师：我想知道，现在我们要冒险尝试实践这个新技巧，有什么感受出现了呢？
来访者：我有点紧张。
治疗师：好的。那我们来处理你的紧张可以吗？你身体的哪个地方感到了这种紧张？

除此之外，来访者总是会产生想回避练习的冲动：

治疗师：你有没有注意到想要逃避练习的冲动？
来访者：嗯，是的。
治疗师：我们来处理这种冲动，可以吗？你身体的哪个部位有这种感受？身体哪里有紧张的感受吗？注意到双臂、双腿、双手、双脚哪里有冲动吗？

处理强烈体验前，先做好安全和解离

在我们进行这项工作时，前面讨论的所有安全因素都发挥了作用。这些安全因素包括确认来访者是否真的愿意（不是被强迫的）；持续跟踪来访者的反应，以确保他们在自己的灵活性窗口内（即能够专注、投入并控制自己的身体行为）；在需要的时候做锚定练习，让他们保持在灵活性窗口内。预先解决融合也是明智的：“当我们这样做时，你的头脑可能会说一些没有帮助的东西，所以看看你是否可以让它在远远的背景中喋喋不休，就像超市里播放的音乐一样。”

如果在练习中确实出现了融合（如“这太蠢了”“我做不到”），我们就要注意并命名（“所以注意你的头脑在这里做什么”），或者正常化并承认目的（“有这样的想法是很自然的。这是一个具有挑战性的练习，你的头脑想要把你从不舒服的状态中解救出来。”）。或者，我们可以把它与价值联系起来：“让我们花点时间首先想一下你为什么要这么做……（治疗师简要说明来访者的价值和目标。）所以，即使你的头脑说‘这是胡说’，我们还可以继续工作吗？”如果以上这些还不够，我们可以引入第 11 章的“三大技术”：写下来、动一动、扩展觉察。

情绪 NAME 法

一旦一种困难的情绪或冲动存在，我们就可以开始培养接纳。（有大量的练习可以借鉴，我们这里谈到的只是冰山一角。）有一个广泛使用的练习，就是用 NAME 法应对情绪或者冲动。NAME 是个首字母缩写，代表了：

N——注意感觉（notice the sensations）
A——通过命名承认（acknowledge by name）
M——留出空间（make room）
E——扩展觉察（expand awareness）

运用这些组成部分，我们可以和来访者做一个练习，来帮助他们发展接纳。

注意感觉

NAME 过程从注意一种情绪或冲动的身体感觉开始：

治疗师：那么你在身体的哪个部位注意到了这一点？
来访者：胸部。
治疗师：胸部有什么样的感觉？
来访者：这里发闷。觉得难以呼吸。
治疗师：你还注意到了哪里？
来访者：心脏这里！
治疗师：心脏这里正在做什么？
来访者：猛烈跳动！
治疗师：好的——所以胸口发闷、心脏怦怦直跳。还有别的地方有感觉吗？
来访者：嗯，喉咙。
治疗师：是吗？那里有什么感觉？
来访者：好像，这里有肿块。我好像难以吞咽。

我们持续一分钟左右，识别感觉是什么样的，在身体的什么地方能感受到。通常我们会问一些引导性的问题：“你的面部有什么感觉吗？注意到下巴有什么感觉吗？喉咙部位呢？颈部？肩膀？胸部？腹部？”

如果我们要和冲动工作，我们就会问：“你注意到想做某事时生理或者心理的冲动了吗？你身体的哪个特别的部位有这种感觉吗？你身体的哪个部分有紧张、烦躁或者不安的感觉吗？你注意到双臂、双腿、背部、肩膀或者颈部有紧张的感觉吗？”

通过命名承认

治疗师：所以你把这种情绪叫作什么？

来访者：这种情绪是焦虑！！！

治疗师：好的。你可以花点时间通过说出名字，承认这种感受吗？请说“我注意到了焦虑”。

来访者：我注意到了焦虑。

治疗师：说出这句话之后，你感到有什么不同吗？

来访者：没有什么真正的不同。

治疗师：好的。所以我们可以再试一次吗，但是这一次，略有不同——在说这句话的同时，看看你是否真正注意到你正在感受到什么。这个练习的意图就是帮助你有些像是退后一步来观察焦虑，而不是身陷其中。你是否曾经在外面遇到突如其来的倾盆大雨——然后你就站在门口之类的地方躲雨——这样你就可以看着大雨从天而降，而不用被大雨淋湿？

来访者：是的。

治疗师：所以注意并命名你感受到了什么，能够帮助你做同样的事情。这样做并没有让焦虑停止，只是帮助你退后一点，所以你能够观察焦虑。

来访者：好的。

治疗师：很棒。所以这次，请说“我现在感受到了焦虑，我在胸部、喉咙还有腹部都注意到了焦虑”。

来访者：我现在感受到了焦虑，我在胸部、喉咙还有腹部都注意到了焦虑。

治疗师：这次有什么不同吗？有后退一步，观察着它的感觉吗？

来访者：是的，这的确，帮助我做到了，一点。

注意感觉并通过命名承认这些感觉，有时候能够有引人注目的效果——偶尔有时，也会完全没有效果。大多数的来访者介于这两种极端情况之间。如果带来的好处不够明显，我们要从容地谈论：“好的，”“很棒，”“别担心，”或者做出一些类似的反应，用温暖和开放的语气表达。

如果来访者发现很难命名情绪，我们可以建议：“也许是悲伤吗？”如果来访者使用更加口语化的语言（如“神经紧张”“紧张兮兮”“不踏实”），我们可以说：“听起来这可能是焦虑？”命名冲动要简单得多，如“我注意到我有想大喊大叫的冲动”“我有想抽根烟的冲动”等。

实用小贴士

来访者很少会只出现一种痛苦的情绪，所以问问是否有其他情绪常常是有帮助的（如“都是焦虑吗？还是也有其他的感受？有没有悲伤、愤怒或是羞耻？”）。

我们用隐喻的方式讨论情绪的“层次”也会有用，我们可以说：“经常在愤怒的下面，还有其他的情绪——就像恐惧、内疚或是悲伤。看看你是否能够剥下最上面的一层，下面还有别的什么？”如果存在其他情绪，我们就和来访者认为最困难的情绪工作。

为之留出空间

我们有各种各样的技术帮助来访者打开心扉，为这些困难的感觉留出空间，而且通常我们会将几种技术结合使用。广泛使用的方式包括：

- **注意特性：**注意并描述感受的物理特性——大小、形状、温度、运动、边界等。
- **具象化：**想象感受像是一个物理对象。
- **吸入其中：**想象、感觉，或是视觉化你吸入的气息围绕着你的感受。
- **扩展：**使用围绕感受扩展的隐喻。

在这个过程中，我们鼓励来访者怀着真诚的开放和好奇之心来观察感受：

治疗师：所以在这些不同的部位中，最困扰你的地方是哪里？

来访者：肠胃这里。

治疗师：好的，所以看看你是否能观察这种感受，就好像你是一位好奇的科学家，从来没有见过这样的事情。

来访者：好的。

治疗师：你正在关注着这一种感受，在你的腹部……

来访者：好的。

治疗师：就像一个科学家一样，你的目标是在这里有一些新发现——也许是你从来没有注意过的东西。

来访者：我通常都是尽力不去注意它！

治疗师：没错。这和你通常的做法正好相反。我可以继续进行吗？

来访者：好的。

治疗师：（注意特性）所以你能告诉我这种感受的形状和大小吗？比如，用手指，给我画出轮廓吗？

来访者：（在中腹部，画出一个圆形）主要在这里。

治疗师：是像煎饼一样平面的，还是更像立体的物体？

来访者：像一个球。

治疗师：一个球？对的。现在它在哪里？是在表层，还是内部深处，还是……

来访者：呃，挺深的——有点像在正中间。

治疗师：那里的温度怎么样？有热的地方，或者冷的地方吗？

来访者：呃，那里、那里——我以前从来没有想过——有点热。

除了上述的问题，我们还可以询问：

- 是运动的还是静止的？
- 轻还是重？

- 边缘是清晰的，还是模糊不清的？
- 你能感受它内部有什么震动、脉动或是运动吗？
- 那里有压力吗？
- 有灼烧、刺痛、悸动或是割伤吗？

之后，我们可以进入“具象化”：

治疗师：（具象化）现在，我想知道，你是否可以想象这种感受就像你内部的一个实体。

来访者：好的。

治疗师：所以，它是液体、固体，还是气体？

来访者：固体。

治疗师：是重的，轻的，还是没有重量的？

来访者：哦，重的。

治疗师：如果它是有颜色的，会是什么颜色？

来访者：黑色。

治疗师：所以，它就像一个热的、重的、固体的、黑色的球——就在你腹部的中间。

除了上述的问题，我们还可以询问：

- 它是透明的还是不透明的？
- 全都是一种颜色，还是有几种颜色？
- 如果你可以够得到并触摸其表面，它摸起来是什么样的，粗糙、平滑、湿润还是干燥的？

请记住，有少数人觉得视觉化极其困难（我就是其中之一）。所以，如果来访者纠结于这些视觉因素，就跳过这部分！而且注意：我们并不试图改变感受（例如，让球变小或是溶解球）。这种改变经常自发地发生，但是这不是我们的目标。这个练习的目标是如其所是地接受这种感受。所以如果练习确实减少了大小密度，这是很好的额外奖励，但这不是主要目的。

下一步是将气息吸入感受中，这样做大多数人都会觉得相当舒缓。（但是如果引发了不愉快的反应，就跳过这一步。）

治疗师：（吸入其中）现在看看你能不能轻柔地将气息吸入其中——不要猛烈吸气——就是轻柔地，吸入其中，然后想象你的气息流向感受，围绕感受……（来访者做的时候，治疗师停顿几秒）……就是这样，缓慢而轻柔地……（停顿）……吸入其中……（停顿）……气息将其围绕……（停顿）……不要试图摆脱它，就让它在那里，将气息吸入其中……（停顿）……我们可以继续吗？

来访者：是的，可以。

治疗师：（围绕感受扩展）很好……所以当你将气息吸入其中的时候，持续观察这种情绪……从各种角度观察……从前方和后方观察，从上方和下方观察……看看你是否能够在它周围开放……有点像你在围绕它扩展，为它提供很多空间……花点时间想想你为什么正在做这件事情——这样你可以更轻松地和孩子玩耍，更爱妻子，更像你成为的父亲和丈夫……而为了实现这些价值，开放并为这种感受留出空间……我们还可以继续进行吗？

来访者：是的，是的。

治疗师：所以我想知道，让这种感受待在那里是不是容易一些了？就是让感受在那里，不与之抗争？

来访者：嗯，我真的不太喜欢……

治疗师：当然不喜欢了，谁会喜欢呢？我一点都不指望你会喜欢。我只是想知道，你是否有那种就让它在那里，不与之抗争的感觉？

来访者：是的是的，我有这种感觉。

治疗师：所以，在0~10的等级中，10代表毫无抗争，“我绝对愿意为这种感觉留出空间（以开放的姿态向外和两侧伸展手臂，强调这一点）就让它在这里，即便它很糟糕”。0代表“我现在必须要摆脱这种感受（以关闭的姿态，将双臂紧紧抱在胸前），我再也不能忍受了，我需要它消失”。5是中间的位置，我们称为忍受，或是忍耐……你现在处于等级中的哪个位置？

来访者：10是毫无抗争？

治疗师：对——你完全愿意有这种感受，不管这种感受有多糟糕，也不去与之抗争。

来访者：我的等级可能是7。

治疗师：这很好。我们可以继续做这个练习，时间再长一些吗？

来访者：好的。

治疗师：很好。所以，持续观察这种感受。注意，这种感受不是你，这只是经过你的一些东西，就像云朵经过天空。

注意治疗师是怎样介绍意愿度等级量表的，在表中，10分等于完全愿意（即零回避，全接纳），而0分等于没有意愿（即零接纳，最大化回避）。这是对经验性接纳很有用的客观测量工具。在有些会谈中，来访者可能会达到10分，但是通常达不到——但这不是问题。（我确信你能够理解，有时候我们很擅长接纳痛苦的感受，其他时候我们做得很糟糕。）随着时间的推移，通过练习，我们期待来访者改善他们的接纳技能。如果它们能够达到7分，这就是很好的开始。

仁慈之手

经常在这个时候，我们会引入“仁慈之手”练习来培养自我慈悲：

治疗师：我邀请你伸出一只手，掌心向上（来访者这样做），看看你是否能让这只手充满真正的仁慈……你在生活中用这只手做过很多仁慈的事情，对吗？当你的孩子难过的时候，你会拥抱他们吗？

来访者：那是肯定的。

治疗师：孩子们害怕的时候，握住他们的手？

来访者：嗯嗯。

治疗师：用手来帮助他人搬抬东西，做事？

来访者：是的。

治疗师：所以看看你能够感到你给予别人的仁慈和支持，并且用某种方式，把这些就放在这只手里——就像你的这只手里充满了仁慈。

来访者：好的。

治疗师：现在我将会给你一个选择——或者将这只手轻柔地放在你的腹部上面，或者，如果你愿意，不用真正接触，只是将手停在腹部上方。（作为示范，治疗师把自己的手放在自己的腹部上。来访者跟着做。）很好，看看你能否把这种仁慈向内传递——你可能会体会到，想象到，或是感觉到——一种温暖、仁慈和支持的感觉，流向自己。

一些来访者，因为第8章讨论过的原因，不想接触自己的身体，所以要总是让他们可以选择把手停在身体上方，而不是直接接触身体。还有另一种选择，就是把双手捧在一起像一个杯子，放在大腿上。然后想象、体会或者感觉，仁慈“装满了手中的杯子”。然后仁慈又从双手流向双臂，流进身体，最后流入痛苦（或麻木）之中。

治疗师：看看你能不能将那种温暖和仁慈传递到这种感觉的内部和四周……将气息吸入其中……在其周围扩展……看看你是否可以让它周围软化，温柔地抱持着它……就像抱持着一个哭泣的婴儿，看到这个婴儿需要安慰……现在正在发生着什么？

来访者：（眼睛含着泪水，声音更柔和）就是，嗯——是的——我觉得，嗯——这很好（放松地呼了一口气）。

治疗师：我们可以继续吗？

来访者：可以。

治疗师：10是完全愿意有这种感受，0是完全不愿意，5是忍受这种感觉。你现在是多少分？

来访者：我现在是9分。

扩展觉察

我们以E字母代表的扩展觉察来结束（和锚定中的投入相似）。现在回到我们的仁慈之手的练习……

练习一下

仁慈之手：结论

治疗师：最后，注意到焦虑的存在……也注意到开放、为焦虑留出空间、顺其自然的感觉……注意到围绕这种感受的是你的身体……也许，现在伸展一下身体？……（治疗师伸展身体，来访者也这样做）……注意你周围的房间……你能看到什么，听到什么……吸入空气，注意这样做的感觉……注意到你和我在这里，我们一起工作，（幽默地）做这些奇怪的练习（来访者微笑起来）……现在感觉怎么样？

下一步怎么做？

在对练习的复盘中，我们可以说："问题是，完成这些以后，你下一步会做什么？如果你正在做的事情是重要的、有意义的、提升生活质量的，就继续做下去，并且全身心投入去做，真正关注，沉浸其中。但是，如果你正在做的事情并不真的重要，或者并不能真的带你走向想要的生活，你就应该停下来，尝试去做不同的事情。"

通常到了治疗的这个阶段，我们已经探索过了如下的问题："如果这种冲动 / 情绪并没有控制你，你会做什么不同的事情？"但是如果还没有，现在就是探索的好时机。当然有的来访者不知道会做什么不同的事情，这种情况下我们可以提一些建议，比如安排一些令人愉悦的活动（见第 16 章），或者做一些自我安抚的练习（见第 23 章）。

如果来访者不能给自己的情绪贴标签

有些人命名情绪的能力很弱，或者没有这种能力。这在学术上被称作"述情障碍（alexithymia）"，在希腊语中的意思是"没有表达感情的语言"。这样的情况下，我们就着力培养情感素养：教会来访者区别并标记不同的情绪，就像教一个孩子。当我们看到有些迹象表明来访者感受到了一些什么（比如，来访者看起来愤怒、悲伤、焦虑或是内疚），我们就让来访者充分觉察并回应自己的身体，注意身体的哪部分有感受，感受是怎样的，以及他们想要做什么。我们接下来可以帮助来访者为自己的情绪贴个标签："你是不是想哭，想把身体蜷缩起来？你的眼中含着泪水？胸部发闷？这些就是悲伤的情绪"，"你是不是觉得想大声喊出来？想砸东西？拳头握紧？牙关咬紧？心脏怦怦直跳？这就是愤怒的情绪"，等等，以此类推。我们可以从四大基本情绪开始——悲伤、气愤、快乐和害怕（悲怒喜恐）——然后逐渐扩展这种能力。（从网络上可以搜索在很多免费的"情感图表"，都会对这一步的工作有所帮助。）

练习的时长

多数接纳的练习会持续 2~20 分钟。持续时长有很大的不同，取决于来访者的问题、经验性回避的程度，以及已经掌握的 ACT 技巧。例如，对于高度经验性回避，对自己的情绪恐惧的来访者，我们开始时可以做一个 60 秒的练习。下一次练习可以延长到 90 秒，之后可以再延长到两分钟，以此类推。

实用小贴士

练习的时间越长，在练习过程中定期保持和价值的连接就越重要。例如，我们可以说“现在我们花点时间想想为什么我们做这个练习”或者“请提醒我一下，我们这样做是为什么”。

冲动和情绪冲浪

“冲动冲浪”一词最初是由心理学家艾伦·马拉特（Alan Marlatt）和朱迪思·戈登（Judith Gordon）创造的，作为他们正念治疗药物成瘾方法的一部分。这是一个接纳技术，用到了冲动就像海浪的隐喻：冲动升起，达到高潮，然后落下。（相同的隐喻也可以应用到情绪上。）这个技术的理念就是要在海浪上“冲浪”而不是与之抵抗。这个隐喻表达的观点是，正念地观察内部体验——允许情绪升起达到高潮，然后再次落下，而不要对它做些什么。冲动冲浪练习可以作为NAME 练习的替代练习，或者补充练习。

介绍海浪的隐喻

治疗师：你知道大海的海浪是怎样开始时微弱，然后慢慢积聚速度，越来越强大，直到达到最高点——然后又逐渐消退的吗？

来访者：知道啊。

治疗师：好的。情绪和冲动也是一样的。就像海浪一样，只要你不去抵抗，它们就会升起、达到高潮、然后落下——这个过程通常很快。但是如果你要和海浪抵抗的时候，会发生什么呢？

来访者：你会受到海浪的猛烈撞击。

治疗师：是的，海浪会猛烈砸在你身上。所以这个练习的目的是为这些海浪留出空间——在上面冲浪，而不是去抵抗。

但是我的海浪永远不停歇！

有时候来访者会反对说，他们的海浪一直不停歇，没完没了。我们要慈悲地认可并说：“是的，没错。当下确实是这样。而且海浪一直不停歇也是有充分理由的，因为你在做我们所有人都会自然而然、本能去做的事情——抗拒海浪。”

接下来，我们将概括一下来访者面对冲动或情绪时通常会做些什么。我们可以说：“我这么说的意思是，你往往会……（这里我们概述几种来访者常有的僵化反应：抗争、沉湎于其中、担忧、试图让自己分散注意力、试图把它们赶走）每当我们做出这样的反应，都会导致它们持续存在，没完没了。没人教过你怎么在它们之上冲浪，所以你从来没有体验过我说的这些。但是当你开始尝试冲浪的时候，你就会发现，通常海浪的起落都很快。”

怎样冲浪

冲动冲浪和情绪冲浪使用了 NAME 法的基本步骤。要在冲动和情绪上冲浪，而不是被其“猛击”“砸中”或者“彻底击败”。你首先注意到感觉，并且通过命名来承认体验。然后，在留出空间阶段，你可以使用海浪的隐喻：观察体验的升起、高潮和消退。我们还可以让来访者给海浪在 0~10 的区间打分：10 代表这种冲动或情绪曾经达到的最强烈的程度（最高潮点），0 代表冲动或情绪完全消失了。

治疗师：现在有多强烈？

来访者：大概在 7 分。

治疗师：我们可以继续进行吗？

来访者：好的。

治疗师：记住，不论冲动和情绪的海浪有多巨大，都不会比你更大。只要你给它们留出足够的空间，它们迟早会达到最高点然后消退。将气息吸入其中，在其周围扩展，留出很大的空间……

来访者：我讨厌这种感受。

治疗师：注意，你的头脑正在试图让你上钩入套……你能让头脑说自己的，而你继续做练习吗？

来访者：好的。

治疗师：现在的强烈程度怎么样了？

来访者：我觉得现在到了 9 分。

治疗师：好的。持续观察。注意你身体的哪个部分有这种感受。就让感受停留在那里。

来访者：好的。

治疗师：请提醒我一下——做这个练习是为了什么价值？

来访者：关爱。

治疗师：对谁呢？

来访者：对我自己，还有家庭。

治疗师：很棒。现在让我们回到愿意度量表，从 0~10，为了给予你自己和家庭更多的关爱，你有多愿意为冲动和情绪的浪潮留出空间？

来访者：大概 8 分。

治疗师：很好。继续观察浪潮。注意到……浪潮不是你，只是经过你身边的一些东西。0~10 分，浪潮的强烈程度现在达到了几分？

来访者：现在在回落。我想大概在 7 分。

治疗师：这一点很有趣。

浪潮通常会在 3~10 分钟内起落——冲动起落的速度通常比情绪要快。这个练习以 NAME 法中的 E，也就是扩展觉察结束（和仁慈之手练习相同，这里不再重复）。

在之后讨论练习时，我们要澄清：

- 虽然浪潮通常起落得很快，但是一般不会直接降到 0。

- 这个练习不是要控制浪潮，或是让它们消失。我们只是为它们留出空间，允许它们按照自己的节奏起落。在具有挑战性的情境下，浪潮会不断起起落落，如此反复。
- 如果我们留出空间，让浪潮流经我们，我们就不会被砸中或者冲走，而且其消退的速度常常比我们预计的要快。这样我们就有自由去做那些重要的、有意义的、改善生活的事情。

复盘和家庭作业

对任何练习复盘时，我们都会询问来访者如何看待练习，收获了什么，在会谈之后，会以什么方式对他们有所帮助。我们也会再将之和价值联系起来："这和你之前的做法有很大的不同，作为新技巧，这当然会有些棘手，有些挑战性。所以花些时间来确认下，你这样做是为了一些重要的东西。"

对于家庭作业，我们鼓励来访者定期练习，辅以音频和讲义。我们当然鼓励尽可能多做练习，同时也要根据每个独特的来访者的愿意程度来定制练习量。这个时候很适合重新提到举重隐喻。

治疗师：一天中，有时候你会感到稍微有点焦虑、悲伤或是易怒，并不像是全面爆发的情绪风暴，只是有些不开心和压力。你可以把这些作为"轻量级"，在这些时刻练习，从而锻炼好你的"心理肌肉"，然后再逐步发展到"重量级"，也就是那些真正浓烈的情绪。理想的安排是，最好每天至少做一个长时间的练习（如果愿意，可以使用音频），在你有些压力或是紧张的时候，也尽可以多做些短时间的练习。

发现会谈中的经验性回避

会谈中，经验性回避会以各种方式显现，特别是"守门"（gating）和"滑行"（skating）。我用"守门"这个词，指的是想要阻断或是抑制情绪的行为。来访者通常的表现有咬嘴唇、咬紧牙关、叹气、看向别处、开始沉默、改变坐姿、改变身体姿势（比如，交叉双臂、遮住眼睛）、离开房间、伸手拿餐巾纸、耸肩、坐立不安、用指甲抠手、强迫或是不恰当地发笑，等等。

我用"滑行"这个词，指的是在某些特定的话题和主题上滑过表面，不能深入，以此回避伴随而来的痛苦的情绪。你可能会听到：没发生什么，不记得了，这没关系，这不是新闻了，别谈那些了，都很好，很顺利，没有要说的，不用担心，进行下一步吧，继续吧，你知道那种感觉的，为什么一直讨论这个呢，已经结束了，谁在乎呢，无所谓，老一套，我都想通了。来访者还有可能快速叙述完，省略重要的细节，或者迅速转变话题。

显然，我们不能解决所有的经验性回避。这样做肯定会疏远来访者。但是用正念的方法关注这些行为，并将其转化为练习接纳的机会，通常是有用的。例如，在下面的逐字稿中，拉维的治疗目标之一是，改善与伴侣的沟通方式和亲密关系。然而，每当治疗师问他的感受时，拉维都会停顿一下，摸摸下巴，皱皱眉，几秒钟后说“这是个有趣的问题”或者“我从来没想过”。

治疗师：我注意到问到你的感受时，你回答说“这是个有趣的问题”或者“我从来没想过”。我不确定，你这样说，是因为你不想谈论这个话题，还是因为你觉得了解自己的情绪比较困难？
来访者：是的，这是个有趣的问题。
治疗师：啊，你看，你又这么回答了。我宁愿我的猜测是错的，不过我想你这样回答有助于你回避一些你不想碰触的不愉快的感受。（治疗师要抑制住自己的冲动，不去询问“你对此怎么看？”，因为这样问只会让来访者陷入自己的想法中。）问题是，你想真正改善和伴侣的关系，而这样做需要的技能之一就是沉浸在你的感受中：注意感受是什么，并为之命名。你现在愿意尝试吗？我们能做个练习来帮助你吗？（治疗师现在带着拉维做快速的身体扫描，帮助他注意和命名自己的感受）

深入接纳

上面的练习关注的是接纳中的前三个 A ——承认（*acknowledge*）、允许（*allow*）、容纳（*accommodate*）。让我们深入进行到第四个 A——欣赏（*appreciate*），以己为景，以及灵活思考。

欣赏

一旦来访者接纳了一种情绪，为它留出空间，我们就可以过渡到欣赏的部分：“我们的情绪从根本上来说是信使，承载着重要的信息。现在你已经为它留出了一些空间，让我们看看你是否能从这种情绪中提取智慧——觉察并融入其中，看看情绪向你提供了什么信息。”

然后我们可以询问：

- 这种情绪告诉你需要应对或面对什么？
- 这种情绪告诉你要改变什么？

- 这种情绪告诉你什么是对你真正重要的？
- （如果我们完成了价值部分的工作）这连接了哪个方面的价值？
- （如果我们完成了自我慈悲部分的工作）你能利用这种情绪来提醒自己善待自己吗？
- （如果正在和慈悲、共情或是与他人的连接工作）这种情绪如何帮助你理解他人？在你的生活中，有谁可能有类似的感受？他们有这些感受的时候，做些什么可能会帮助到他们？

这样的问题可以迅速挖掘价值、需求、欲望或需要解决的重要问题。所以如果会谈中还有时间，我们可以开始将其转化为价值和承诺行动（见第15章和第16章）。

当然，来访者解读情绪的方式可能偶尔会没有任何帮助。例如，当我们走出舒适区，恐惧和焦虑等情绪是不可避免的，但来访者可能会把这些情绪理解为"告知我不要去做某事"。如果发生这种情况，我们可以回到有用性的方面上来：

治疗师：所以你觉得这些感受是要"告诉你不要做这件事"？

来访者：是的，我想是这样。

治疗师：嗯，有可能是这样——但是，如果你听从了这个建议，将会被带到哪里？是趋近还是避开你想要的生活？

来访者：嗯，是避开了。（困惑）所以，你是在说我应该忽视这些感受吗？

治疗师：不，完全不是。我只是想知道是否会有其他方式来解释这些感受，以帮助你继续前行。

来访者：嗯——会有风险吗？

治疗师：是的。"这样会有风险。这是个新领域。要谨慎小心，照顾好自己。"

来访者：对，是的。确实感觉会有风险。

治疗师：当然会有。你不知道会发生什么。焦虑告诉你要小心，有所准备，照顾好自己。

以己为景

整个治疗过程中，我们重复了上述练习的很多种略有变化的版本。做这些练习的时候，可以种下很多以己为景（观察性自我）的种子。举例来说，我们用古老的天空与天气的隐喻来结束接纳的练习，常常会是有用的。这个隐喻有数千年的历史，在印度教、佛教和道教中都能找到来源。

天空与天气

治疗师：你的想法和感受就像天气，时时刻刻都在变化，时而温暖宜人，时而极端恶劣。但是，你的一个部分可以后退一步，注意到这些想法和感受——就像你在这个练习中做的一样。你的这一部分很像天空。天空总有容纳天气的空间，不管天气变得多糟糕——猛烈雷雨、狂暴飓风，雪窖冰天——都不能对天空造成伤害，而且天气迟早是会变化的。有时天空被云遮住，我们看不见天空了。但天空还在那里。即使遮挡的是厚厚的黑压压的雷雨云，只要我们飞得足够高，穿过云层，总有一天我们会看到晴朗的天空。所以逐渐地，当情绪天气恶劣的时候，你可以学会采取天空的视角，安全地观察自己的想法和感受，为之敞开心扉，留出空间。

之后的会谈中，我们可以多次重复谈到这个隐喻："你不是你的情绪。看看你是否能够敞开心扉，为情绪留出空间，就像天空为天气留出空间一样。"

同样地，当来访者做情绪和冲动冲浪时，我们也可以这样说："波浪并不是海洋。波浪从大海中升起，而且终将回归大海。同样地，你不是你的情绪或冲动——情绪和冲动会一直不断升起，达到高潮，然后消退。"

对情绪采取灵活思考

当不想要的情绪存在时，我们的头脑经常用严厉的、评判的方式来做出反应（例如，这很糟糕、可怕、讨厌、难以忍受、妨碍了我的生活；我必须摆脱它；这说明我有什么地方做错了）。所以在鼓励和这些评判解离的同时，我们也鼓励用新的方式来思考，以促进接纳。例如，我们可以鼓励来访者用如下的方式对自己说：

- 这种情绪是正常的，是对困境的一种正常反应。
- 情绪就像天气，而我就像天空。
- 情绪就像波浪：升起，达到高潮，然后消退。现在这种情绪很强烈，但是很快就会退去的。
- 我为这种感受留有空间，不论感受有多大，都不会比我大。
- 即便我并不喜欢这种感受，我还是愿意为这种感受留有空间。
- 这不能伤害我。我不必为此抗争或逃跑。
- 我不必让这种感受控制我。我可以有这样的感受，同时选择按照我的价值采取行动。
- 像所有的感受一样，这次的情绪会按照自己的节奏，停留或者来去。我不必为之抗争。
- 锚定，经历风雨渡过难关。
- 为之留出空间。
- 这是一个机会，可以练习新技巧。

（你可能注意到了这种反应和广泛使用的 CBT 策略“认知重评”之间有相似性。两者最大的不同之处在于，认知重评通常目的在于减弱情绪，而上述的认知重构目的在于接纳情绪。）

本章要点

本章有许多要点要掌握，以下是主要的几点：

- 接纳有 4A 法：**承认**（acknowledge）、**允许**（allow）、**容纳**（accommodate）、**欣赏**（appreciate）
- 从 ACT 角度来看，情绪失调意味着对情绪的僵化反应，如离解、回避以及无效行动。其对策就是学会灵活反应。
- 识别出“消极”情绪的积极功能——“消极”情绪可以起到激励、阐明以及交流的作用——促进接纳。
- ACT 中暴露的定义是“有计划地接触弱化能力的刺激，以促进形成反应灵活性”。我们练习接纳引发问题行为的不想要的个人体验时，就是在进行暴露。
- 接纳总是为价值和基于价值的目标服务的。

第 14 章　自我慈悲

关于自我慈悲，有多种定义。我给出的定义很简单，只有八个字：“承认痛苦，仁慈回应。”换言之，自我慈悲涉及有意识地承认自己的痛楚、伤害、苦难，作为回应，用仁慈、关爱和支持来对待自己。

自我慈悲一直都是 ACT 内在固有的一部分，但是 20 世纪 80、90 年代的时候，一直在背景边缘徘徊。21 世纪初，约翰·福赛斯和乔治·埃夫特（Georg Eifert）将其带到了舞台中央。从那时起，自我慈悲就一直处在聚光灯下了。自我慈悲对每个人都很重要，处理创伤时尤其如此。很多来访者不仅在过去经历了可怕的事件，现在也正在面对持续的困境。他们可能正在抵抗身体上的、情绪上的、心理上的、精神上的痛苦，常常是极度的痛苦。所以我们的目的是帮助他们用真正的仁慈和关爱来回应痛苦。不幸的是，这些说起来容易做起来却很难。

语言很重要！

对大多数人（包括治疗师）来说，自我慈悲并不是天生的，通常我们需要在治疗、自助或是精神发展的过程中才能学会。我们对痛苦最常见的反应是：

- 与之抗争
- 试图逃避或者回避
- 与之融合
- 否认、轻视或不予理会
- 对自己指责、评判或批评
- 容忍或是“忍受”
- 担忧、沉湎其中或者有强迫思维

自我慈悲和以上的反应截然不同，所以人们对它有很多误解，这也不足为奇。很多人觉得这样做特别难，对那些根深蒂固有自我憎恨的想法的人来说，这样做会触发很多焦虑情绪。所以要慢慢来，一次一小步，温柔而灵活地介绍慈悲。我们采用正式的方式，也就是解释概念，然后做练习。或者采用非正式的方式，也就是自然而然地带入体验性的工作中，而没有宣布“这就是自我慈悲”。上一章中，我们就用到了非正式的方式的一个例子，也就是治疗师介绍“仁慈之手”的练习。

如果使用正式的方式，语言的使用就会非常重要，因为有些来访者对“自我慈悲”这个词有消极的反应。他们把自我慈悲等同于软弱、自私、自怜，或者觉得跟宗教有联系。所以不使用“自我慈悲”这个词，介绍慈悲的一个简单的方法是，用两个朋友的隐喻。

两个朋友的隐喻

治疗师：假设你和朋友一起旅行。这是一段艰难的旅程，处处充满危险，可怕的事情接连不断发生。你漂泊沦落，苦苦挣扎，继续前行。现在你愿意什么样的朋友在你的身边，陪伴你继续这段旅程呢？一个朋友会总是说：“嘿，闭嘴！别再抱怨了。我不想听。不要当个懦夫，忍一忍接着走！”另一个朋友会说：“这真是太糟糕了。但是，我们现在同舟共济。我会支持你，未来路上的每一步我都陪着你。”你会选择哪个朋友？

来访者：是啊，我会选择第二个朋友。

治疗师：是的，我也是。那么你对自己来说是什么样的朋友？更像是第一个朋友，还是第二个？

来访者：第一个。

治疗师：是的，我们都是这样。我们打击自己，严厉惩罚自己。我们大多数人都不擅长做自己的第二个朋友。你有兴趣来学习怎样才能做到吗？

还有其他一些隐喻可以激发自我慈悲的品质，其中包括友善的教师或者教练，他们温暖、支持而且善于鼓励（与严厉、挑剔、冷漠的教师相对），还有慈爱的父母，安抚宽慰痛苦之中的孩子（与忽视、挑剔或是冲孩子大喊大叫的父母相对）。

自我慈悲和安全依恋

约翰·鲍尔比（John Bowlby）是英国精神病学家，是依恋理论的创始人。依恋理论能够解释人际关系中的自我挫败行为，对处理与创伤相关的人际问题通常是有用的。

依恋理论概述

新生儿是完全无助的，完全依靠照料者来寻求保护和抱持（否则就会死亡）。所以经过数百万年的进化，婴儿一出生就有强烈的本能，寻求并接近能够保护和抱持他们的照料者。引用鲍尔比的术语来说，婴儿向照料者发出“请求信号”，希望得到亲近、陪伴、安慰、保护、照顾、慰藉和食物。出生时，最基本的请求方式是哭泣、呜咽或者尖叫——但是随着自己的成长，他们能够发展很多其他的方式来寻求保护和保持。

如果照料者积极回应这些请求信号——也就是说，如果他们可以信赖，给予孩子抱持、安慰和食物（这样做的频率，远远高于忽视请求，或是带着敌意回应的频率）——孩子就发展出了这段关系中的“安全型依恋”。换言之，孩子就了解到他们的照料者（或者“依恋对象”）是安全可信赖的，能够有回应地满足他们的需要，所以在关系中感到安全。童年的安全依恋类型，和长大后发展安全的亲密关系的能力之间，存在着很强的相关性，这一点不足为奇。如果照料者不可信赖，没有回应，忽视或者带着敌意回应孩子的请求，孩子就会发展出不安全的依恋类型（其中包含几种类型）。这种不安全的依恋类型与长大后很难形成安全亲密关系有相关性。如果儿童长期受到虐待或忽视，很难形成安全亲密关系就几乎是一个普遍的问题。

相似之处

自我慈悲和安全依恋有很明显的相似之处。我们受伤或痛苦之时，就需要安抚慰藉和抱持。我们痛苦的想法和感受就是“痛苦的哭泣”——并且，当我们表现出自我慈悲时，就是做出仁慈、关爱和支持的回应。而且我们在回应时，越是可信赖和敏感，就会越受益。随着时间的推移，我们定期做自我慈悲的练习，就会发展出和自己的“安全依恋类型”：相信我们有支持、抱持和照料自己的能力。

治疗也是相似的过程：来访者寻求安慰、支持和安全，治疗师用仁慈和关爱做出可信赖的回应。（事实上，对一些来访者来说，这可能是他们人生中第一次建立这样的关系。）

我们可以帮助来访者通过价值和承诺行动，和善意支持他们的人建立健康友爱的关系。同时，我们帮助来访者发展有用的技巧来支持自己，特别是在来访者孤独寂寞的时候。自我慈悲是这些技巧中最重要的。

自我慈悲的模块

研究自我慈悲的世界顶级专家克里斯廷·内夫（Kristin Neff），用三个过程描述了自我慈悲：正念（mindfulness）、仁慈（kindness）和共同人性（common humanity）。

正念和仁慈无须赘述。“共同人性”是内夫的术语，意思是当我们认识到别人和我们一样会受苦，认识到我们命运相同，都在和“人类共同的境遇”抗争时，体会到的一种共同感。我们把内夫的三个要素转换到ACT的灵活六边形上。“正念”可以映射到解离（从痛苦中脱钩解套），接纳（开放）和接触当下（承认痛苦）。“仁慈”可以映射到价值和承诺行动（仁慈的言行）。如果我们把以己为景理解为“灵活的观点采择”，这一部分就可以对应共同人性。可以用下图表示：

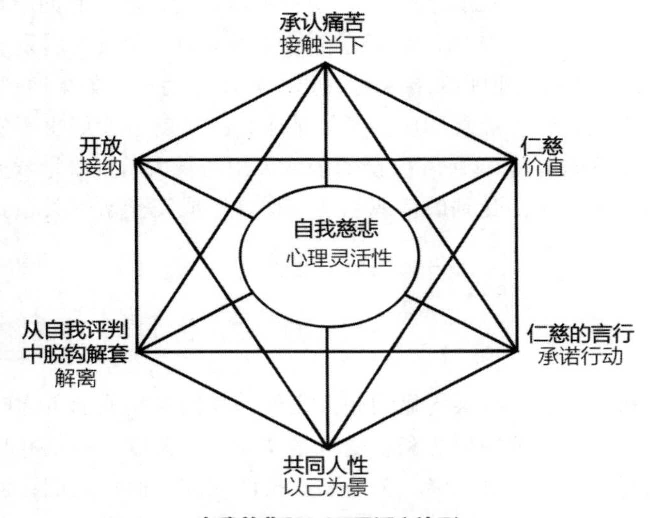

自我慈悲和ACT灵活六边形

我认为这个图代表了自我慈悲的六个“模块”。我们可以每次和其中的一个或多个方面工作。而且随着治疗的进行，来访者可以将它们“叠加起来”，构建更强大更广泛的自我慈悲能力。让我们简要了解下每一部分的内容。

承认痛苦

第一个模块通常是，仁慈、关爱、不加评判地注意并命名任何痛苦或困难的事情。我们经常需要将其与自怜区分开来：

治疗师：承认痛苦意味着诚实地面对伤痛究竟有多伤人，不纠结沉溺，也不变成自怜。例如，我们不会说“太糟糕了，我再也不能忍受了。我从来没觉得这么糟糕过。为什么是我？太不公平了”。这么说就是自怜，只能让事情更糟。我们希望用简单、仁慈和诚实的方式来承认痛苦，就像你会承认一个困境中的朋友的伤痛一样。

如果来访者不能精准指出确切的感受，我们就使用如下的说法：“痛苦”“悲伤”“受伤”“丧失”“伤痛”“心碎”“这里感到痛苦”“我注意到心碎的感觉”或者“我有一种空虚的感觉”。描述时加入“时不时”“此时”这样的词语也会很有用。我们可以说“我时不时会注意到焦虑”或者“此刻，孤独感出现了”。这样说有助于让我们记住，想法和感受都是转瞬即逝的，就像天气一样不断变化。即便是在最痛苦的时刻，我们的情绪也是不断变化着的，有时候我们感觉好了一些，有时候又差了一些。我们“时不时”会注意到焦虑，之后会注意要其他不同的情绪。

我们还可以使用“这是……的瞬间”“这是……的时刻”或者“这是一种……的体验”（如“这是最悲伤的时刻”或者“这是感到挫折的瞬间”）。我们可以鼓励来访者尝试使用这些词语，找出能引起共鸣的说法。内夫推荐的说法是“这是一个痛苦的时刻”——这个诗意的说法许多人都喜欢。但是，有些人会更喜欢接地气的语言，比如“这真的很伤人”。

开放

当我们为痛苦的想法和感受留出空间，这本身就是仁慈的行为。和很多回避的行为相比，这样做是用更健康的方式缓解了痛苦。所以任何接纳练习都非常适合在这里使用。

从自我评判中脱钩解套

从自我评判（还有其近亲：自我批评，自我厌恶，自我憎恨）中解离是自我慈悲的一个重要部分。所以任何解离练习都非常适合在这里使用。

共同人性

共同人性涉及，深刻认识到痛苦是人类共同拥有的。我们承认并共情他人的痛苦，我们有意识地认识到他人也在各自生活困境中承受着痛苦。如果和自怜融合，认为没有人和我们一样在承受痛苦，这样不仅会加剧和家人的疏远，也会加深经验性回避。当我们认识到他人的痛苦，看到我们的共同性，就会有助于形成归属感和连接感，并促进接纳。

我们反复将来访者的想法和感受正常化，加上我们自己的自我暴露，为共同人性部分的工作奠定了基础。然而，我们需要小心，不要让来访者误解我们在轻视或缩小他们的痛苦：

治疗师：通常在我们最痛苦的时刻，头脑会告诉我们“我们是孤独一人处在痛苦之中。没有人经受过这些痛苦，其他人都比我们更幸福，更快乐”。我的头脑经常会对我这样说。你的头脑也会对你说同样的话吗？（来访者赞同）

问题是，当我们由于这些想法上钩入套的话，通常会更加痛苦。所以提醒我们自己，每个人都会受伤并以各自的方式承受着痛苦，通常会有所帮助。痛苦的程度不同，方式不同，但是没有人有免费通行证，我们在生活中都会无数次经历丧失、痛苦和各种艰难险阻。重要的是，不要以此来贬低或是轻视自己的痛苦。事实是，你受伤了，你想承认这一点，而不是缩小自己的伤痛。我们的目标是承认痛苦，同时，把痛苦看作是生而为人的一部分——是和其他每个人都共同拥有的部分。

来访者：那我该怎么做到这一点呢？

治疗师：一种方式是，创作出一句话提醒自己，比如“每个人都会受苦，这是生而为人的一部分”或者“每个人都会受伤，这就是人类境况”。

然后我们会鼓励来访者将这句话加入其他自我慈悲的练习中。

天空视角

在前面的章节中，我们用“灵活的观点采择”来定义以己为景，就将以己为景和共同人性联系在了一起。但是以己为景还意味着“观察性自我”——这一部分也在自我慈悲中发挥作用。当你进入观察性自我的心理空间时，你就像天空，而你的认知和情绪就像天气。所以当天气中包含痛苦的情绪、可怕的记忆，以及严苛的自我评判的叙述时，从天空的安全的角度来观察这一切就是一种自我慈悲的行为。认识到除了这些可怕的过去发生的事件，或是令人厌恶的自我评判，你还有很多别的空间；让这一切都穿过你的身体，而不是吞噬了你。

仁慈

自我慈悲的核心是仁慈的价值。虽然常常被解离和回避覆盖掩埋，两个朋友的隐喻通常能够快速揭示并发现这个价值。下面问题的任何略有变化的版本都会有所帮助：“如果你深切关心的人遭受了就像你此刻正在遭受的痛苦，你会对他们说什么，会为他们做什么？”

如果来访者显得困惑，不知如何回答，我们可以这样提示：“如果你想给他们发个短信，表达说‘我看到你受伤了，我很关心你，我会支持你的’，你会用什么样的话语和行动传达呢？”（当然我们可以根据来访者调整问题。比如，如果来访者非常喜欢狗，我们可以问如果看到狗狗在遭受痛苦，他们会如何回应。）这样的问题不仅能激发仁慈，也能自然转化到承诺行动中来。

仁慈的言行

承诺行动包含将仁慈的价值转变成隐性行为（例如，仁慈的自我对话、仁慈的意象、慈心冥想），以及显性行为（仁慈、关爱、支持的行为动作）。

仁慈的自我对话

仁慈的自我对话涉及用仁慈、鼓励、支持的方式和自己说话。内容可以包括认可自己的伤痛（哇！这真的难以承受），也可以包括慈悲地自我鼓励（我能够应付、我能做好、我能完成）。任何关于如果你的朋友或者挚爱正在遭受痛苦，你会对他们说什么的问题，通常都能引出我们这样做的目的。然后我们可以这样建议：

治疗师：一整天里，不论这些困难的想法和感受何时出现，我们的目的是要承认你感受到的东西，承认这些感受是痛苦的，并提醒自己用仁慈和关爱来回应。最好有个可以经常对自己说的口头禅。比如，我经常对自己说的是，这真的很伤害我，要对自己仁慈。如果你喜欢这句话，可以用来做你的口头禅。不过你要是想创作自己的语句，那是再好不过的了。你有什么想法吗？

来访者要首先学会和严苛的自我对话解离，然后让对话的内容变得仁慈和具有支持性。例如，假设一个来访者在犯错后，和“我是个失败者”的观念融合了。仁慈的自我对话可能会是这样的：啊哈，失败者的主题又来了。好吧，我知道我搞砸了。但是，嘿，我也是个人啊。人人都会犯错的。

完美主义倾向的来访者可以这样提醒自己：我有了需要把事情做得完美的想法。但是，嘿，我真的不必这样。“做到 60 分”就可以啦。

努力想要发展新技巧或新行为方式的来访者，可以这样对自己说：头脑在讲一个有关“放弃”的故事，但我才不信呢。我在这里要做的事情真的很难，而且今天是糟糕的一天。我明天要再尝试一下。随着时间的推移，我会做得越来越好。

总是苛刻地拿自己和别人比较的来访者可以这样对自己说：啊哈！我的头脑又拿我做比较了，它试图打败我，让我按照它的标准来做。但是我没有必要一定要听它的。重要的是为我自己而活，做我自己真正关心的事情。

在之前的章节中，我们讨论过了认知灵活性：与无益的认知体验解离，增加新的、更加灵活的思维方式。对于自我评判的想法，我们并不是试图忽视、回避，或是从中转移注意力，也不会试图与之争辩，或消除它们。我们接纳它们的存在（也接纳它们会持续重现），从中脱钩解套……并且仁慈地与自己对话。

实用小贴士

要注意内心声音的语调。如果来访者说的内容是仁慈的，但是内心声音的语调是严苛、讽刺或是漠不关心的，也不能达到预期的效果。

仁慈的意象和冥想

很多意象和冥想的练习都能够培养自我慈悲。其中，“内在小孩”或是“年轻时的你”的练习特别行之有效。在这两个练习中，你想象自己穿越时光回到过去，去安慰和照料童年或是青少年时期的自己（第26章）。慈心冥想的效果也非常好（第31章）。

仁慈地触摸自己

仁慈地触摸自己有很多种略有不同的版本，比如上一章中的仁慈之手的练习。我们鼓励来访者多次实验，并找到最适合自己的方式。我们可以有如下的选择：

- 一只手放在胸部，另一只手放在腹部
- 双手都放在胸部
- 双手都放在腹部
- 轻柔地拥抱自己
- 拥抱自己，同时轻抚手臂
- 轻柔地按摩紧张或紧绷的部位
- 用手轻柔地捧着脸，如果愿意，可以按摩太阳穴

仁慈的行为和动作

说到仁慈、关爱、支持自己的行为，就像天空一样广阔没有限制：练习T-F ACT技巧、与他人共度美好时光、进行基本的自我照料（如健康饮食和定期运动）、抽空休息和放松、从事兴趣爱好、做运动或其他愉悦惬意的活动、参加治疗、自我安抚等。

但请注意：任何主要动机是融合或经验性回避的活动，都不太可能起到自我慈悲的作用。所以重要的是，这样的行为的动机主要是仁慈，并以灵活、正念的方式来做。

我们也要解释：“你不需要去做什么引人注目的事情。即使是最微小的自我慈

悲行为也是有价值的。”如果来访者想不出要做什么，我们可以给出一些建议。例如，我们可以用自我暴露：“我今天做了这样一些自我慈悲的小举动，希望能给你一点启发。我伸展了背部和颈部……洗了个长时间的热水澡……和宠物狗玩了一会儿，跟儿子看网络上的搞笑视频，我们笑得很开心……吃了一顿健康的早餐。就在你进来之前，我在外面闭上眼睛坐了一会儿——就是听听鸟儿的声音，感受阳光洒在脸上的感觉。”

欣赏

之前我们讨论过接纳的 4A 法：**承认、允许、容纳、欣赏**。其中欣赏在自我慈悲中起到了重要的作用。当来访者能够欣赏那些困难的认知、情绪和心理反应的意图时，做出仁慈的回应就会容易得多。

治疗师：所以这听起来有些奇怪。你的头脑与身体产生这些痛苦的想法和感受，实际上是想要帮助你。所有这些困难的想法、痛苦的情绪、战斗或逃跑、僵住或瘫倒的反应——最主要的目的都是一样的，你的头脑和身体在努力尝试保护你，保证你的安全。

来访者：是啊，也许吧，但我还是不喜欢这些东西。

治疗师：你当然不喜欢！谁会喜欢痛苦和不适呢？没人想要这些，没人会选择它们。生活给了你沉重的打击，你的头脑和身体，以它们所知道的最好的方式来做出了回应。你没有要求承受这些痛苦，是生活把这些抛给了你。这些东西带来了很大的伤害。而当生活如此苦难深重时，我们需要一些仁慈。

来访者：（若有所思地点点头）的确。

自我慈悲的障碍

下面简要介绍一些最常见的阻碍自我慈悲的障碍，以及如何克服。

融合与不堪重负

即便是用温和的方式，每次与一个模块工作，自我慈悲仍然可能引发大量的难以应对的想法和感受。来访者可能和自我评判融合（都是我的错。我活该这样。）或者会因为困难的情绪和记忆不堪重负。如果发生了这样的情况，我们需要进行锚定和解离的练习。

这样是自私、放纵或是软弱的

如果来访者抱怨说，自我慈悲是自私、放纵或是软弱的，我们可以这样应对：

治疗师：这种工作是崭新的，与以往做法完全不同，所以自然会有些不舒服。你的头脑试图帮助你回避这种不舒服，所以就告诉你很多原因，让你不要这么做。比如头脑可能会说这样做是自私和软弱的。我们是否可以允许自己的头脑这么做……同时，考虑一下，如果你最好的朋友正在苦苦挣扎，经历一个异常艰难的时期，你会支持他们吗？

来访者：当然会的。

治疗师：如果他们接受了你的帮助和仁慈，你会说他们自私或软弱吗？

来访者：不会……

治疗师：所以请注意这里的双重标准。如果你的朋友在需要的时候，应该得到仁慈和关爱，那么你也应该得到这些。

来访者：但这是不一样的。

治疗师：当然，你的头脑永远不会赞同我的观点。它会一直说，这是自私的，这是软弱的。这里有一个选择点。如果你让这些想法左右你，你会被带到哪里去？

来访者：重新回到困境中。

治疗师：你乘坐过飞机吗？

来访者：坐过几次。

治疗师：你知道氧气面罩使用时的一个原则，即帮助别人之前，先把自己的面罩戴上吗？你可以用同样的方式来思考，照顾好自己，才能更好地照顾别人。

动机

来访者可能会说“我必须严格要求自己，要不然就会搞砸的”或者“这是我激励自己的方式。如果我对自己放松，将一事无成”。我们要认可，短期内这确实能起到激励作用。但长期来看，通常会产生相反的效果。著名的胡萝卜和大棒的隐喻就可以很好地说明这一点。

胡萝卜和大棒的隐喻

治疗师：（开玩笑地）你有一头宠物驴，对吧？用来把货物运送到市场？

来访者：（配合治疗师的玩笑）哦，是的，当然。

治疗师：有两种方法可以激励那头驴，对吧？第一种是用大棒打它，它受不了就会驮起货物，以防再被你打。另一种方法是用胡萝卜引诱它，它也会驮着重担，想得到更多的胡萝卜。越是经常使用胡萝卜的方法，你的驴子就越健康快乐。而你越依赖大棒的方法，你的驴子就会被打得遍体鳞伤，痛苦不堪。所以苛刻地对待自己，是胡萝卜还是大棒？

来访者：是的，是大棒。那我应该怎么激励自己呢？

治疗师：幸运的是，我们有比胡萝卜好得多的东西——我们有一种叫作“价值”的东西。

从这里开始，通过价值、基于价值的目标和慈悲的自我鼓励，治疗就可以转到对自我激励的学习上来。两个教练的隐喻（类似两个朋友的隐喻）对完美主义倾向的来访者和其他固着于以自我批评为动力的来访者来说，通常是有用的。

两个教练的隐喻

治疗师：你最喜欢的运动是什么？（来访者做出回答）好的，我们想象一下有两个势均力敌的球队，队员都很有天赋，每队都有一个教练。第一个教练的激励风格是严厉的、评判的、批评的。他的关注点在队员做错的每一件事情上，比如“太差劲了！”“你真没用！”“你连试都没试过！”“我不敢相信你这么做了！”“需要我要跟你再说多少遍！”“你搞砸了，你把这件事弄得一团糟，那件事也被你弄得完全是一团糟”。

第二个教练的激励风格是仁慈的，常常给出支持性的反馈和鼓励，即承认队员做得好的部分，也承认队员做得不好的部分。他可能会说“今天你 A、B、C 这三件事做得很好，我也看到你改善了 D 和 E。我很高兴你在 J 发生的时候还记得做了 H 和 I。我注意到你好像在 F 和 G 方面有些纠结。让我们看看这些方面发生了什么，以及怎么改进。是的，我知道你在 X 和 Y 上面搞砸了，但是，嘿——我们可都是凡人，人人都会犯错。不要因此责怪自己，让我们复盘一下，看看下次类似的事情发生的时候，我们可以做出什么改变”。

关于这个话题，很多已发表的研究表明：从长期看，严厉的、批评的、评判的教练会让队员变得消极、失去动力、表现不佳；仁慈、支持性的教练能提高效率，队员会更有动力，表现也要好得多。你没有遇到过对你严厉批评的教练 / 老师 / 经理 / 家长？那是一种怎样的体验？你自己用的是什么样的方法？

宗教内涵

有些人觉得自我慈悲是一种宗教练习，所以会产生一些问题，要么因为他们不信教，要么因为他们觉得其来源和自己信仰的宗教不同。要想避免这个问题，最简单的方法是，用非宗教的方式来介绍（例如，用两个朋友的隐喻）。如果确实出现了宗教方面的顾虑，我们就诚实开放地进行谈论。我们要谈论，自我慈悲是大多数（如果不是全部）宗教的一个重要的部分。但是，现在自我慈悲已经成为一种传播广泛的非宗教的练习，因为对健康和福祉有很大的益处，所以很多科学家对之进行了深刻的研究。

较少或没有接受慈悲的体验

有些人的生活是如此艰难，他们很少体验过他人给予的真正的慈悲。因此，他们也很难对自己慈悲。我们可以鼓励或者支持这样的来访者去：

- 花些功夫来找到那些可能对别人慈悲的人，并和他们建立关系。他们可能是关心你的朋友、爱你的伴侣、友善的邻居。
- 加入团体、社区或者项目——可以是宗教的、精神的、自我发展的或者自助的——这里可能会得到慈悲的支持。
- 寻找并思考外部世界可以进行的慈悲行为的例子，包括电影、书籍、电视节目、朋友和家人。
- 练习对他人慈悲，然后看看是否能对自己做同样的事情。慈心冥想非常有助于实现这个目标。

"我不值得被仁慈对待"

有时来访者可能会说：我不值得被仁慈对待。其他人值得，但我不值得。（这显然与来访者围绕自己无价值的大量叙事有关。）我们不是要对这样的想法进行挑战或争论，而是要帮助来访者注意，命名，并与之解离。我们可以问："如果你遵循'从不寻求，也从不期待仁慈'的规则，能够帮助你避免什么？"如果来访者不知道怎么回答，我们解释说，如果你从不寻求仁慈，就可以回避所有关于是否能得到仁慈对待的焦虑。如果你从不期待仁慈，即使别人没有仁慈待你，你也可以回避受伤或失望的情绪。我们通常可以把这些与童年经历联系起来："在家里，你如果寻求或希望照料者善待你，只会带来痛苦和折磨。放弃要安全得多。所以这种思维方式，总的来说是你的头脑在保护和照顾你。"

到了这个阶段，使用把想法写下来的策略比较适合：

治疗师：你的头脑下达了一个指令"我不值得被仁慈对待"。我可以把它写下来吗？（来访者表示同意。治疗师用大字写在一张纸上）然后你的头脑用一大堆其他陈述来支持这个指令，比如"我毫无价值，""都是我的错，""我很差"。（治疗师把这些写在刚才的指令下面，然后把纸拿起来。）这样写对吗？

来访者：是的。

治疗师：这些我都不赞同。但是如果和你争论，就是浪费时间，对吗？

来访者：我的上一个治疗师就跟我争论，但是收效甚微。

治疗师：我敢肯定没什么效果。你的头脑这样说已经很长时间了，现在没有什么可以阻止头脑这么做。所以……（治疗师把纸放在一张空椅子上，来访者可以清楚地看到上面的字。）……这就是你的头脑想说的话。总的来说，规则是：不允许仁慈存在！你觉得你必须赞同这个规则，对吗?

来访者：我并不觉得这是个规则。这就是我的做法。

治疗师：是的，就是这些。（又指了指纸）你已经这么做了很长时间，你甚至并不觉得这是规则。

来访者：我就是这样的。这样的话，生活会简单一些。

治疗师：明白了。生活中，我们真的可以从这种方式中获益。我们所有人都是这样的，如果我们在长时间内持续一种做法，那么即便想到有不同做法的可能，也是不舒服的。我想让你知道，我非常欣赏你做出的努力。

来访者：这是什么意思?

治疗师：我的意思是说，我印象真的很深刻，虽然你的头脑一直说着这些（又指向纸），你还是一直来到这里跟我见面。每次你来这里，都是在照顾自己，在做支持和照料自己的事情。我们在这里工作的分分秒秒，都在打破这个规则（又指向纸）。这是很难做到的。

来访者：我都没有这么想过。

治疗师：从我的角度来看，这还挺酷的。即便你的头脑一直在说那些东西，我们可以继续在这里的工作吗?

来访者：好的。

治疗师：我真的很欣赏这一点。你像这样不服从规则的时候，是什么感觉?

来访者：我感到焦虑。

治疗师：是的，当你违背曾经深信不疑的规则时，有这样的感受是正常的。感觉简直就像违法一样。

来访者：是的，是这样的。

治疗师：所以，看看你是否能够打开心扉，让那些感受就待在那里。（治疗师做一个NAME法练习的快速练习版本。）所以要注意，规则就在那里，但是它们已经不能控制你了。如果你需要为这种感受留出空间，让你的生活向更好的方向发展，你愿意这样做吗?

来访者：愿意。

翻开旧伤

有时当来访者更加自我慈悲以后，很多旧的“心理伤口”开始被揭开。这是极其痛苦，而且可能是让人难以承受的，下面是解释正在发生的事情的一种方式。

孤儿院的隐喻

治疗师：想象你找了一份在孤儿院的工作，就像是你在电影中看到的那种老式孤儿院。你第一次值夜班，穿过走廊，你听见宿舍里有孩子的哭声。所以你走进了宿舍……里面有大约二十个孩子，都在自己的床上睡得正香，只有一个小孩子例外。这个小孩子正默默地趴在枕头上哭泣。所以你悄悄地走到她的身旁，坐在她的床边，小声（这样就不会吵醒其他孩子）问她怎么了。她告诉你，她真的很伤心很害怕，你就说一些仁慈的话来安慰她……但是，你的声音大了一点儿……两边的小孩子醒来了……他们看到了你，也想得到你的关注……所以他们也哭了起来，你就开始试图也安抚这些孩子……但是现在周围的孩子也都醒来了……他们也想得到你的关注，所以他们也都开始哭泣了……不知不觉整个宿舍的孩子都哭了起来，都告诉你他们有多伤心有多害怕，希望你能安慰他们。所以如果你想帮助这些孩子平静下来，有安全感，你首先需要用仁慈和安慰来回应他们。如果你对他们大喊大叫，或者威胁他们，他们也许会安静了，但是他们内心不会感到平静和安全。如果你留下他们逃走了，那么你也许会稍微轻松一点儿，但是孩子们会受到更大的伤害。

所以，你可以仁慈而平静地说“没关系，孩子们，我就在这儿，我不会离开你们的，我会留下来陪你们的”。接下来你可以在房间里四处走走，对每个孩子都说几句安慰的话，并且保证以后有时间，会跟他们多交谈一些。

大多数来访者不需要进一步解释就能理解这个隐喻。然后我们可以在以后的会谈中，再次回顾这个隐喻：“此刻你感受到的痛苦，就像是孤儿院里那些痛苦的、哭着寻求安慰的孩子中的一个。你会如何回应？”

家庭作业

家庭作业部分，我们可以鼓励来访者定期练习自我慈悲“模块”中的任意组合。对于有的来访者，我们可以集中做仁慈的自我对话的工作。对于有的来访者，我们可以鼓励他们每天做仁慈之手的练习。而对于有的来访者，我们可能就会强调每天做一些自我仁慈的小举动。

我们也鼓励来访者创造自己的自我慈悲的迷你仪式。比如，早晨起床之前，还有晚上入睡之前，都做一个两分钟的仁慈之手的练习，或者把这个练习加到锚定练习中。

本章要点

自我慈悲——承认痛苦，仁慈回应——是 T-F ACT 的内在固有组成部分。因为自我慈悲具有挑战性，所以可以将其分解成几个组成模块，每次介绍一到两个模块。有时候来访者很快就可以发展自我慈悲的能力，有时候却煞费苦心还是艰难缓慢。然而，正如我们会对来访者说的，不管步子会有多小，每一步都是有价值的。

第 15 章　知晓重要价值

虽然 ACT 文献中很少用到“乐观”一词，但 ACT 模型本身就是乐观和充满希望的。ACT 认为我们都能够减轻痛苦，并建立有意义的生活——不论我们都来自何方，经历过什么，正在面对着什么。当然，我们并不会教人们去挑战悲观的想法，用乐观的想法来取代之，也不会希望所有的问题会奇迹般消失。但是通过价值和承诺行动，我们可以积极激发面对生活时充满希望、乐观的态度。

不论生活中发生了什么，不论生活有多么艰难，不论过去发生过多么可怕的事情——我们都能学会实践自我慈悲，遵循价值生活，并欣赏生活的馈赠。这样做并不能奇迹般地消除痛苦，解决问题，让我们变得更快乐，但是确实能减轻心理痛苦，让我们在面对挑战时能够更好地享受生活，过上更有意义的生活。本章我们将讨论价值在帮助我们实现这个目标中的重要作用。

将价值带到舞台中央

价值是希望行为所具有的品质：现在你想带入行动中，并且希望能够持续的品质。向来访者描述时，我们可以这样说：“你内心最深处希望，作为一个人你有怎样的行为方式。你希望怎样对待自己、他人以及你周围的世界。”目标描述的是你想要获得的结果，我们希望在未来拥有什么、得到什么或者能够实现什么。而价值描述的是我们当下想要怎样表现，并想持续这样的表现。举例来说，如果你想“有份好工作”，这就是目标；如果你想要“负责任可信赖”，这就是价值。“结婚”：目标。“深爱”：价值。为家庭“买房子”居住：目标。对家庭“给予支持与关爱”：价值。“旅游”：目标。在旅途中“保持好奇、开放、感恩和具有冒险精神”：价值。“有个孩子”：目标。“有爱心和悉心养育”：价值。“结交新朋友”或者“受欢迎”：目标。“温暖、开放、善解人意”：价值。

如果你想要得到权力、名誉、金钱、独处的机会、幸福、人气、美貌、尊重、豪宅、健康、豪车、人们都善待你或觉得你有魅力——这些都是目标，而不是价值。这些描述的都是你在追求的结果，而不是描述你期待自己的行为具有的品质。区分两者很重要，因为即便目标好像还遥不可及，此时此地按照价值生活，还是能够给我们赋能。例如，像“仁慈待人”这样的价值能够支持我们做一些小善举（例如为别人扶着门），来实现大的长期目标（例如成为治疗师）。实现长期目标可能需要数年的时间，但是你通过自己的言行，可以用成千上万种方式，每天都按照仁慈的价值来生活。

我们可以用价值作为指导我们生活的罗盘：鼓舞我们设定目标和采取行动，激励我们为追求目标而努力工作，即使这样做会带来痛苦的想法和感受。在追求目标时，价值也可以指导我们的行为举止。例如，当我们试图在人际关系中满足自己的需求时，如何对待自己和他人。每次会谈中，价值都存在于背景中——随着治疗的深入进行，我们逐渐把价值带到前景显著的地方。

逐渐接触价值

让我们快速回顾一下我们之前为价值部分所做的工作。通常，我们在进行摄入性会谈的时候，就首先接触到了价值，将价值从为治疗建立的目标中梳理出来（但是并没有称之为“价值”）。之后，我们通过有用性、趋近行动和选择点的概念反复与价值相联系。例如，当来访者讲述他们在会谈之外做过的改善生活的行为时，我们可能会问“你觉得这更像是趋近行动还是避开行动？”或者“你会如何通过你做事的方式，描述出其中的品质？”或者“那一刻你的主张是什么？”“在应对这件事的时候，你喜欢你自己吗？”“你做这件事的方式，有什么值得骄傲的地方吗？”。

当来访者谈论自己的避开行为时，我们会问“当你做这件事的时候，你避开了什么，或者避开了谁？你错过了什么，或者失去了什么？”或“这妨碍了什么？”或者“你其实想做的行动是什么？”。

探索情绪的时候，也在挖掘价值。具有这种功能的问题有“这些感受告诉你，你在乎的是什么，或者在什么方面需要做些不同的事情？这些感受告诉你，你想要主张什么，或是反对什么？”。

然后，随着治疗的进行，我们可以开始在问题中明确使用“价值”这个词：“这样是为了什么价值？”或者“当你练习某项技能 / 追求某个目标 / 采取某项行动时，你是按照什么价值在生活？”。

通过这些干预，我们收集了很多关于价值的有用的信息，与价值一致的目标、愿望、需求、欲望、重要的生活领域、重要的人际关系、来访者想要停止或减少的行为，以及来访者想要开始或增加的行为。这些都是关于价值和承诺行动的珍贵资料。

关于价值的初始会谈

当运用快速的正念练习来开启会谈的时候，在练习中加入一些价值的特色，常常会是有用的。例如：

治疗师：花点时间集中注意力……脚踩在地板上……挺直背部……肩膀下垂……把目光集中在一个点上……注意能听到什么声音……怀着开放与好奇之心……从我传来的声音……还有你发出的声音……还有我们周围的房间……还有房间的外面……现在，有意识地去了解你内心深处真正关心的是什么，并与之和谐相处……提醒自己，是什么对你如此重要，所以你做出这些努力来到了这里……

治疗师：（特别提到来访者之前提到过的价值、与价值一致的目标，还有重要的人际关系和生活领域）可以思考一下你提到过的一些东西……比如关爱你自己和你的孩子……体贴有爱心……真实开放……勇敢面对内心的恐惧……重返职场……照顾好自己的健康……花点时间确认一下，这些对你是重要的……这些也是我们工作的意义所在。

聚光灯下

当我们想让价值处于聚光灯下的时候，我们可以这样说：

治疗师：我们能花几分钟说些重要的事情吗？你一直很努力，走出你的舒适圈，学习新技巧，这样你就可以从这些困难的想法和感受中脱钩解套了。这一切是很有挑战性的，对吗？

来访者：这样说都是轻描淡写了。

治疗师：的确是这样。所以，我想知道我们是否可以从更为宏观的视角来看看，这一切会指引到什么地方？正如我在第一次会谈中说过的，我们最终的目标是帮助你建立有意义和充实的生活。到目前为止，我们主要致力于其中的一个方面——学习如何应对困难的想法和感受。但还有另一个很重要的方面，那就是采取行动，积极地去做为了构建更好的生活所需要做的事情。所以我想知道，我们能不能转到关注这个方面？

来访者：好的。

治疗师：很好。那么首先就是了解你的价值是什么。通过“价值”这个词，我想表达的是，你内心深处最渴望怎样行动，怎样对待自己、他人，以及周围的世界。你已经提到了你的一些价值，比如……（提到几种价值）……所以，我想知道，我们可以在这里进行更深入的探索吗？

在这一点上，来访者的反应可能各不相同，可能会开放、好奇、热情或者绝望、愤怒或愤世嫉俗。消极的反应表示融合或回避，我们可以用锚定、解离、接纳和自我慈悲来回应（第 19 章会讲到这一点），但许多来访者都愿意接受。如果来访者问“这有什么意义？”或者“这有什么用？”，对这个问题的回答很重要，但我们需要简短回答，而不要长篇说教。我们还要确保，来访者真的愿意探索价值，而不是为了取悦治疗师而“附和”。下面是我们应对这两个问题的方法：

来访者：我看不出这有什么用。

治疗师：其实，很多方面都有用。其一，知晓自己的价值，有助于我们做出更好的选择——做那些对我们更有效的事情。其二，价值就像我们内心的罗盘，在人生中给我们指引方向，帮助我们找到自己的道路，让我们有目标感。其三，价值能够给我们提供动机——让我们有力量和勇气去做真正重要的事情。其四，在生活中那些无聊暗淡的时刻，价值能够给生活增加一些色彩。其五，当你按照价值行动的时候，会有充实感——对自己诚实，用自己的方式生活，像内心深处你真的想成为的人那样行动。

来访者：我没有时间跟你说这些废话，我有真正需要解决的问题。

治疗师：确实。这正是我们接下来要做的——采取行动来解决你的问题，改善你的生活。了解价值可以帮助你做到这一点，因为价值可以帮助你在解决这些问题的时候，选择你的主张，以及你会怎样对待自己、他人。

来访者：是的，但是，你看——我不可能打个响指，轻而易举就重建生活了。我有一堆破事要处理。

治疗师：是啊，绝对是这样。你有很多破事要处理。你说得非常正确——重建生活不可能是又快又容易的，而是缓慢又富有挑战的过程，是通过小的改变，随着时间的推移而发生的，而且过程非常困难。价值能够给你提供动力，做这项艰难的工作。如果你还没有准备好，我不会推动你来做这件事。如果你的选择是，想花更多的时间来学习怎样应对想法和感受，我们当然可以去做。我是说，我觉得你已经准备好进行更深入的探索了，但是我会听你的意见。

来访者：（叹气）哦，那好吧。如果你这么说，我们就来做吧。

治疗师：我能说实话吗？听起来好像你这么说是为了取悦我。听起来你并不是真的感兴趣。

来访者：哦，是的，我很怀疑。

治疗师：我完全接受你的怀疑。请不要我说什么就信什么。你的经验才是真正重要的。

来访者：好的，那么，我们继续吧。

治疗师：嗯，你知道吗？我有些犹豫。因为……你听起来好像还是在附和我、取悦我。如果用这种方式，你不会有真正收获的。

来访者：那么我应该怎么做呢？

治疗师：这项工作是关于你的，关于你想成为怎样的人。在你内心的深处，你想成为怎样的人；你想建立怎样的人际关系；我们这一生如此珍贵，正在分秒消逝，你想在这一生为世界带来些什么？你对这些感兴趣吗？

来访者：（停顿一下，然后安静地回答）是的。

治疗师：你现在有什么想法和感受？

来访者：（流下眼泪）我觉得有些悲伤。

治疗师：这是一个好的信号，表明我们的方向是正确的。

当来访者第一次明确地开始与价值建立联系时，常常会流泪，并产生悲伤等情绪。一旦我们确定来访者真的愿意开始工作，我们会让他们选择生活中希望改善的一个领域（例如，工作、健康、休闲或一种重要的人际关系），然后在这个领域中继续探索价值。

两种万无一失又能够连接价值的方法

请接受我的道歉，我故意在上面的小标题中犯了一个错误。事实是，在 T-FACT 中，没有什么是“万无一失”的（这一点很不幸）。然而，下面任何一个练习，都能够帮助大多数人和价值连接。

练习一下

连接和思考

这个连接和反思的练习涉及想到你关心的人，并思考你们愿意在一起做什么。（这个练习受到了凯利·威尔逊的“甜点”练习的启发。）下面是一些指导语的基本框架，你可以自己来填空充实。做这个练习的时候，节奏要慢，给来访者充足的时间来理解这些指令。（来访者可能说话，也可能自始至终都保持沉默。两种表现都可以。）

这个练习分为两个部分：

连接和思考——A 部分

- 想一个你关心的、今天还活跃在你的生活中的人——这个人对你很好，你也愿意和这个人待在一起。然后回忆你们在一起的一段时光，最近或是过去的时光都可以，在那段时光里，你们一起做着你喜欢的活动。
- 尽量栩栩如生地回忆。
- 重新体验，带着情感来感受回忆。
- 从你眼睛的后面来看着当时的场景：注意当时你在哪里……当时是一天中的什么时间？……室内还是户外？……天气怎么样？景色怎么样？温度怎么样？……空气怎么样？你能看到什么？……你能听到什么？……你能触摸到什么？……尝到什么？……闻到什么？
- 注意你回忆中的其他人——他们是什么样子？他们正在说什么，做什么？他们说话的语气、面部表情、身体姿势、行动的方式是什么样的？
- 在这段记忆中，你在想着什么？……感受到了什么？做着什么？你的双臂正在做什么？……双腿在做什么？……嘴正在做什么？你是动态的还是静止的？现在你跳入记忆中自己的身体，感受是什么样的？
- 尽情享受这一刻，充分体验。感受是什么样的？真正珍惜这一刻。

至少给来访者留出一到两分钟的时间来尽情享受记忆。然后进入B部分，可以跟来访者对话，也可以不说话，给来访者留出理解问题的时间。

连接和思考——B部分

- 现在退后一步，像在电视屏幕上看着自己的这段记忆。注意观察自己。你正在说着什么，做着什么？你和其他人是怎样互动的？你怎样对待他们？你怎样回应他们？
- 你在这段记忆中显示出了什么品质？例如，你是否开放、有爱心、仁慈、有趣、轻松、有连接、投入、感兴趣、有欣赏力、诚实、真实、勇敢、亲密？
- 关于你想成为什么样的人，你希望对待自己和他人的方式，你想建立的人际关系，你想怎样度过时光——这些记忆让你想到了什么？

连接和思考——复盘

做完练习后，讨论来访者对B部分最后两个要点问题的回应。以此来强调练习中引申出来的价值。

连接和思考——修改

我们可以对练习做出修改，让来访者回忆他们喜欢做的（或是过去喜欢做的）活动。这些活动可以是和他人一起的，也可以独自做，可以是在家中，在工作场所，或是娱乐场景，像上文那样与记忆连接。然后我们可以询问和B部分类似的问题：

- 在这段记忆中，你显示出了什么样的品质？
- 关于你想成为什么样的人，你想怎样度过时光，这段记忆让你想到了什么？
- 你想怎样对待XYZ？（XYZ代表了活动涉及的物品、人、地方）

练习一下

你仰慕谁？

我们还可以询问："你仰慕/尊敬/崇拜谁？"这个人可以是历史人物、小说电影里的人物、来访者认识的人，或者是来访者通过媒体知道的人物。

来访者选出仰慕的人之后，我们就可以询问如下的问题："你崇拜/尊敬他们的哪些方面？""你喜欢他们的什么个人品质，什么个性？""他们是什么样的人？”“他们是怎样对待别人的？”“他们信奉什么？”“如果要用两三个词来描述他们最好的品质，你会用哪些词汇？”

得到了来访者对这些问题的回答后，我们可以询问：“那么你想让这些品质在你的生活中发挥作用吗？”如果答案是肯定的，我们就已经确定了价值。

实用小贴士

你通常能够分辨出人们何时真正与价值建立了连接，因为那个时刻他们往往活在当下、开放、自愿表露脆弱、有一种活力和自由的感觉。通常他们面部和声音也会随之软化，身体姿势也会更为开放。因此，如果讨论价值感觉似乎有点陈腐、枯燥或“草率”，这通常意味着来访者并没有真正与价值建立连接。他们只是“嘴上说说”，或者在把价值理性化。为了鼓励来访者和价值连接，可以请他们想象践行价值：它看起来和听起来会是什么样子？来访者想象的时候是什么感觉？

选择价值

关于价值，有一个特别棒的地方就是，我们选择了价值之后，价值就属于我们了。我们可以通过下文的方法来解释这一点：

来访者：说实话，我想说“爱”和“仁慈”，但是我再看看自己的行为，很显然这些不是我的价值。

来访者：我很高兴你提出了这个问题。你看，社会告诉我们，我们的行为反映了价值。但是研究显示，很多时候，行为并不一定反应价值。我们因为想法和感受而上钩入套，被拉着避开了价值。你看，价值是“希望行为拥有的品质”。指的是，如果可以选择，我们希望怎样行事。所以如果你希望拥有什么样的品质，那么根据定义，这些就已经是你的价值了。价值指的就是你希望拥有的行为的品质。如果你希望自己有爱心，那么“爱”就是你的一个价值。如果你希望自己仁慈，那么“仁慈”就是你的一个价值。

来访者：但是我没有做什么有爱心或是仁慈的事情。

来访者：你发现了一个重要的问题，即价值和行动之间的区别。对于任何特定的价值，你可以遵循这个价值行动，也不可以不遵循。如果你希望遵循爱与仁慈的价值行动，那么即便你之前从来没有这么做过，也可以从今天开始践行起来。

三条通往价值的道路

如果因为某些原因，以上的练习和方法都不适合你的来访者，还有很多别的方法。以下是其中三种：

谈论有意义的活动

和来访者讨论他们觉得（或者曾经觉得）有意义的活动常常能够揭示价值。我们可以这样询问：

- 你通常做什么活动来消遣/休闲/放松/娱乐/创造?
- 什么会让你感到骄傲/成功/充实?
- 你什么时候能够体会到归属/充满活力/做重要的事情/和某人或某事紧密联系的感觉?
- 你在婚姻中/和家人一起时/作为一个朋友时/工作中，什么时候处于最佳状态？处于那些时刻那些地方里的你是什么样的？你会怎样对待他人？你会怎样对待自己?

和来访者谈论“有意义的痛苦”常常会是非常有效的方法。来访者做过的（或者正在做的）非常痛苦，但是意义深刻的事情，比如支持深爱的人，度过罹患重疾的艰难阶段，或者即使会付出重大代价，也要捍卫自己的理想信念。

监测日常活动

对表现出极度冷漠、疏离、缺乏动力或绝望的来访者来说，监测日常活动尤其有用。来访者可以填一份表单，来监测与记录每个小时都做了什么，对每项活动的意义、活力和有用性进行评级。填好的这些记录表单，可以让来访者更好地觉察自己是如何安排时间的，以及这样度过时间的方式对他们有怎样的影响。接下来我们可以谈谈，哪些活动可以改善生活，哪些活动会消耗生活，这样的讨论会非常富有成效。

对深度抑郁或冷漠的来访者来说，这常常会是最好的出发点。这能够帮助他们认识到，正在做的哪些事情让他们陷入了困境，从而为来访者尝试不同的行为铺平了道路。这也会揭示哪些活动可以改善生活，这样我们就可以探索怎样持续改善，并且从中梳理出价值。

价值卡片和价值清单

填写价值清单（如下所示）是在教师模式中和价值工作的很好的方法。首先来访者选择一个想要改善的生活领域（比如，工作、教育、健康、娱乐、育儿、友谊、亲密关系等），然后来访者浏览或填写一个价值清单。

四十种共同价值

价值是你内心深处，对自己作为一个人会怎样行动的最深切渴望。价值描述了你想怎样对待自己、他人以及周围的世界。（这不是“正确”价值的清单。价值没有“正确”与“错误”的分别。就好像你喜欢的冰激凌的口味。如果你喜欢巧克力口味的，而别人喜欢香草口味的，这并不能说明别人的口味是正确的，而你的口味的错误的——反之亦然。这只能说明你们的口味不同。所以这个清单中的价值并不是所谓正确的或者最好的价值，只是给你一些参考建议。如果你的价值没有列在清单上，你可以在底部空白处写上。）

选出想要改善、提升，或者探索的一个生活领域（比如，工作、教育、健康、娱乐、育儿、友谊、精神、亲密关系）。然后思考下面列表中的哪些价值，可以更好地把这句话补充完整：在这个生活领域，我希望我……

通读这个列表，如果一个价值看起来在你的这个生活领域很重要，就在旁边写个V。如果比较重要就写个S。如果不那么重要就写个N。

在这个生活领域，我希望我……

1．接纳：对我自己、他人、我的感受等保持开放、允许或平和的态度
2．有冒险精神：愿意创造或追求新奇、冒险或令人兴奋的经历
3．坚定自信：尊重并坚持自己的权利，要求得到自己想要的东西
4．真实：诚实、自然、对自己忠实
5．关爱/自我关爱：积极地照料自己、他人和环境等
6．慈悲/自我慈悲：对自己和他人的痛苦做出仁慈的反应
7．愿意合作：愿意协助他们，并与他人一起工作
8．有胆量：勇敢或者大胆，在恐惧、威胁或是风险面前能够坚持不懈
9．有创造力：有想象力、善于发明创造，或者有创新精神

10. 好奇：心胸开阔，对事物有好奇心；愿意探索和发现
11. 鼓舞人心：对认可的行为表示支持、激励和奖励
12. 善于表达：通过语言与行动表达我的想法和感受
13. 专注：对于我正在做的事情，专注并投入
14. 公平/正义：对自己和他人公平且正义地行事
15. 灵活：愿意并能够调整和适应环境变化
16. 友善：对别人热情、开放、关爱并相处融洽
17. 宽恕：放下对自己和他人的愤恨积怨
18. 感恩：对得到心怀感恩
19. 乐于助人：奉献、助人、贡献、协助、分享
20. 诚实：对自己和他人诚实、真实、真诚
21. 独立：自己选择要怎样生活，做什么事
22. 勤奋：勤勉、努力、敬业
23. 仁慈：对自己和他人体贴、施助或者关爱
24. 有爱心：对自己和他人显示出爱、情感或者极大的关心
25. 正念/活在当下：完全活在当下，投入正在做的事情
26. 开放：表露自己，让人们知道自己的想法和感受
27. 有秩序：整齐有条理
28. 坚持/承诺：尽管问题很困难，但仍然愿意继续下去
29. 童心：轻松幽默、生性乐天
30. 保护性：照顾好自己和他人的安全
31. 尊重的/自尊的：用关爱与体贴来对待自己和别人
32. 负责任：值得信赖、可靠、对自己的行为负责
33. 技术娴熟：运用我们的知识、经验和训练把事情做好
34. 乐于助人：帮助别人、鼓励别人、愿意为自己和他人服务
35. 守信：忠诚、诚实、忠实、真诚、负责、可信赖
36. 信任：愿意相信他人是诚实、真诚、可信、有能力的
37. 其他：
38. 其他：
39. 其他：
40. 其他：

四十种共同价值检查表

来访者显然可以选择其他生活领域，再填写一遍上面的清单。他们经常会发现很多价值在不同领域会重复出现。价值卡片可以发挥相同的作用。通常一副价值卡片包含四十到五十张卡片，每张卡片上面印着一个不同的价值。来访者选择一个生活领域，然后把卡片分成三堆：非常重要的，比较重要的，不那么重要的。无论用上述哪种方法，来访者都可以接着选择两到三个"非常重要"的价值，在接下来的日子里"摆弄实验看看"（即在一天中尝试用各种方法来实验并按照这些价值行动）。

实用小贴士

很多治疗师喜欢价值卡片和价值清单，因为和其他方法相比更易于使用。然而，如果来访者只是选择出词句，并没有真正和自己连接起来，就会流于走马观花、不能深入，或者变成智力训练。因此，这些方法做好是作为二级干预，在首先做完了上述的体验性工作后，再来充实关于价值的工作。

通往价值的障碍

和 T-F ACT 中的任何事情一样，通往价值的道路，不总是一路畅通的，下面是一些常见障碍。

"我不知道！"

你有没有碰到过来访者，对有关价值的每一个问题，都一律回答"我不知道"？如果没有遇到，你真是太幸运了！如果遇到，就不要再继续提问了，我们可以这样说："很显然，现在你并不是真的知道答案。所以你愿意做个练习找出答案吗？"接下来我们可以做一个价值清单练习，或者做一个连接与思考的练习。

同样地，如果来访者说"我没有价值"，我们可以回答："是的，我能看出来，表面上看是这样的。有两种可能的解释。第一种是，你目前还没有拥有价值。第二种是，你已经拥有了价值，但是你还没有意识到。不管是哪种情况，我都可以与之工作。如果你愿意跟我做一个练习，将会有助于找出你已经拥有的价值，或者从头开始创造属于你的价值。"

与结果目标的融合

来访者经常把“价值”作为“喜欢”或“想要”的同义词。例如，思考以下这些陈述：我认为经济安全很有价值，我认为身材苗条有价值，我认为友谊有价值，我认为权力和影响力有价值，我认为内心的平静有价值，我认为健康有价值。这些不是ACT意义上的价值，没有描述期望的行为品质。这些描述的是结果目标——我们想要拥有、获得、实现或完成的事情——而价值（如前所述）描述的是，不管是否实现了目标，我们都想要在此时此地如何表现，并且持续下去。

了解这两者的区别很重要，因为我们无法控制自己去达到期望结果，但我们可以控制自己去遵循价值生活和行动。当然，如果期望结果对我们很重要，我们就可以改变行为来增大实现的可能性——但这并不能保证我们会成功。因此，当来访者确定结果目标时，我们首先要认可，然后梳理出潜在价值，再将其转化为行动计划。

下面这个隐喻通常可以帮助来访者区分价值和结果目标。

旅行的目的地和方式

治疗师：目标就像目的地，是你要去的地方，比如巴黎或纽约。价值是你在旅途中期望自己的行为方式——你想要如何对待自己、他人，以及沿途遇到的事物。例如，对同行的其他旅行者，你想仁慈助人，还是刻薄固执或疏远？旅行中，对自己的见闻经历，你是想保持开放和好奇，还是封闭和冷漠？对你的身体健康，你想要关心还是忽视？因此，目标是终点、最终的目的地，而价值是你在旅途中想要的行为方式，以及在到达终点时想要的行为方式。

下文的逐字稿演示了，如何从关注结果目标转到识别价值。来访者是一位30岁男性，患有慢性疼痛综合征。一年前他遭受了身体上的袭击，因而患上了PTSD。袭击中他背部受伤，之后进行了脊柱手术，从而加剧了疼痛：

来访者：你看，我认为最有价值的就是健康了。但是我不能拥有健康！以前我能跑马拉松，但是现在我连路都走不了！

治疗师：我能想象那有多么艰难。你看起来真的很沮丧。

来访者：我当然会沮丧了，换成是你，你不沮丧吗？

治疗师：是的，我肯定会的。每个人都会沮丧的。

（治疗师现在让来访者注意感受，来访者诉说有悲伤和愤怒。他们接下来做快速的情绪NAME法练习，同时结合仁慈之手的练习。

来访者之前做过，所以不需要再做解释。练习持续约四分钟。然后治疗师回到价值的话题。）

治疗师：事情是这样的。你当然想拥有健康，但此刻，你不能拥有，这真的令人痛苦。我们的工作目标之一，就是尽一切可能改善你的健康。明确这一点后，你能跟我说说，你想怎样对待你的身体吗？

来访者：我想康复。我想让它重新恢复功能。

治疗师：当然。有一个问题是，没有人确切知道这需要多长时间，或是最终会改善到什么程度，对吗？

来访者：没人知道。

治疗师：但是我们确实知道的是，你今天越善待自己的身体，未来身体康复的可能性就越大。

来访者：是的。

治疗师：所以，如果你真的想要尽最大的努力照顾好身体，你会做些什么呢？

治疗师帮助来访者从“恢复健康”的目标转到自我照料（即照顾好身体）的价值上来。下一步就是要将这个价值转化为承诺行动——探索来访者每天能做些什么事情来照顾好自己的身体。

与情绪目标融合

有时候，和价值工作时，来访者会退回到情绪目标。在下面的逐字稿中，来访者之前一直关注自己和孩子们的关系，并且陈述：“我认为冷静平和非常有价值。”这里“价值”一词还是“想要”的近义词，来访者描述的还是情绪目标——他们想感受到什么——而不是价值。

治疗师：（让情绪目标更为明显）所以你想感到更冷静，更平和？

来访者：是的。

治疗师：是的，我也希望自己冷静、平和。你知道，我们这里描述的，在学术上被称为情绪目标。换句话说，就是你希望感受到什么，所以你想感受到平和，感受到冷静。我和你想的一样，我们都想感受到冷静和平和。但是，我们当然不可能总是能感受到这些——生活里充满着压力和困难，我们都会有时候体验到焦虑、悲伤、愤怒等。记得我们谈论过情绪就像天气吗？天气一直在变化，有时候晴空万里，有时候又狂风暴雨？

来访者：是啊。我更喜欢好天气。

治疗师：是的，我们谁不是呢。问题是，价值和情绪截然不同。价值不是我期待怎样感受，而是怎样行动——不论我们感受如何，不论感受到平和、冷静还是焦虑、悲伤，在我们的内心深处，我们想要怎样对待我们自己和他人，以及我们周围的世界。假设我这里有一根魔法棒，一根真正的魔法棒，确实拥有魔法。当我挥动这根魔法棒，所有让人倍感压力的想法、记忆和情绪，都像过眼浮云，不能再以任何方式阻碍你……那么，你对待孩子们的方式会有什么不同？

来访者：额，那么，我不会老是对着他们大声嚷嚷了。

治疗师：当他们表现不好的时候，你会怎么

跟他们说话呢？
来访者：嗯，说话冷静。
治疗师：好的，所以你会说话更为冷静。你还会怎么对待他们呢？
来访者：嗯，我对他们不会那么苛刻和严格了。
治疗师：不要那么苛刻严格，那你会怎样做呢？
来访者：放松！
治疗师：意思是说你对孩子们行为的期待会放松一些吗？会给孩子们更多的自由空间，更少的要求？
来访者：嗯，是的。
治疗师：你会变得更加随和，更加灵活？
来访者：是的，当然了。
治疗师：还有吗？你对待他们的方式，还有其他不同吗？
来访者：我想我会更多倾听他们，多笑一笑。
治疗师：所以你会更加关注孩子们，会变得更轻松愉快一些？
来访者：嗯，是的，我们会玩得很开心。
治疗师：所以你会变得更爱玩一些？
来访者：是的。
治疗师：所以，你对待孩子的方式会截然不同——你会更平静、更随和、灵活、轻松愉快、爱玩、专注。所以，如果我们的工作可以帮助你以这样的方式对待孩子们，不论是你感觉平静的时候，还是你感觉焦虑、悲伤，或是愤怒的时候——这样会对你有所帮助吗？

当来访者表达他们想要的其他情绪 / 心理状态（例如，自信、高度自尊、放松、满足、充实、满意、快乐——或者典型的“我只想快乐”）时，我们也可以采用同样的方法。

在上述所有情况下，来访者（通常是无意识的）的原则是：“我必须首先达到这种心理 / 情绪状态，然后我的行为才能像我想成为的人。”在 ACT 中，我们颠覆了这一规则，引入了一种不同的生活方式：即使我没有想要的那些感受，也可以成为想成为的那种人。（然而，如果来访者仍然执着于情感目标，我们就会先暂缓价值的工作，回到创造性无望中。）

和规则融合

如果来访者看起来刻板、忧伤、负担沉重或是身陷困境——而不是充满活力、开放、可以自由进行选择——他们很可能是和规则融合了，没有灵活地和价值连接。下文的例子说明了两者的区别：

有爱心 = 价值
无论如何，我**必须**一直有爱心！ = 规则
仁慈 = 价值
即使别人侮辱我，我也**应该**一直仁慈 = 规则

有效率 = 价值

我**必须**一直有效率，而且**必须**不犯任何错误 = 规则

总的来说，规则是你必须遵守的严格指令。通常我们很容易能够识别出规则，因为其中常常包含诸如“必需”“必须”“理应”“应该”“正确”“错误”“总是”“从不”“要这样做”“不要那样做”“直到……才能”“不能……除非”“不能……因为”等词。即使在最困难的情况下，我们也有无数种方法可以践行价值。相反，规则往往会限制选择，弱化行为。我们越是严格遵守规则，拥有的选择就越少。因此，与规则融合常常让我们无法采取有效行动。

此外，与规则融合往往会“耗尽”价值。与规则融合的来访者很可能会体验到压力、义务、内疚、羞耻或焦虑，而没有体验到意义和活力。表现出来通常就是担忧：“我做得对吗？”“我做够了吗？”“我是不是做得过分了？”因此，我们要帮助来访者注意、命名并从规则中脱钩解套，回到根本的价值中来。

和理由融合

在做这项工作的时候，来访者常常会出现与找理由的融合。其中一种形式就是“我不配拥有生命”。我们可以采用第 14 章“我不值得被仁慈对待”一节中的方式来回应。另一种形式是“我什么都不在乎”，我们可以采用第 10 章中应对虚无主义的方式来回应。

有时来访者会觉得不断出现的某种想法，证明了他们是差劲的人，或者证明了他们并不是真的拥有宣称的那些价值（即“我知道我说了自己想成为拥有爱与仁慈的人，但是我有这么多可恶的想法，所以这肯定是不对的”）。

以 54 岁的玛利亚为例。玛利亚 26 岁的儿子尼克对海洛因上瘾。尼克发生了很多令人痛苦的事件，对玛利亚造成了创伤。尼克有过几次危及生命的服药过量、住院、并发症、法律问题，他和玛利亚之间还出现过许多次咄咄逼人的对抗，在这些冲突中，尼克会大喊谩骂、威胁使用暴力，甚至威胁如果玛利亚不给他钱就自杀。有时候玛丽亚会想“我希望他去死，或者如果没有生他，我们可能会过得更好”。这些想法会触发一连串的自我评判：什么样的母亲会这样想？我太可怕了，是我造就了他。我们在这里要处理的，是侵入性的想法。我们可以用第 10 章和第 11 章中的方法，帮助来访者对这些想法做出回应。将这些想法等同于无效问题来解决，也会有所帮助：

治疗师：总的来说，这是你的头脑处于解决问题的模式。要解决的问题，是引起了一系列痛苦的人际关系。你脑子里想到的解决办法是“想办法结束这段关系”。解决办法是，让关系中的另一个人死去，或者想象他们从未存在过的替代现实。但问题是，这是你的思维在自动驾驶，产生了这些解决方案。你不是有意识地选择了这些想法。这些想法就这么冒出来了。这些想法让你痛苦，这个事实也告诉了你一些什么，不是吗？比如，如果你真的不想让他活着，那些想法就不会困扰你，对吗？这些想法对你造成如此大的困扰，就说明了事实恰恰是相反的。

来访者：我从来没有想到这一点。

治疗师：是的，但还不止于此。你看，首先你的头脑创造出了这些想法，然后头脑开始把这些想法视为问题。就像在说“嘿，这些想法是不好的！”。所以现在头脑就开始评判你，告诉你你有多差，头脑认为如果给予你足够的打击，也许你就不再那么想了。但是从你的经验来看，打击自己真的有用吗？

来访者：不，没有用。

治疗师：那么我们再回顾一下自我慈悲方面的内容怎么样？

经验性回避

遵循价值生活是一种让生活更丰富、更充实、更有意义的方式。有时遵循价值生活会带来愉悦享受的感受，特别是在没有挑战的情境下。然而，还有些时候，遵循价值行事会触发痛苦的想法和感受，尤其是当我们要离开舒适区去应对生活的挑战时。

惧怕失败、惧怕责任、惧怕拒绝、惧怕犯错、惧怕未知，还有其他很多恐惧和焦虑，都是常见的。当然这些恐惧和焦虑本身并不是障碍，但是经验性回避常常是障碍。如果来访者不愿意为这些困难的认知和情绪留出空间，他们就会不愿意和价值连接，或是遵循价值采取行动。这种情况下，我们可以根据需要转到解离、接纳和自我慈悲的工作中，然后回到价值上来。

澄清动机

如果我们做事的主要动机是融合和经验性回避，那么做这些事情很少能让人满意。当我们有意识地反思时，也会把这些事情看成是避开行动。但是如果我们怀着正念来做同样的事情，以价值为主要动机，就会更令人满意，也更有可能被我们视为趋近行动。

例如，如果你“想独处”，这就是目标，不是价值。这只是意味着你想独自度过一段时光。现在如果这个目标的主要动机是，你和“没人喜欢我”的想法融合，或是想要回避社交焦虑，那么这就不是基于价值的，而且很可能会是一段令人不满的经历。但是，如果同样要独处的目标，主要的动机是诸如自我照料、创新，或是专注这样的价值，将会大不相同。这段经历往往会是更令人满足的。我们要通过指导来访者体验，而不是通过说教的方式，帮助来访者辨别出其中的不同。在下面的逐字稿中，来访者是一位 38 岁的女士，她人生中大部分的时间和精力都用在取悦别人上了，也因此精疲力竭。但是她觉得很难区分，取悦别人和遵循“助人”的价值行动的不同。

来访者：我有些困惑，因为我觉得我的价值拉着我去做那些避开行动了。

治疗师：能给我举个例子吗？

来访者：是的，就像我的一个主要价值是助人。所以在派对、社交活动和家庭聚会上，你知道，我总是跑来跑去照顾每一个人，帮助组织活动的人——安排食物、添饮料、在厨房帮忙——而且，真的，我这样做是因为能够减少我的焦虑。如果我困在谈话中，或者别人问我私人问题，我就会非常焦虑——所以这样做能够帮助我永远不要停下来，让我免受这所有的尴尬和焦虑。

治疗师：这里你强调了很重要的东西。动机是至关重要的。如果是为了回避而去做某事——试图回避困难的情境、想法和感受——这样做就不会令人满意。而你刚刚描述的就是这种情况。当我们以价值为动机来做事，情况就会大不相同。你有没有做过什么事情，不是为了避免焦虑或尴尬，而是因为在你的内心深处，你真的想这么做？

来访者：哦，是啊。就像，我奶奶，她在临终关怀医院里，我每两星期都去看望她，用轮椅推她出去走走。

治疗师：这样的时候，你的感受如何？

来访者：感受非常好。我小时候，她总是对我非常仁慈。但是我也感到有些难过，看到她现在的样子有些让人伤心。

治疗师：所以，即便你知道你会有些伤心，还是会去看望她？

来访者：是的，那是我奶奶啊！

治疗师：这样做的时候，你有没有感觉自己是那个你想成为的人？

来访者：哦，是的。

治疗师：那当你在派对上跑来跑去，避免困在谈话中的时候呢，这时候你感觉自己是你想成为的那个人吗？

来访者：不是。

治疗师：对的，所以帮助你的奶奶，这个行为是遵照你的价值生活。而在派对上帮忙的时候，虽然价值还在，但是并不重要，只是在远处的背景中，是不是？我想问的是，促使你在派对上帮忙的最主要的原因是什么？

来访者：是想要避免焦虑。

治疗师：是的，这两者截然不同。

在创伤文献中，我们经常读到“生存策略”“共生行为”“取悦他人”“讨好”“顺从”等。但当我们通过 T–F ACT 的视角来看这些行为时，会发现这些行为的主要动机是融合和经验性回避。在能够区别这些动机和价值的干预中，我最喜欢的是各种形式的魔法棒问题：

- 如果我可以挥动魔法棒，这个星球上的每个人都会自动爱上你，善待你，认可你做的每一件事——不论你做了什么——你还会继续做这件事吗？还是说你会做些不同的事情？
- 如果我挥动魔法棒，就不可能失败了，事情就不会出错了——你所有害怕的事情都不会发生——你还会这么做吗？
- 如果我可以挥动魔法棒，你就不会害怕了，你还会这么做吗？
- 如果我可以挥动魔法棒，所有那些你应该或不应该做什么，正确的事情是什么，你理应去做什么，或者其他人期待你做什么的规则，都失去了对你的效力，不能再要求你去做什么——你还会这么做吗？

我们继续上文的逐字稿内容，看看怎样将这些魔法棒问题应用到会谈中：

治疗师：所以如果我能够挥舞魔法棒，这样你下次在派对中的时候，就可以像你内心深处想成为的人那样行事，而且什么都不能阻止你，任何想法、任何感受都不能阻止你，魔法就是这样的，对吗？——你的行为会有什么不同？

来访者：那么，我还是会帮忙，因为……我喜欢帮助别人。

治疗师：你会像以前那样爱帮忙吗？

来访者：不，可能不会了。

治疗师：那如果你没有忙着给别人帮忙，你会做些什么呢？

来访者：我会更多地跟别人交谈，你知道，更多地了解别人。

治疗师：让别人也了解你？

来访者：哦，这有些可怕。

治疗师：但是，我们有魔法，对吧？如果魔法发生了，所有的恐惧都对你失去了效力……

来访者：是的，我可能会让别人多了解我一点点。

治疗师：那么，如果你跟人们交谈，了解他们也让他们了解你，这是遵循什么价值在生活呢？

来访者：嗯，我不确定……

治疗师：会是那个清单中的某个价值吗？

来访者：（浏览清单）嗯……真诚……开放……信任……

治疗师：勇气？

来访者：是的！

治疗师：如果我们在这里的工作能够帮助你这样做，会对你有所帮助吗？

来访者：我觉得我做不到。

治疗师：你看起来有些担忧。

来访者：的确。

治疗师：你的头脑中出现了什么？

来访者：我很害怕。

（治疗师带领来访者做个简短的NAME法练习，为焦虑留出空间，然后继续进行。）

治疗师：所以，即便只是想到要按照这些价值行动，也给你带来了焦虑，对吗？你的头脑并不喜欢这样。那么你的头脑告诉你要怎么做？

来访者：不要去做！

治疗师：是的，遵守规则。而且你的头脑已

经制定了一些很明确的规则，规定了能做什么，不能做什么。让我们来看看这些规则。很显然第一条规则是“要助人！”，还有其他的吗？

来访者：还有，不要跟任何人谈话时间太长。永远不要停下来。

治疗师：是的。规则都允许你谈论些什么呢？

来访者：哦，就是说说笑话，或是闲聊。

治疗师：规则不允许你谈论什么呢？

来访者：私人话题。不能谈论深入的，或是有意义的话题。

治疗师：为了不让你打破这些规则，你的头脑是怎样威胁你或者阻止你的？它警告你会发生什么？

来访者：哦，你知道的，别人就会发现我其实是什么样子的。

治疗师：然后呢？

来访者：然后他们就会不喜欢我了。

治疗师：然后呢？

来访者：然后，他们就不会想要了解我了。

治疗师：然后呢？

来访者：我就会孤单一人了。

治疗师：这真的是一个很大的威胁，不是吗？

来访者：是的。

治疗师现在已经识别出，来访者行为的主要动机是融合和经验性回避，也识别出来访者“丢失的”的价值。然后，有很多继续推进工作的方法。我们可以探索在社交场合中践行这些价值（开放、真诚、信任和勇气）的方法，可以探索从规则中解离，也可以为伴随新行为不可避免会出现的焦虑留出空间。如果时间允许，治疗师也可以探索来访者的这句评论：“别人就会发现我其实是什么样子的。”可以梳理出与自我评判的融合，接着进入自我慈悲。（如果时间不够，治疗师可以在下一次会谈中继续完成。）

家庭作业

作为家庭作业，我们可以请来访者思考自己的价值，写下来，并和一个喜欢的人讨论。我们还可以要求他们跟踪记录下来，他们在何时何地按照自己的价值行动，以及这样做时发生了什么。

如果来访者已经明确了至少几个价值，我们可以请他们指定一个生活领域（例如，职场、人际关系、健康或休闲），并指定两到三个价值，在该领域中探索尝试。或者，我们可以邀请他们尝试体验“调味与品味”的练习。

练习一下

调味与品味

治疗师：每天早上，选择一到两个你想在一天中发挥作用的价值。例如，你可以选择“童心（playfulness）”和“开放”。每天选择的价值可以是不同的，也可以一直是相同的，由你决定。然后，在一整天，寻找机会将这些价值“灌输”到各种活动中——所以无论你在说什么或做什么，看看你是否能给言行添加这些价值的调味料。给你的言行添加价值的调味料后，就品味一下吧！注意到你正在做的事情，并积极地品味这种体验——就像品味你最喜欢的食物或音乐一样——你融入、注意并且欣赏正在发生的事情。

大多数来访者都对这个练习建议反应良好，但有一些来访者在练习“品味”中遇到了很大的困难。如果出现这种情况，就表明来访者需要学习第 27 章中的正念欣赏技巧。

本章要点

价值是整个 ACT 模型的基础。就像罗盘一样指明方向，让我们不偏离轨道，迷路时，帮我们找到归途。来访者经常会发现很难与价值连接，因为他们被层层的融合和回避埋没。对那些与自己的感受脱节或自我意识贫乏的来访者来说，尤其如此。但是随着时间的推移，只要我们温和、耐心地坚持，并怀着大量的理解和慈悲，通常就可以做到和价值的连接。我们可能会发现价值隐藏在许多地方，特别是在关于缺失的叙述，赋予活力和意义感的经历，以及痛苦情绪所承载的重要信息中。一旦价值被发掘出来，就会成为动机和灵感的强大来源，激励我们完成构建有意义的生活的艰难工作。

第 16 章　采取有效行动

T-F ACT 的双重目标是，减少心理痛苦和构建有意义的生活。要实现这些目标，需要承诺行动：不论是以伟大还是渺小的方式，遵循和践行价值。承诺行动内涵丰富，不仅包括目标设置、行动计划、问题解决和正式暴露，还包括从抑郁症的行为激活到人际问题的社会技能训练的，任何类型的经验支持的行为干预。

这一阶段的主要工作包括，帮助来访者重新获得、开放或扩展他们一直回避的重要生活领域。大多数会谈都有两个重点：将价值转化为行动和克服障碍。本章分为三个部分：第一，概述这项工作的主要内容；第二，用一个逐字稿来解释说明；第三，我们将会讨论——尽管创伤带来了诸多挑战——促进承诺行动的策略。

从价值到行动

通常在会谈中，我们会邀请来访者选择一个生活领域或一个问题来工作，并邀请他们选择想要发挥的价值。然后，我们帮助来访者设置目标、创建并实施行动计划。在某些情况下，这可能涉及放弃会带来伤害的生活领域（例如，结束一段虐待关系，离开一个不安全的工作场所，或者远离容易引起药物滥用问题的人或地方）。正如你所预料的，这样的工作通常会触发痛苦的想法和感受，所以我们经常会需要先过渡到解离、接纳或自我慈悲的工作，然后回到手头的任务来。

设置目标时有用的问句

请来访者选择一个希望改善的生活领域，或是一个想要处理的特殊问题后，我们可以询问如下的问题：

- 这里你想发挥什么价值？
- 你想要主张什么？
- 面对这种情况，你想做什么？
- 处理这个问题时，你想成为什么样的人？
- 你想为别人树立什么样的榜样？

来访者确定他们想发挥作用的一到三个价值，我们接下来用这些价值来设置SMART目标。SMART这个缩写有一些不同的版本，我倾向于如下的版本：

S——具体的（specific）
M——以价值为动力的（motivated by values）
A——适应的（adaptive）
R——现实的（realistic）
T——有时限的（time-framed）

将目标转化为行动计划

接下来我们将这些目标分解为行动计划：

- 你将会在什么时间什么地点做这些事情？
- 第一步你会做什么？接下来呢？然后呢？
- 你将会需要什么设备、资源，以及技巧？
- 你需要什么技巧，帮助你脱钩解套？
- 从视频上看的话，这看起来听起来是什么样的？

通常，我们可以“跳过中间人”，不用经过中间的目标设置环节，就可以直接从价值转向行动。（在WHO的医疗方案中，我们就是这么做的。因为我们认为目标设置环节可能会增加不必要的复杂程度。对于那些对目标设置感到害怕、憎恨或是不知所措的来访者，这样做也是明智的选择。）如果按照这种步骤进行，那么在挑选出价值后，我们可以询问：“那么，你马上可以采取哪些小的、简单的行动，来开始按照这些价值来生活？你可以说些什么，做些什么，不会太费劲？”而且我会强调“从小处着眼”。

治疗师：你知道“千里之行，始于足下”这句话吗？让我们从小处着眼。你能采取的最小、最容易的一步是什么？

长期目标

T-F ACT最初关注短期的目标和行动计划。我们可以问：接下来的几个小时、几天、几个星期里，你想实现什么？之后，我们就关注长期目标，比如找到一个伴侣，或是换份工作。（当然，不一定都是这样的方式。我们可以在治疗的任何时刻讨论长期、中期、短期的目标。）在分解这些目标的时候，我们会让来访者思考：我现在需要开始做些什么事情，将来实现目标的可能性会最大？什么样的短期目标和中期目标，将会让我更趋近目标？

举例来说，如果一个来访者的长期目标是找到一个伴侣，短期目标可能会包括研究并加入约会平台，开始参加一些新的可能会遇到合适的人的活动，或者可能是学习一些社交技巧。中期目标可能是开始和可能的约会对象约会，或者一起参加活动。同样，如果长期目标是找到新工作，或是更换职业，那么短期目标可能是研究不同的工作选择，约见职业顾问，或者撰写求职简历。中期目标可能是学习新技能，获得工作经验，或者去参加面试。

基于价值的问题解决

T–F ACT 中的问题解决是明确地以价值为基础的，这一点和其他模型不同。因此，在确定了一个问题后，我们可以探索："面对这个问题，你想要坚持什么？"或者"你想发挥什么价值？"。

从这一步开始，我们可以遵循正式问题解决的传统步骤。用头脑风暴的方式，收集可能采取的行动步骤，考虑每个行动步骤的利弊，然后把最好的想法组合成一个行动计划。接下来我们实施行动计划，记录结果，并在需要的时候，根据是否有效来修改计划。（挑战方案在这个阶段非常有用。）

可能出现的障碍

来访者制订了行动计划后，我们就会立刻询问："你能想到，有什么可能会阻碍这个计划的实施吗？"然后，我们帮助来访者弄清，如果障碍出现的话，如何应对。

和来访者探讨"备用方案"或是"应急计划"是明智的。如果因为种种原因，他们不能执行某一特定的行动步骤，总会有许多其他方法来按照其价值基础行动。但如果没有提前计划，来访者就可能意识不到这一点。所以我们可以询问："你知道'智者千虑，必有一失'吗？如果这些行动计划都失败了，你有备选方案吗？"

意愿

意愿是至关重要的。我们要反复检查，来访者是否愿意采取行动——即便这样做有些可怕、痛苦，或是困难。我们要提醒来访者，他们并不一定要这么做，这只是个人选择。我们也要确认行动是服务于来访者自己的价值和目标的，而不是要取悦或服从治疗师。

前面的章节中，我们把“意愿”看作是接纳的同义词：愿意为想法和感受留出空间，帮助你按照价值来生活（与被称为“忍受”的，勉强或敷衍地为之留出空间相对）。本章中“意愿”指的是一种行为品质：心甘情愿地做事，而不是怨恨或勉强做事。我们也需要清楚地区分“愿意”和“想要”：

来访者：我真的不想做。

治疗师：你当然不想。这么做会带来很多不舒服的想法和感受。你并不一定要这么做。问题是，这对你重要吗？即使你不想，你愿意去做这件事吗？

来访者：我不知道这有什么区别。

治疗师：嗯，假设我得了癌症。现在我不想接受化疗、放疗或手术，但为了治愈我的癌症，我愿意接受这些治疗。所以如果某件事很重要，即使我们不想做，仍然可以愿意去做。你曾经怨恨或敷衍地做过什么事吗？

来访者：做过。

治疗师：怨恨和敷衍地做某事，和愿意做某事是相反的。你当时注意那样做让人有多失望吗？

来访者：是的。我明白了。但我觉得我不愿意这样做。

治疗师：是的，当然。因为意愿不是一种感受。它更像是一种态度，即“这对我很重要，我很在乎这件事——所以即使我有很多不舒服的感受，很多不想做的念头，我还是准备做这件事”。

动机

因为新行为是具有挑战性的，所以动机是意愿中非常重要的方面。这是价值发挥其作用的地方。正如传说中的魔法石能把贱金属变成黄金，价值能将任何活动变成有意义的，具有内在酬赏的性质。考虑到这个目标，我们可以询问：

所以，当你做这件事的时候，这件事是不是……

- 趋近行动/将会带你趋近目标/朝着你想要的生活迈进？
- 新的尝试/不同的尝试——而不是重复过去的做法/一成不变的？
- 让你与你内心深处想成为的人，更趋近/更一致？
- 可能对你或者你爱的人有益处？

活动监测和日程安排

前一章中，我们讨论了鼓励来访者监测他们的日常活动，并根据活力和有用性进行评估。这提供了很多有价值的信息：来访者做什么是切实可行的，做什么是不可行的。这通常是过渡到承诺行动的一个很好的跳板：多做切实可行的行为，并探索不切实可行行为的替代行为。

与活动监测相伴的是日程安排。我们鼓励来访者填写工作表来为未来一周安排活动日程。这种提前的安排，会引起并维持积极行为改变，对那些冷漠、缺乏动力或抑郁的来访者尤其重要。如果这些来访者没有提前计划，经常就会把时间用在无益的事情上。安排可以提前一天或者一周制订，一项活动需要的计划和组织工作越多，就要越早制订计划。

如果来访者不知道利用自己的时间去做什么有意义的事情，这本身就是其痛苦维持或加剧的一个重要原因。在这种情况下，我们可以向他们展示令人愉快的活动的清单。随着治疗的推进，我们可以帮助来访者用正念的方式投入这些活动，同时解离并接纳必然会出现的困难的想法和感受。

探索和尝试

“如果你一直重复过去做过的事情，那么你将只会获得已经拥有的东西。”

这句引言是杰西·波特（经常被误认是亨利·福特的话）谈论行为僵化问题时说的。面临困难情境时，行为的可变性（通常）是具有适应性的，但是我们的默认设置是回到长期建立的旧有模式中去。偶尔这样也会有效。但是来访者来找我们的时候，常常是困在受限或僵化的行为模式中的，这些模式不能让他们得到想要的结果，通常他们甚至都没有觉察到这一点。

所以我们鼓励来访者探索其他选择，尝试新的、不同的方式。这不可避免地会有风险。当我们走出舒适区，尝试新事物时，总是有失败的风险，没有必定成功的保证。事情可能会出错，可能会适得其反，甚至可能会变得更糟。因此，焦虑——以及伴随焦虑地找理由——几乎是肯定会出现的，我们要不断正常化并认可焦虑。我们可以询问：“你愿意为这些困难的想法和感觉留出空间，来做重要的事情吗？”

如果来访者不愿意呢？很高兴你问了这个问题。

HARD 障碍

在做这项工作时，我们需要一次又一次推倒 HARD 障碍：

H——上钩入套（hooked）
A——回避不适（avoiding discomfort）
R——避开价值（remoteness from values）
D——可疑目标（doubtful goals）

H= 上钩入套

来访者会不断给出各种理由，使自己上钩入套。他们的头脑会找出各种不同的理由，告诉自己不能、不应该，甚至不应该有必要采取行动："我不配活着""如果去尝试，我只会失败""会有不好的事情发生""我会受伤"，等等。

应对上述问题的解药是解离——特别是注意、命名、正常化、目的和有用性。对于几乎所有形式的找理由，头脑的主要目的都是保护你，让你远离痛苦，远离风险。所以关于有用性的问句，几乎都是下面这句话的修改版本："如果让这些想法支配你做出选择，你会被带到哪里？"我们还可以补充说："你无法阻挡头脑说这些话，但是你可以从中脱钩解套。"

A= 回避不适

要想获得个人成长和有意义的改变，就意味着要走出舒适区。这不可避免地会带来各种形式的不舒适，比如困难的想法、感觉、情绪、记忆和冲动。如果来访者不能对这些体验保持开放的态度，并为之留出空间，就不能去做那些重要的事情。为了克服这个障碍，我们需要多做一些工作，来发展或者应用接纳和自我慈悲的技巧。

R= 避开价值

如果一件事情具有挑战性，但是不重要或者没有意义，来访者为什么还要费力去做？如果来访者无视、忽略或者忘记了价值；或者由于融合（例如，和规则融合）偏离了价值；或者仅仅是口头上说了几种价值来取悦治疗师，那么他们不会获得预期的效果。应对的方法是帮助来访者真正确认并连接自己的价值，并认识到每一步都要践行这些价值。

D= 可疑目标

正如第 9 章中提到的，在协商制订了一个行动计划后，用 0~10 的维度，来衡量其现实性常常是有用的。如果来访者的分数低于 7 分，他们是否能坚持到底就值得怀疑了。所以我们需要进一步探索：来访者的目标是否过高？他们是否想做得太多，或是做得太快？或者甚至试图做到完美？他们尝试要做的事情，是否缺乏所需的资源（比如时间、金钱、精力、健康、社会支持或必要技能）？

如果是这样，我们需要修改目标：使目标更小、更简单、更容易，并与来访者的资源相匹配——直到来访者的现实性分数至少上升到 7 分。

在这一部分的工作中，我们和来访者一起浏览这些常见的障碍，看看哪些和来访者相关，并制订应对的计划。

逐字稿：与马克的治疗会谈

下面是和马克的第 6 次会谈的逐字稿摘录。马克是一名 34 岁的前陆军军官。马克和朋友在一次执勤中，朋友头部中弹身亡，由此马克患上了 PTSD。后来马克退伍了，他离群索居，沉默寡言，极其孤独。根据他的“勇气、自我照料和友谊”的价值，他希望和朋友、家人重新建立社交联系。他想从联系认识时间最长的老朋友杰克开始。

治疗师：要做这件事情你有没有什么犹豫？当你谈论这么做的可能性的时候，头脑里出现了什么吗？

来访者：我觉得有些，嗯，抗拒。因为，你知道，我不想说得太多，而且我觉得有些尴尬，因为没有跟他们保持联系。

治疗师：这些担忧都是很合理的。你注意到身体里发生了什么吗？有没有不舒适的感觉？

来访者：是的，觉得有些胃疼。

治疗师：那里是什么样的感觉？

来访者：觉得好像有点胀痛。

治疗师：胀痛？是什么样的大小、形状？

来访者：就像一个球。（用手指在腹部画了一个圈）

治疗师：你把这种感觉叫作什么？

来访者：可能，是恐惧什么的？

治疗师：恐惧？嗯，这是肯定会有的。当我们开始讨论在生活中做出改变，构建崭新未来的时候，可能会有很多困难的想法和感受出现。

（治疗师带领来访者做一个 90 秒的 NAME 法练习，帮助他接纳恐惧。之后他们又探索了找理由……）

治疗师：正如我们之前讨论的，你的头脑就像个找理由的机器，制造出了一大堆理由告诉你不要这么做。你能把其中一些理由写下来吗？

来访者：好的。

（治疗师提示来访者辨别找理由，使用诸如“你的头脑试图怎样劝说你放弃这件事情？”“它警告你什么会出错？”。来访者在纸上写下每一条理由。这个过程持续三分钟。这些想法可能包括：不要谈论发生了什么，他已经有新生活了，他没时间跟我来联系，我们太不一样了，他不会想和我说话的，我太糟糕了，我没什么可说的，他拥有我没有的人生，我什么都没有，我一文不名，我什么也得不到。）

治疗师：好了。你的头脑真的在用恶毒的语言攻击你，不是吗？“我什么都没有。我一文不名。我什么也得不到。”而且我想不光对杰克是这样，不管你想要联系谁，你的头脑都会这么说的。

来访者：是的，会的。

治疗师：我的意思是，主题可能有微调，内容大体上都是“我一文不名，什么也没有，他们不想跟我联系，我不想说话……”。

来访者：可能吧，是的，是的。

治疗师：（指着纸张）所以你打算怎样从那些东西中脱钩解套呢？

来访者：嗯……我把那些称为“不要做”的故事吗？

治疗师：听起来不错。你能把它们写在背面吗？

［在纸的背面，治疗师让马可用大字写下：

啊哈！又来了！“不要做”的故事。感谢你头脑。我知道你是在试图帮助我免受痛苦。但是没关系，我能应付。（马克在上次会谈中已经用过这个技术。）治疗师让马克把纸上写着的所有的消极想法都自己默读一下，然后强调：“看看这些是否真的能让你上钩入套。”治疗师接着让马克把纸翻过来，默读上面的话。马克觉得这样非常有帮助：他的融合度分数（见第 10 章）已经从 8 分下降到了 3 分。]

治疗师：所以，所有的这些想法和感受——恐惧、尴尬、胃疼、自我评判——我认为这些会一直作为障碍出现，阻止你做那些让生活变好的事情。

来访者：我觉得你说得对。

治疗师：有没有想到你的头脑是试图想要你避免遭受什么？

来访者：嗯，是的，尴尬？恐惧？失败？

治疗师：是的。恐惧、尴尬、受伤。所以你的头脑和我的头脑很像，这就是它们保护我们的方式。现在有个选择。你会因为这些困难的想法和感受，放弃你正在做的重要的事情，还是会为这些想法和感受留出空间，然后去做重要的事情？

来访者：我不会放弃的。

治疗师：你会怎么做？

来访者：我会给他打电话的。

治疗师：我的头脑告诉我，你觉得这听起来很老套。但是事实上，我听到你这么说非常荣幸。我的意思是，我能看出这对你来说很痛苦，我知道你经历了一条多么难以置信的艰难旅程，我也看到你的头脑产生了这么多理由，让你放弃——但是，你还是愿意继续前行。这非常鼓舞人心。

来访者：谢谢。

治疗师：那么，第一步是什么呢？

来访者：嗯，那么，我想就是拿起电话吧。

治疗师：好的，现在我们要做的事情，对你来说可能会有些困难。我会问你一个问题，在回答之前，希望你运用你的注意性的那部分，注意你的头脑说了什么，注意你的身体有什么感受，好吗？问题是，你计划什么时候给他打电话？告诉我是星期几，几月几号，具体几点几分。花几秒时间想一下。注意一下你的头脑在说什么。注意你的身体出现了什么感受。

来访者：好的。

治疗师：你注意到身体有什么感受吗？

来访者：哦，我的胃有点胀痛，有的地方好像有些紧张。

治疗师：你的头脑说什么了？

来访者：它好像在审视着什么，我不知道……他有空吗？他会接电话吗？我们会做什么？

治疗师：你能把这些写下来吗？他有空吗？他会接电话吗？我们会做什么？（马克把这些写下来。）你会怎样描述这种感受？

来访者：嗯，担忧。

治疗师：担忧？如果现在我们只是讨论，就出现了担忧，那么我们几乎可以确定，在真实情境中，担忧必然会出现。

来访者：是的，你说得对。

治疗师：你愿意为这些东西留出空间吗？

来访者：是的，当然愿意。

治疗师：很棒。让我们做个计划。你计划什么时候打这个电话？星期几，几月几号，具体几点几分？

来访者：好的，那就周三，下班后——大概六点。

治疗师：现在，我们来做个角色扮演，我来演杰克。你拿起电话，咱们就尝试一下。假设你就在那里拿着电话，而我就是杰克。（来访者和治疗师都假装在用手机打点电话。）喂，你好？

来访者：嘿，杰克，你好！

治疗师：嗯，您是哪位？

来访者：我是马克。

治疗师：马克……马克！好啊！

来访者：嘿，老伙计，最近怎么样？这么长时间没联系了！

治疗师：哇哦，真的是很长时间。你这段过得怎么样？

来访者：（尴尬地）嗯……是的……那个，嗯……

治疗师：好，我们暂停一下。你感到什么了？

来访者：嗯，有点尴尬，有点害怕，有点不知道该说些什么。

治疗师：好的。你和杰克谈话的时候，你的头脑实际上在说什么？

来访者：嗯，我的头脑在说，这太蠢了，挂电话吧。

治疗师：那么，这就是你真正打电话那天，你的头脑会说的话。所以我想知道，我们稍微排练一下，准备一下你要说的话，会不会有用？

来访者：是的，我可以，嗯，我可以稍微练习一下要说的话，就像我去过哪里，为什么没有保持联系等。

治疗师：非常好。现在假设你和他聊了几分钟，然后，你会问他什么问题？比如说，你会建议叙叙旧，一起做点什么吗？

来访者：嗯，是的——可能看看他是否愿意出来一起喝杯啤酒，或者打打篮球，投投篮。（接下来，继续角色扮演这部分的对话。治疗师同样会让马克停下来审视一下，看看感受到了什么。马克又一次说，感到尴尬和焦虑，还有退出的想法。）

治疗师：为了勇气、自我照料和友谊这些价值，你愿意为这些感受留出空间吗？

来访者：是的，我愿意。

治疗师：给现实性从 0~10 打分，你做下面两件事情的可能性有几分——回家，排练和计划这次谈话，以及周三晚六点，确实拨打这个电话？

来访者：嗯，我想说 10 分，但是，我会更现实地说，大概 8 分。

上述逐字稿演示了本章的两个关键主题：将价值转化为目标和行动，并克服 HARD 障碍。注意运用角色扮演，将行动计划付诸实践，并不断重复解离与接纳。

承诺行动的其他策略

有创伤相关障碍的来访者，通常在承诺行动部分会遇到很多困难。所以我们一般来说需要运用多种策略，来帮助他们做真正重要的事情。本节将会探索多个策略，补充已经阐述的方法。

品味与欣赏

上一章中，我们讨论了“调味与品味”的练习。我们可以在持续练习的基础上，通过反复调整了解基本价值，并正念欣赏作为结果发生了什么，将这个练习扩展到所有的承诺行动中。这在持续动机中发挥了很大的作用。例如，许多患有创伤相关障碍的来访者都有高度的社交焦虑——尤其是对负面评价的恐惧。社交退缩是普遍现象，这一点也是可以理解的。但即使来访者参加了社交活动，他们也经常“紧张恐惧”，抱着“挺过去”或者“熬过去”的心理，很少或根本没有任何满足感或乐趣。之后，他们通常会极其消极地评价这件事以及自己的社交“表现”，会产生“太可怕了”“浪费时间”“一秒钟都不喜欢”“我真没用”“我跟谁都不能交谈”“我躲在角落里”等念头。自然，这也不利于未来的社交活动。

因此，当这些来访者参加社交活动时，我们可以鼓励他们注意和欣赏那些小时刻：和别人有眼神交流（即使是短暂的）的时候，和别人分享一些个人信息的时候，或者和别人建立了连接的感觉的时候。这样，即使整体体验充满压力和不满，来访者也会欣赏其中的一些时刻。随着时间的推移，因为来访者的技巧得到了提高，他们可能会有越来越多这样有意义的时刻。（当然，正念欣赏是一种通常需要正式练习的技巧，参见第 27 章。）

认知灵活性和承诺行动

正如之前讨论的，ACT 不仅帮助人们和无益的认知解离，也帮助人们发展新的，更有效的思维方式。让我们快速浏览一下，T–F ACT 鼓励的、可以促进承诺行动的三种灵活思维：重新定义、重新解释以及有激励作用的自我对话。

重新定义

“重新定义”指的是采择不同的观点，继而改变你的反应方式。T–F ACT 中充满了重新定义——特别是关于我们能够控制什么，不能控制什么。例如，有时候来访者会和“我会失败的，这行不通的”这样的想法融合。在正常化这些想法后，我们经常提出这样的重新定义：“事实是，我们不能控制是否可以实现目标，但是我们确实可以控制为了实现目标而采取的行动。所以，即便不能保证成功，我们也可以尽力而为。就算是失败了，至少我知道自己尝试过了。但是如果就因为我们的头脑说‘这行不通’我们就放弃了，这显然不能把我们带向我们想要的生活。”

有时候，来访者会有“我永远不能拥有我想要的生活”的叙事，从而上钩入套。他们常常会用过去的创伤史作为不可辩驳的证据，来支持这个叙事。如果是这种情况，我们要认可，他们现在拥有的生活并不是他们想要的生活，然后我们帮助他们为这些不可避免的痛苦感受留出空间，并做自我慈悲的练习。经过多次认可，怀着极大的慈悲，我们可以帮助来访者重新定义这个情境：“你经历了很多可怕的事情。没有人应该经历这些。问题是，接下来怎么做？从此刻开始我们去向何方？你可能听过那句老话‘我们不能决定生活给我们发些什么牌，但是我们确实可以选择怎样打牌’。”换句话说，来访者现在面临的挑战是，如何最大限度地利用现在拥有的生活，即便生活不是他们想要的。

有时候来访者可能会抗议：“现在为时已晚。”这种情况下，一句谚语可能会有助于重新定义：“种树的最佳时间是二十年前，其次就是现在！”换句话说，我们也同意早些时候开始会更好，但这并不是在来访者的掌控之中的。来访者能够控制的就是，现在采取行动。（我们可以补充说：“你的头脑会一直说‘为时已晚’，但是每次它这么说的时候，你都需要做出选择。”）

重新解释

一个情境越是困难，越是具有挑战性，越是有威胁性，就越是可能会触发与评判、主题、规则、理由、图式或者核心信念等的融合。而这种融合又反过来塑造了我们解释这种情境的方式。通常情况下，我们的最初的自动化解释都是无效的——并不能帮助我们在价值的指导下，采取有效行动。所以，当来访者面对这样的情境时，我们会鼓励他们锚定，从最初的解释方式中脱钩解套，采取不同的观点采择，从而更好地应对情境。换言之：“我可以采用什么不同的思考方式，帮助我采取有效行动？”

比如说，某个有攻击性言语行为倾向的来访者，在伴侣下班回家晚了三个小时后，非常焦虑和愤怒。在锚定的时候，她可能会对自己说：“我的头脑现在正处于评判模式，我的头脑告诉我，他是故意这么做来伤害我的。”或者“又是‘他不在乎我’的主题！”。来访者为自己的愤怒和焦虑留出了空间，并提醒自己正为之努力的价值：要仁慈、耐心、善解人意。

她在心中想着，如果我因为“他不在乎”的想法上钩入套，我知道接着会发生什么。他走进门以后，我会开始冲他大喊大叫，指责他，我们会大吵一架。我可不想这样。我的价值是仁慈、耐心和善解人意。一个仁慈、耐心和善解人意的伴侣，会怎么解释这个情境呢？

她可能会接下来想，这真的不是他的错，其他人搞砸了这个项目，导致下班到很晚。而且平常他就是准时回家的，他还打了两次电话，道歉解释。指责和喊叫的行为，只能让我距离自己想成为的伴侣越来越远。所以，我要利用这个机会练习新技巧。我要锚定，实践“仁慈之手”的练习。

这和 CBT 的认知重评策略有相似之处。最大的不同之处在于，没有对认知的争论，不试图逃避、回避或是控制情绪。我们和无益的认知解离，接纳情绪，对情绪采取新的观点采择，从而实现以价值为指导的有效行动。（这也是为什么我称之为“重新解释”而不是“重新评估”，以免混淆。在 ACT 术语中，这属于“灵活观点采择”的范畴。）

这一策略的基本步骤如下：

1. 锚定，从想法中脱钩解套，为感受留有空间。
2. 思考：我想发挥什么价值？我的目标是取得什么结果？
3. 思考：我可以怎样采取不同的方式来看待这个问题，从而帮助我采取有效行动？

（请记住，我们不一定要遵循这个顺序。步骤 2 和步骤 3 是可以互换的。如果来访者没有在认知和情绪上的纠结，可以跳过步骤 1。）

有激励作用的自我对话

我们可以让来访者提前准备一些激励性的提示语，这样做通常是有用的。比如来访者可以准备一些简短的话语，来推动自己采取行动，保持继续前进，或者培养自己行动的意愿。下面是一些例子：

- 这很难，但是很重要。
- 每一步都有重要意义。
- 千里之行，始于足下。
- 万事开头难。
- 你不必完美，凡人都会犯错。
- 成功是一点一点获得的。
- 即便会不舒服，我也是可以做到的。
- 我不想做，但是我愿意做。
- 我不是迫于无奈这么做的，我是选择这么做的。
- 这是一个机会，让我按照自己的价值生活。
- 只是空想并不能完成实事。

我相信你能想到很多其他的话语。其实我们还可以引用大家熟悉的名言俗语。例如，当我觉得继续写作下去困难重重，因为我的头脑说写的就是垃圾的时候，我会用海明威的名言来提醒自己："任何初稿都丑陋不堪！"有时候，我的大脑会因为我写得不够快而责备我，我就会用伊索寓言中的一句话提醒自己："稳扎稳打才能赢得比赛。"通常这种自言自语能让我坚持下去。让有激励作用的自我对话，与 ACT 保持一致的关键是保持现实性，不要试图回避或摆脱不想要的想法和感受，确保与价值一致。

"我就是不知道怎么做！"

有时候来访者可以确认价值，但是和"我就是不知道该怎么做！"的想法融合了。例如，那些倾向于自我牺牲、讨好别人，或者对他人过度负责的来访者，可能会想更好地照料自己，但是他们几乎不知道在行为上照料自己是什么样子的。为了帮助他们，我们可以：

- 建议他们看电影电视，或是读读书，找找故事中人物采取的自我照料的行为，然后思考怎样把这些行为转化到自己的生活中。
- 教给他们自我肯定的技巧，包括基本的心理教育，比如：自己和他人的权利，怎样拒绝，或者怎样设置边界。
- 建议他们在网上搜索"自我照料的活动"，获得大量的建议。
- 让他们完成活动监测工作表，对每一个活动从 0~10 打分（10 分 = 非常好地照料了自己，0 分 = 丝毫没有照料自己）。
- 让他们想象角色转换："如果你在照料别人，你看起来 / 听起来是什么样子的？现在你怎样为自己做些相似的事情？"

除此之外，这样的来访者还需要良好地掌握接纳技巧，因为自我照料会触发很多焦虑。他们还需要解离技巧，来和"我必须把他人放在第一位"和"我不配得"这样的规则脱钩解套。尽管上面的例子是关于自我照料的，其基本的策略在修改和调整后，可以适用于任何来访者不知道如何具体操作的价值。

需要注意力训练吗？

你可能还记得，在第 8 章中，我们谈到了注意力训练的重要性，它是可以应对注意力分散和疏离的解药。如果来访者发现很难专注或投入一项新的基于价值的活动，他们可能不会有满足感。如果活动任务比较复杂，他们就很可能做不好。在这种情况下，我们可以引入（或回顾）注意力训练的练习（例如，传统的正念呼吸练习），并鼓励来访者定期练习，目的是培养他们的专注能力，并将其应用到新的活动中。

出现挫折

承诺行动是一段崎岖的路程。来访者在按照价值行动，扩展自己生活的过程中，将会经历成功和失败、突破和挫折。有时候，事情进行得比预想的还要顺利，还有的时候，事情的发展将会曲折多舛。

在出现挫折的时候，第一步就要承认这有多痛苦，为感受留出空间，并练习自我慈悲。其中包括和严苛的评判解离（这完全是浪费时间，这显示了我是多么无能），还有慈悲的自我谈话（至少我尝试过了，每个人都会遇到挫折，明天又是崭新的一天）。

第二步是反思：尽管整体并不顺利，其中是否有些时刻——不管有多短暂——事情确实进展得还是顺利的，或是我觉得自己更像我想成为的那个人了？我可以从中学到什么吗？哪些方法是有效的？哪些方法无效？我会多做些什么，少做些什么，或是下次会做些什么不同的事情？

这种反思的做法不仅将挫折重新定义为学习的机会，而且是应对上述苛刻判断的解药。这也经常可以作为家庭作业。

本章要点

在价值转化为行动的过程中，我们帮助来访者设定目标、制订行动计划、解决问题并学习技巧；我们促使来访者和一直回避的生活中的重要方面，进行灵活接触（用术语说，就是暴露）；我们鼓励尝试新行为。我们不断审视来访者是否真的愿意这么做，以及他们的目标是否现实。我们可以预见到，“上钩入套”“回避不适”“避开价值”和“可疑目标”这类 HARD 障碍会反复出现；为了帮助来访者克服这些问题，我们会使用解离、接纳、与价值连接以及 SMART 目标设定。

第 17 章　瓦解问题行为

对于药物滥用、自杀倾向、社交退缩、自伤自残、暴力攻击、赌博投机、鲁莽冒险、自我忽视、卫生问题、撒谎、偷窃、强迫性检查或清洗、讨好、过度卧床休息、拖延症这些问题……或者你能想到的任何其他问题行为，我们该如何运用 T–F ACT？很高兴你问了这个问题！在本章中，我们将探索一个四步方法，来瓦解任何类型有问题的、破坏性的或者自我挫败的行为。一旦掌握了这个方法，你就知道了如何把 T–F ACT 运用到几乎所有的情况中。

功能很重要！

在介绍四步法之前，我们先介绍（或是重新熟悉）其基础概念："功能分析。"功能分析的意思是，弄清楚行为的"功能"：在特定的情境下，行为的影响或效果。功能分析为具体的、有针对性的干预开启了很多可能性，因此我们可以选择其作为和任何问题行为的工作的第一步。

要弄清楚行为的功能，我们需要知道是什么触发了行为，也就是"前因"，以及直接结果是什么，也就是"后果"。前因可以包括情境、认知、情绪、冲动、感觉和记忆；任何你能看到、听到、摸到、尝到和闻到的东西；以及生理状态，如口渴、饥饿、疾病或疲劳。（在选择点图上，前因总是写在底部。）所以大体上，前因是指在你的内在或外在世界中，任何直接引发（或者用专业术语来说，是"触发"）讨论中的行为的事物。

如果直接结果是行为的持续或增多，就被称为"强化后果"或"强化因素"；它们强化了这种行为。相反，如果直接结果是行为的停止或减少，就被称为"惩罚后果"或"惩罚因素"；它们惩罚了这种行为。

一旦我们知道了任何特定行为的前因后果，我们就知道了其功能：在特定情境下，产生了什么影响，或者达到了什么效果。例如，假设一个来访者晚上独自待在公寓，有强烈的焦虑感（前因），这触发了吸食大麻的显性行为。他吸大麻烟卷，直接的结果是：焦虑消失了，感到平静放松。这些结果会让习惯持续下去，也就是在强化后果。我们现在知道在这种特定情境下，吸大麻至少有两个作用：回避焦虑和感到放松。下图显示了如何在选择点图上表示出来。在这种情况下，来访者认为吸食大麻是一种想要戒掉的坏习惯，所以写在避开行动的位置。（如果需要，你可以在“回报”框中写下强化后果，如图所示。）

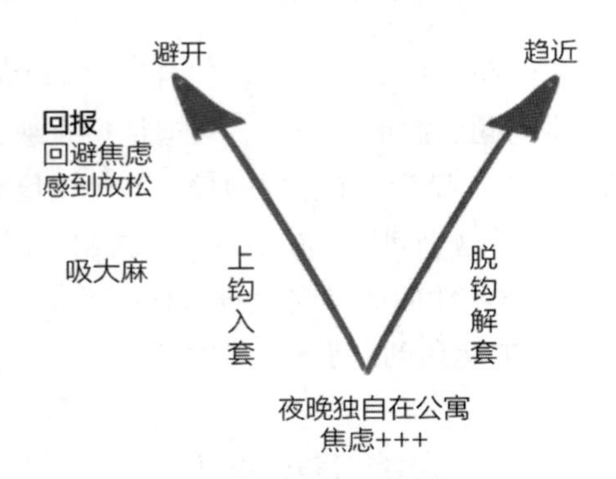

现在让我们考虑一下，不同的人在不同的情境下，吸食大麻可能产生的不同功能。假设来访者是一个参加派对的 16 岁男孩。当看到朋友轮流抽大麻时，他体验到兴奋感，冒险的愉悦感，以及想要加入的欲望。这些想法和感觉便是他接下来抽大麻的行为的前因。直接结果是做了很酷、很冒险的事情后的愉快感，还有兄弟情谊和归属感。这些结果，使他更有可能在未来类似的情况下，采取同样的行动——所以是在强化后果。因此，这个行为的主要功能就是，适应社会群体以及获得冒险的兴奋感。

在下面的选择点图中，来访者认为这种行为是他想要继续做的事情，符合他的社会连接、享受乐趣和冒险的价值——所以写在趋近箭头的旁边。

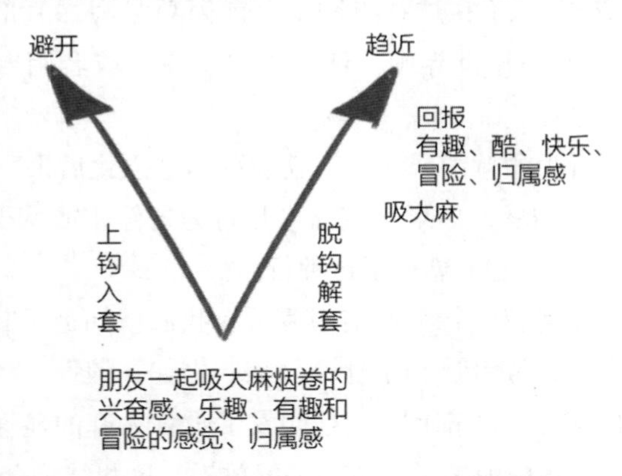

上述两个例子都分析了什么是加强行为。有时候一个期望行为发生的频率降低了，我们可以将之分析为受到了惩罚。下图从前因、行为和后果的角度，展示了选择点。

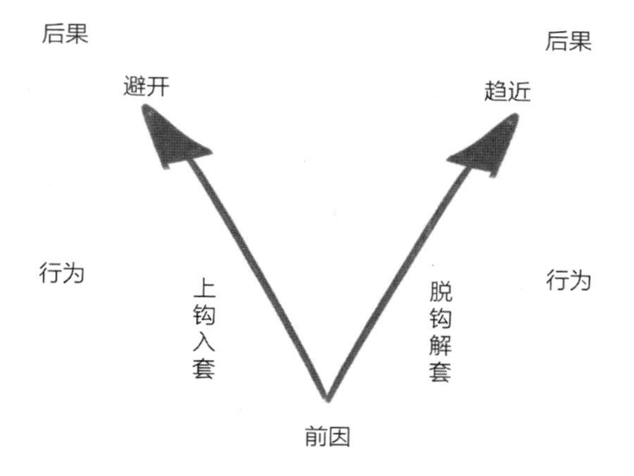

四步法瓦解任何问题行为

当来访者想要减少或是停止一种问题行为，我们通常会经历 4 个步骤，回答以下问题：

1. 什么触发了这种行为？
2. 这样做的代价和好处是什么？
3. 好的替代行为是什么？
4. 需要什么技巧？

在探索这 4 个步骤之前，先来看一个实用的注意事项：当我们希望瓦解任何问题行为时，首先需要明确这个行为包括什么——这个人实际上在说什么、做什么？具体来说，如果在视频录像中，我们会看到他在做什么，听到他们在说什么？（隐性行为，比如担心和思维反刍，在视频录像中是看不到听不到的，所以我们将它们具体化为“为 XYZ 担心”或“为 ABC 而产生思维反刍”。）

因此，对于被描述为“滥用药物”的行为，我们需要知道服用了什么物质，如何服用，数量是多少，频率如何。而对于被描述为“社交退缩”的行为，我们需要知道，这是否意味着在最后时刻取消社交活动，当朋友们外出聚会时待在家里，拒绝接电话，或是待在卧室里躲避家里的其他人。

我们通常需要问一些温和的问题。例如，当来访者说他们想“不再拖延”时，我们会问：“你想推迟做什么事情？”（例如，他们是否在回避填报退税申请，或回避去健身房，或回避进入一个艰难的对话？）然后我们会问："相反你会怎么做？如果我在观看你正在拖延的视频，我会看到什么，听到什么？"（例如，他们是不是凝视着墙、散步、上网、玩电子游戏、看书和家人出去玩、躺在床上？）一旦有了这些信息，我们就可以不用"拖延"这样模糊不具体的词语，而是对行为进行具体的描述，比如"看电视而不是去健身房"。

问题 1：什么触发了行为？

将行为具体化之后，我们想知道：前因是什么？通常什么情境、想法、感受会触发这种行为？是否有特定的人、地点、事件、活动、认知、记忆、情绪、感觉或生理状态会触发这种行为？（如果一种行为是由多种不同的情境、想法和感受触发的，我们会关注最常见的那些因素。如果触发因素主要是个人体验，我们会主要关注认知和情感，而不是情境。）

如果来访者不能确定是什么触发了他们的行为，我们可以建议他们写日记：记录他们何时何地做了这些事情，以及他们即将做时的感受和想法。我们还可以帮助来访者尽量生动地回忆最后一次做这样的行为，然后将记忆"倒带"到即将开始做这件事的时刻，看看来访者是否能记得当时的想法和感受。

练习一下

用自己实验

学习本章的策略时，一个好方法是将这些策略应用到自己身上。你可以选择一个想减少的显性行为。（刚开始时，与显性行为工作会更容易一些）。你可以使用一张空白的纸，写下对行为的具体描述，然后写下前因。

问题 2：代价和好处是什么？

任何行为既会带来好处，也会让你付出代价。辨别行为带来的好处并不是必需的，但常常是有帮助的，因为可以让来访者了解持续这种行为的原因，并且有助于认可行为，从而促进自我慈悲。总的来说，任何行为的好处都可以归结为以下两种（或两种之一）：

- 你可以逃避或者回避一个"厌恶刺激"（也就是，你不喜欢的东西）
- 你可以靠近或是得到一个"满欲刺激"（也就是，你确实想要的东西）

要记住，当行为的好处使得这种行为持续增加，我们就称之为强化后果。以下是一些问题行为的常见强化因素。

这种行为帮助我们：

- 逃避或是回避具有挑战性的人、地点、情境或者活动
- 逃避或是回避不想要的认知、情绪、记忆或是感觉
- 满足需要
- 得到关注
- 获得认同
- 让别人做我们期待的事情
- 在别人眼中“看起来不错”
- “觉察并回应”他人
- 感觉更好（比如，更放松、冷静、安静）
- 感觉自己更正确（我们是“对的”，别人是“错的”）
- 感觉我们成功地遵循了一些重要的原则
- 感觉我们在努力解决自己的问题
- 感觉我们在理解（比如，生活、世界、我们自己、他人）
- 通过做熟悉的事情来感受自在

强化因素当然有很多，但是大多数都可以归属于上述的一个或是多个大类中（通常是多个类别）。辨别这些因素的一些有用的问题有：

你知道是什么让这种行为持续下去的吗？

你能发现这种行为的好处吗？

这种行为能够帮助你得到你想要的东西吗？

这种行为能够帮助你避免接触一些不想要的东西吗？

如果来访者不能回答这些问题，我们有三种选择。一种选择是继续做一些探索：“当你开始做这些事情的时候，通常会发生什么？在你刚刚开始做这件事的时候，有没有这样的时刻，你会有一种得到你想要的东西，或摆脱你不想要的东西的感觉？”

第二种选择是向来访者展示上述常见强化因素的列表。

第三种选择是心理教育。例如，“焦虑有 3 大好处：帮助我们为可能发生的坏事做好准备；把我们拉进想法中，从而逃避身体的感觉；感觉我们正在努力解决问题”。

偶尔有时候，尽管我们尽了最大的努力，还是搞不清楚是什么在强化行为。这样也没有关系，弄清楚强化因素常常是有用的，但并不是必不可少的。要改变行为，不一定必须要弄清楚好处是什么。相比之下，弄清楚这种行为的代价更重要。

如果来访者正在思忖改变他们的行为，就说明他们已经意识到了一些代价——否则，为什么要改变呢？通常，来访者自己会告诉我们一些他们付出的代价，不过，我们现在会提示他们进行更深刻的反思（正如在创造性无望中做的那样）。例如：

你注意到这种行为有什么代价或缺点？有没有意外的负面后果？

做这件事的时候，你有没有失去或是错过什么重要的事情？

这样做给你的生活带来了什么你不想要的东西吗？

这样做让你远离了什么重要的人或事吗？

这样做让你避开了什么重要的价值或目标吗？

如果我们看到来访者的行为对其一些生活领域产生了负面影响，但是来访者尚没有意识到，我们就要提示他们。例如，我们可以这样询问："我想知道，这对你的伴侣关系有什么影响？"

辨别出行为的代价后，我们从有用性的角度，给出慈悲和非评判的总结。基本话术如下："因此，DEF（前因）似乎倾向于触发 G（特定行为），这会带来一些实际好处，如 HIJ（强化后果），但也要付出一些重大代价，如 KLM（不良后果）。"例如：

治疗师：我现在尝试做个总结，如果说错了就请告诉我。似乎经常在晚上，你会出现很多焦虑的想法和感受，还会想起一些糟糕的记忆。你由于这些东西上钩入套的时候，就会开始喝啤酒和葡萄酒。这样做短期看有一个好处，就是能够减少痛苦，帮助你放松并忘记痛苦。但从长期来看，这样做会影响你的健康和福祉。你睡不好，还经常宿醉，就会影响你的工作表现。你的焦虑也会越来越严重，而不是得到缓解。你的妻子孩子都会不高兴。你正在错失你想要的家庭生活。你也没有成为你想成为的那种丈夫或父亲。

练习一下

用自己实验

现在，回到治疗师自身。上一个练习中，你选择的你自身的行为有哪些代价和好处？请认真考虑，并识别出尽可能多的代价和好处。请写下来，然后按照上述示例的方法总结收集到的所有信息。

问题 3：有效的替代行为是什么？

第三个步骤是，思考来访者可以做什么新的有效行为（而不是原有的问题行为）。例如：

- 你的孩子烦你的时候，如果你不再对他们大喊大叫，可以做什么来替代？
- 这些记忆又浮现在你的脑海，如果你不再用香烟烫伤手臂，可以做什么来替代？
- 如果跟伴侣吵架后，你不再把自己灌醉，可以做什么来替代？

这些会把我们带回前两章的内容：以价值为指导的新的有效行为。例如，对于上述问题，来访者可以选择如下新行为：①替代大喊大叫的行为，他们可以耐心而坚定地表达自己的意见，或者接受已经发生的事实并开个玩笑化解，或者平静诚实地表达自己的感受；②替代用香烟自我伤害的行为，他们可以有力地按摩手臂，做些伸展运动，或者开始做自我安抚的练习；③替代喝醉的行为，他们可以仅仅小酌一两杯，或者做自我慈悲的练习，或者围着街区跑几圈。

练习一下

用自己实验

现在再回到治疗师自身。当所有这些困难的东西出现时，如果你不做通常会做的事情，会做什么来替代？写下一种新的、以价值为导向的行为，并思考：

- 这服务于什么价值？
- 伴随这种行为会有哪些困难的想法和感受？你愿意为这些想法和感受留有空间吗？
- 在现实性方面，这个行动在 10 分满分的情况下能够打到 7 分吗？如果不能，就调整得更简单容易一些，直到可以打到 7 分。

问题 4：需要什么技巧？

我们现在需要确定来访者需要掌握什么技巧来灵活应对原有行为的前因和新行为的 HARD 障碍。例如，他们需要解离 / 接纳 / 自我慈悲 / 冲动冲浪 / 锚定 /

与价值连接的技巧吗？如果来访者已经掌握这些技巧，我们就探索怎样具体应用。如果来访者缺乏这些技巧，我们就帮助来访者发展这些技巧。

练习一下

用自己实验

最后再回到治疗师自身。你需要哪些技巧来应对你的问题行为的前因，并且克服新的有效行为可能面临的 HARD 障碍？你怎样应用这些技巧？

本章要点

本章讨论了瓦解问题行为的四步法，包括以下 4 个问题：

1. 什么触发了行为？
2. 代价和好处是什么？
3. 好的替代行为是什么？
4. 需要什么技巧？

这些步骤是参考性的指南，而非需要遵守的命令。我们不一定要涉及所有的步骤，也可以根据需要随时更改步骤的顺序。我希望并且相信，通过使用这些参考指南，你现在可以弄清楚如何使用 T–F ACT 来应对任何问题行为。

第 18 章　克服障碍，持续改变

目前你在做某项重要任务的时候，有没有拖延？有没有什么事情你明明知道可以改善生活，但就是迟迟没有去做？当然有！因为我们都是凡人，这也是我们和来访者的共同之处。所以，如果一个来访者说，他没有完成家庭作业，一个很好的回应方式是："我们俩太像了！"来访者可能会有些震惊，我们可以接着解释道："我们都会这么做。都会说'是的，我要去做 XYZ'，然后并没有去做。这是人之常情。"然后，我们检查来访者是否和自我评判融合，或者在羞耻或焦虑中挣扎。如果确实有这样的情况，我们就根据需要，转到锚定、解离、接纳或是自我慈悲的工作。

之后，我们把这个问题列入会谈议程。如果来访者不愿意，我们可以说："我知道你想要改善生活……你提到过一些方面，比如（概述来访者的一些治疗目标）……而实现这些目标的唯一方法就是，在我们的治疗之外，在生活中也要坚持完成。问题是，上次阻止你坚持下去的东西，很可能这次和下次还会阻止你，除非我们想出能够克服这些障碍的办法。所以，我们能不能花几分钟时间，找出障碍是什么，并想出克服的策略？"

承诺行动的主要障碍

如果来访者在两次会谈之间，并没有执行承诺行动，我们需要好好检查一下……治疗师自己！大多数时候，来访者不能执行是因为治疗师跳过了一些重要的步骤，比如具体化行为、与价值连接、检查是否愿意、预期障碍、准备应急计划，或者确保行动的现实性分数保持在最少 7 分。

我们还需要考虑：治疗联盟是否稳固？如果不够稳固，我们需要加强治疗关系。最后，我们要考虑是否存在 HARD 障碍。来访者是否处于上钩入套的状态、是否正在回避不适、避开价值，或是目标不够确定？如果是这样，我们就需要在会谈中引入应对上述问题的解药：解离、接纳不适、与价值连接以及 SMART 目标。

持续改变：7R 法

开始做一些新的提升生活的行为是一回事，坚持就是另外一回事了。怎样才能帮助来访者维持新的行为模式？有数百种工具可以用来应对这个挑战，但是我们可以把这些工具都归堆在“7R法”中：提醒（reminders）、记录（records）、奖励（rewards）、惯例（routines）、关系（relationships）、反思（reflecting）和重构环境（restructuring the environment）。

提醒

来访者可以用各种简单的工具来提醒自己去采取新行为。例如，用关键的词或者短语，或者符号，作为电脑或者智能手机的弹出框或者屏保。还有比较老式一点的方法，把信息写在卡片上，贴在冰箱上或是浴室镜子上。这些提示性的信息，可能就是一个词，比如“呼吸”或是“暂停”或是“耐心”，也可能是“放下往事”或是“关爱与慈悲”。或者，他们可以在腕表或是电脑键盘上贴一个色彩鲜艳的小贴纸，所以每次使用这些设备的时候，贴纸都会提醒他们要采取新行为。除此之外，还可以使用智能手机应用软件，它们会在一天中给你发送有关ACT的短消息。（这些策略也会有助于那些一直“忘记”做作业的来访者。）

记录

来访者可以在一天里记录下他们的新行为，内容包括时间地点，以及带来的好处。记录在日记本或笔记本上，或是用电脑记录，都可以达到这个目的。（工作表也很方便）

奖励

遵循价值行动通常是具有内在酬赏性质的（也就是说，行动本身就是一种奖励）。如果来访者学会了用正念的方法欣赏体验，行为的内在酬赏性质就会增强。不过，外在的奖励还是有助于强化新行为。外在奖励有多种形式，一种是仁慈的鼓励性的自我对话，比如，对自己说“做得好！”或是“你做到了！”。还有一种形式是，和你喜欢的人，通常会积极回应你的人，分享你的成功和进步。有些来访者可能会更喜欢物质的奖励。例如，坚持了一周采取新行为，就给自己买些真正喜欢的东西，或是做真正喜欢的事情。比如去做个按摩，或者买本喜欢的书。

惯例

我们可以这样和来访者解释：“如果你每天早晨，会在同样的时间起床健身或是做瑜伽，久而久之，这种规律的日常安排就会自然发生。要做这些事情，不用经过激烈的思想斗争，不需要很强的意志力，这种行为就将会成为你的日常惯例的一部分。”接着我们可以鼓励来访者进行实验：看看他们是否能够设法围绕新行为建设一种日常惯例或是仪式，这样新行为就会逐渐成为他们日常生活的一部分。举例来说，如果来访者下班开车回家，那么每天晚上下车之前，可以做两分钟锚定练习，然后在走进家门之前，思考想发挥什么价值。

关系

有个“学习伙伴”，学习就会更加容易；有个“运动伙伴”，健身也会更能坚持下来。我们可以鼓励来访者找到一个仁慈、关爱、有激励作用的人，来帮助他们坚持采取新行为。（有时候治疗师是唯一可以发挥这个作用的人。）理想情况是，来访者会和这个伙伴定期练习，面对面或是通过短信或电子邮件的方式，来分享彼此的进展（参见“奖励”部分）。或者来访者可以让别人来提醒他。例如，来访者可以对伴侣说：“如果我说话声音太大了，你能提醒我锚定吗？”

反思

我们可以鼓励来访者定期反思自己的行为以及影响。来访者可以把反思写下来（即通过记录）或者和其他人讨论（即通过关系）。或者可以把反思作为心理练习，在白天或是睡觉前做。我们可以让来访者花几分钟时间反思一下：我做得怎么样？我做的哪些是有效行为？我做的哪些是无效行为？哪些行为我可以多做一些？少做一些？或者换种方式做？

重构环境

来访者通常可以通过重构环境，使采取新行为更容易一些。例如，如果新行为涉及健康饮食，来访者可以重构厨房：把垃圾食品扔掉或藏起来，并在冰箱和食品柜里储存健康食品。如果新行为是在晚上喝水和茶，而不是啤酒或葡萄酒，那么他们可以把酒类从家中都搬走。如果来访者早上想去健身房，就可以把运动装备在健身包里放好，放在床边或其他显眼方便的地方，这样一起床，就可以准备好健身了。（当然，健身器材也会起到提醒作用。）

综上所述，持续改变有 7R 法：提醒、记录、奖励、惯例、关系、反思以及重构环境。治疗师要发挥创造性：鼓励来访者把这些方法混合搭配使用，创造出自己的策略，持续维持改变。

本章要点

如果来访者没有做家庭作业，或者不能持续采取新行为，我们就会将其作为会谈的首要议题。我们通常可以快速识别障碍，并介绍克服障碍的有用工具——特别是“7R 法”。

第 19 章　事情出错的时候

据说，1887 年，长途汽船的先驱、英国工程师艾伯特・霍尔特（Albert Holt）这样写道："海上航行，只要有可能出错的，或早或迟，一定都会出错。"后来由于种种原因，这句话演变成了墨菲定律："凡事只要有可能出错，就一定会出错。"（注意知识点啦，别说你没有在本书中学到什么！）

墨菲定律对蒸汽船很重要，对治疗也同样重要。如果你能够想象到在 T-F ACT 中，有什么地方出了问题，那么这里很有可能迟早会出问题。本章就是要帮助你提前做好准备。本章分为 5 个部分：①事与愿违的实验——当干预没有成功，或是出现了不良反应；②会谈阻碍者——当来访者的行为中断或暂停了会谈；③团队合作问题——来访者和治疗师之间出现紧张的人际关系；④和治疗师自身工作——克服我们自己在会谈中的融合和回避；⑤做好准备，迎接具有挑战性的会谈。

事与愿违的实验

治疗中所做的一切都是实验，我们永远不知道会发生什么。即使是一个简单的问题或一句无害的评论，有时也会引发极端的不良反应。因此，我们的实验工作有时会达不到预期效果，有时会惨遭失败，有时会产生预想不到的消极后果，这些都是不可避免的。

实验事与愿违，有 3 个常见原因：

- 治疗师没有为治疗建立与 ACT 相一致的目标。
- 治疗师没有清晰地将体验性的工作（特别是正念和接纳练习）和来访者的与 ACT 相一致的治疗目标联系起来。
- 治疗师在鼓励来访者谈论创伤性事件的时候，仅依靠列出反思性清单和给予支持性咨询，却并没有帮助来访者发展灵活反应的新技巧。

要提防这些错误（T-F ACT 新手很容易犯），一旦意识到出现了这些错误，就要及时纠正。

当会谈中出现问题时，我们要用示范、激发和强化 T-F ACT 治疗过程来作为反应。这通常包括以下内容的部分或全部：

- 锚定
- 探索和认可
- 感谢来访者
- 道歉
- 澄清
- 创造学习机会

让我们快速浏览一下这些内容。

锚定

我们和来访者同舟共济、境遇相通。治疗中事情出错时，我们都会经历各种不舒服的想法和感受——尤其是焦虑。所以我们自己要锚定，并帮助来访者也锚定。如果来访者出现强烈的不良反应（例如，融合、过度唤醒，离解），我们要快速进行 ACE 过程，以使来访者保持在灵活性窗口内。随着治疗的进展，来访者掌握更多的技巧——解离、接纳、自我慈悲等——我们也把这些技巧带进来。

探索和认可

治疗进展不顺利的时候，我们会询问来访者的想法和感受，并认可出现的一切。然后，我们会怀着开放和好奇来探索："显然事情并没有按照计划进行，发生了什么？"我们希望找出：来访者是否误解了目标？来访者是否觉得进度太快，或者练习是否太难了？他们是否真的愿意这样做？练习是否触发了痛苦的内在体验，比如创伤记忆、强烈的情绪，或是严苛的自我评判？我们是否说了或是做了什么轻视、冷漠或是不认可的事情？

抑或仅仅是练习的效果与预期不同？例如，每种解离技术偶尔都会导致融合；每一个自我慈悲的技术，偶尔都会引发自我评判。

感谢来访者

当来访者反馈什么地方出了问题时，我们要感谢来访者——即便有时候反馈可能有些严苛或者粗鲁（他们可能会说"这太蠢了！"或者"这根本不管用！"）。我们可以说（当然我们需要完全真实和真诚）："感谢你对我的坦诚。我很感激你给我反馈，因为如果有什么东西不适合你，我们需要立刻找出来。”

道歉

如果由于治疗师的错误或者判断失误而导致实验事与愿违，治疗师有必要道歉。我们可以说：“抱歉，我现在明白了，我并没有向你解释清楚目的。”或者“我很抱歉。我没有预料到会发生这种情况。”或者“我真的很抱歉。你还没有准备好，但是我就推动你来做了”。我们真诚道歉的时候，就示范了真实、开放和承担责任，同时修补了治疗关系。

澄清

问题是误解造成的吗？或许你并没有清楚地解释练习的目的，抑或可能是来访者有所误解（例如，期望练习能够有助于摆脱不想要的感受）——或者两者兼而有之。如果是这种情况，你需要冷静且开放地解释你的意思和意图。这时候可能需要重温一些练习，比如“双手就像想法”“把纸推开”或者锚定练习中，提醒锚并不能掌控风暴。其他情况下，可能要澄清某些使用的特定术语，例如：“抱歉，当我用‘故事’这个词的时候，我并不是说这不是真的，或者你编造了这些。我没有使用‘认知’这个术语，只是想用对你更友好的方式谈话。我肯定不会再使用这个词了。”

创造学习机会

面对意料之外的不想要的经历，来访者可以从中学到一些什么吗？答案通常是肯定的——只要我们培养来访者的开放性和好奇心。我们可以说：“显然我们都不希望这种情况发生，但是既然已经发生了，我想知道是否能从中学到一些有用的东西。”通常我们可以学到的东西有解离、接纳、自我慈悲的技巧；怎样灵活应对困难的情绪；以及怎样接受出错，继续做重要的事情。

我们可能不需要把上述所有的应对方式都做一遍，一到两个就够了。最重要的是保持开放、好奇和慈悲。在对话中（这也适用于会谈阻碍者和团队合作问题），我们要一直询问来访者的想法和感受。我们可以说：“这样的讨论对大多数人来说都是有些对抗性的，我想知道，你感觉到了什么？”通常，我们只需要验证他们的感受，但是有时候还需要引入解离、接纳和锚定技术。

会谈阻碍者

我们时不时都会遇到在会谈中的表现“有些问题”的来访者。他们可能会滔滔不绝地谈论问题，不断发泄情绪，我们根本插不进去话；或者指责生活中所有的其他人，却不考虑他们自己在当前问题中所扮演的角色；或者几个星期一直重复相同的叙事，没有任何明显的目的。他们可能会在理智化和“分析瘫痪”中越陷越深。他们可能不断抢话，或是打断我们。他们可能会不停地“在问题间跳跃”——从一个问题蜻蜓点水式地跳到另一个问题，从来没有在一个问题上停留足够长的时间，产生过一个行动计划。

坦率地说：我们自己不也有时候，咬咬牙决定忍受某种行为，然后“熬过这次会谈”——而不是开放地跟来访者解决这个问题？通常我们会这样做，是因为我们由于自己的焦虑和找理由而上钩入套了：我如果打断他会显得粗鲁，说到这点来访者会生气的，发泄一下对他们有好处，有可能这就是来访者需要的。

这种情况下，通常可以使用“按下暂停键”（第4章）的干预手段：“我可以按下暂停键吗？我注意到发生了一些事情，而且真的希望能够引起你的注意。我的头脑对我说，我说的话可能会让你心烦意乱或是感到被冒犯，而且我注意到我自己的身体里有很多焦虑，我还有强烈的冲动想要只是坐在这里，什么也不说。然而，我承诺要帮助你创造你可能拥有的最好的生活。所以，如果我就是这么坐着，对此只字不提，那么我认为我没有尽职尽责。我觉得作为心理医生，我并没有对你说实话。所以，即便我心跳加速、有些焦虑，我还是会做重要的事情，我要告诉你我注意到了什么。”

请注意，在这样做的过程中，我已经示范了五到六个核心过程：接触当下、解离、接纳、价值和承诺行动。而且现在，来访者已经完全集中注意力了！

还有一个简化的版本：“我可以暂停一会儿吗？我想要谈谈正在发生的一些事情。我的头脑告诉我，这样做我可能给人留下粗鲁或是迟钝的印象……然而，我不想因为头脑说的话就不跟你谈，因为我觉得这是非常重要的事情……所以，我是否可以跟你分享一下，我认为此刻可能正在发生什么？”

然后，怀着开放和好奇的态度（把我们自己从各种评判中脱钩解套出来），我们可以慈悲且谦恭地引入**注意**、**命名**、**正常化**、**目标**、**有用性**策略。在注意和命名行为时，我们的描述必须是不带评判的。例如，我们不会说“你有攻击性”，因为这就是对行为的评判，来访者可能会觉得被冒犯了，或者争辩他们“并没有攻击性”。相比之下，我们可以不带评判地描述：“我注意到你提高了声音，握紧了拳头，而且皱着眉头。”

之后，我们可以正常化行为，思考目标，然后从有用性的角度来看待。下文的例子中，来访者不断在问题间跳跃，而不深入解决：

治疗师：（注意和命名）我注意到了这种模式——我们开始讨论一个问题或者话题，但是还没有机会想出一个有效的策略，你就已经转到了另外一个问题上。你自己注意到这一点了吗？

来访者：是的，这是因为我有太多问题要处理！

治疗师：（正常化）绝对是这样。而且这很正常。我的头脑也会这样做，如果面对很多问题，我们的头脑自然会从一个问题跳到另一个问题。（探索目标）这是你的头脑在试圈保护你。头脑在说“你看——你不得不处理所有这些东西，一个也不能忽视。你必须面面俱到”。

来访者：是的，它总是这样。

治疗师：（有用性）问题是，如果会谈中，我们总是允许你的头脑这么做，你就不会从治疗中得到很多收获。我们如果想让会谈有效，这样你可以……（提到来访者的一些目标）……那么我们就需要坚持做一件事情，用足够长的时间专注在一个问题上，直到想出一个计划或策略，或是一些切实可行的事情。

与来访者进行这样的对话通常很伤脑筋，但能够促进真实勇敢的治疗互动。（如果在任何时候，来访者出现了消极反应——攻击性、关闭、哭泣等——我们要像“事与愿违的实验”那样来做出反应。）

下一步是来访者和治疗师合作，在问题行为再次出现的时候，发现并打断这种行为。比如，我们可以约定好，这种行为再次出现时，来访者和治疗师都可以“说出来”，然后双方都暂停几秒钟。

下面继续看看不断在问题间跳跃的示例对话：

治疗师：所以我们试试这种做法怎么样，我们同意一次关注一个问题，并且持续在这个问题上工作，直到找出一种实用的应对策略，你可以写下来，带回家照着做。然后，如果时间允许，我们可以继续讨论另一个问题。这样可以吗？如果在任何时间，你的头脑试图让你分散注意力，开始关注其他问题，那么我们俩都可以大声说出来。你能不能想一个短语，在下次这种情况发生时，可以用来命名？

来访者：嗯，没有想到什么。

治疗师：那我们说“转换”怎么样？表示你的头脑正在试图转换问题？

来访者：你要来说吗？还是我说？

治疗师：我想，一开始，主要是我说，但过一段时间后，你会开始发现你的头脑正在做什么，然后你自己会说出来。简单来说，只要我们中的一个人注意到发生了什么，我们就说“转换”。然后我们暂停几秒钟——放慢一下呼吸，或伸展一下身体——之后我们重新专注于最初的问题。

这种策略提供了一种持续的方法，来提高对问题行为的意识，同时发展了来访者中断问题行为和重新集中注意力于手头任务的能力。当然，我们不需要一直使用约定的短语，我们可以使用更轻松有趣的说法，比如“又来了”或“你发现了吗？”。

随着治疗取得进展，我们逐步取消这种策略，而只是简单地问“你注意到现在发生了什么？”或者“你注意到这里发生了什么？”。然后，我们可以探索“这将会导致什么？”或者“如果我们沿用这种方法，是在很好地利用治疗的时间吗？”或者“这有助于我们作为一个团队一起工作吗？”。

另外一个例子：

治疗师：（注意和命名）我注意到的是，有时我正在说话，你会抢话，或是打断我。你自己注意到了吗？

来访者：（惊讶地）我没注意到。我跟其他人也是这么说话的。

治疗师：（正常化）当然。我们都会时不时地打断别人或者抢话。（探索目标）我想你这样做是因为，你有很多话想说，而且你想确保不会漏掉什么。

来访者：对啊，有什么问题吗？治疗不就是这样吗？说这些没用的东西？以前没有人觉得这是问题。

治疗师：（有用性）嗯，问题是，为了让我们的团队工作更有效，我们需要互相关心和尊重，这就意味着——

来访者：你是说我不尊重你吗？

治疗师：你注意到我在说话的时候，你又一次抢话了吗？每次你这样做的时候，对于我，感觉都像挨了一记耳光。你给我传达的信息就是，我说的话一点都不重要，不值得一听。而且这还挺伤人的，会妨碍我们之间建立稳固的团队合作。

来访者：哦。（安静下来，若有所思。）

治疗师：而且我非常感激你现在正在做的事情。你没有抢话，而是在倾听。这样让我有非常不同的感受，我感到浓浓的关爱和尊重。

来访者：（不确定地）好。

治疗师：再一次，我真的很感激你让我说话——这样的对话真的令人不舒服——但是你没有抢话，这对我来说，很有意义。因为这一点，我已经感觉我们是更稳固的合作团队了。我们可以把这作为我们的一个任务吗？找到那些阻碍我们成为良好有效的团队合作的行为模式，并在行为出现的时候按下暂停键，尝试一些不同的做法？

许多来访者的人际交往行为模式都有问题，这在他们与治疗师的关系中就可以表现出来。在上述的方法提高了对这种行为的意识后，我们可以明确地指出它与治疗目标的相关性，比如建立更好的人际关系。我们开放地讨论这种行为对治疗联盟的影响，接着探索这种行为是否也出现在其他关系中——如果出现，影响是什么。然后和来访者约定好，在会谈中，行为发生的时候及时发现，按下暂停键，接着尝试一些更可行的替代行为。例如，我们可以邀请上述来访者尝试积极倾听：好奇地关注说话者的脸、嘴和声音，并注意到想要打断的冲动，而不采取行动。

团队合作问题

西格蒙德·弗洛伊德讲述过“移情”和“反移情”，但我更喜欢简单的词汇，即“团队合作问题”：破坏治疗联盟的行为模式。（我不确定弗洛伊德是否会同意这个说法，不过，嘿，每个人都有自己的想法）当团队合作出现问题时，我们首先要仔细诚实地审视自己：我说了什么，或做了什么，可能导致或加剧这种紧张关系？例如，我们是否表现出傲慢、轻视、冷漠、咄咄逼人、爱好争辩、高人一等，甚至对 ACT 过于热心？（有时候，这些问题我都有！）

来访者方面，导致或加剧团队合作问题的行为可能包括：取悦治疗师、同意治疗师说的每一句话；对治疗师的每一句话都争辩、挑衅或者反驳；辱骂治疗师或贬低治疗师的职业；使用种族主义、性别歧视或恐同的语言；会谈迟到或者总是在最后一分钟取消会谈；过度延迟付款；等等。

提出并讨论团队合作中出现的问题

就像会谈阻碍者一样，我们要提出并讨论团队合作的问题（如果有消极反应，采取和应对事与愿违的实验失败一样的回应）。我们可以说：“我不确定你是否记得，在我们的第一次会谈中，我说治疗的目标是你和我作为一个团队一起工作。问题是——我很好奇，你是不是也有同样的感受——我不觉得我们是一个强大的团队，我想知道我们能否谈谈是什么阻碍了我们的合作，以及如何改善？”

然后，我们和来访者开放而诚实地讨论，带着最大的尊重和理解，还有坚定。合理使用自我暴露会有所帮助：

- 当你用“婊子”这样的词来指女人时，我真的觉得很不舒服。
- 当你说“你并不是真的关心我”的时候，我觉得有点受伤——因为即使你不信，我也真的很关心你，我希望我们在这里的工作是有用的，能够帮助你建立更好的生活。如果没能做到，我会很伤心的。
- 当你一直说“这都是胡扯”的时候，我觉得很焦虑。我的大脑说，我的工作没做好。

- 当你不付账单的时候，我感到有点生气，也有点尴尬，因为我真的不想因为这事跟你争辩。

我们倾听来访者的观点，认可他们的感受——然后，如果是会谈阻碍者的情况，我们就约定一起合作，在问题行为再次出现时，发现并中断这种行为。

在团队合作出现的问题中，我们发挥了怎样的作用?

如上所述，我们总是要审视自己在团队合作问题中的作用，并愿意为之道歉。我们可以这样问："我一直在思考我在这件事中的作用——我想知道，我有没有说过什么或做过什么让你不满意的事情？"

如果来访者不愿意提供什么信息，我们可以这样提示："我一直想知道，我是不是太 XYZ 了——或者可能太 ABC 了？"如果来访者证实了我们的怀疑，我们可以说："我真诚地为此道歉。我能想象我那样做让你有多不愉快。从现在开始，我会采取不同的策略。如果我又出现了这样的问题，请立即告诉我。"

我们能从出现的问题中学到什么?

当来访者的行为让治疗关系变得紧张的时候，同时提供了很好的学习机会，因为通常这样的问题也会出现在其他关系中。我们可以就此深入探索，这样的探索通常是富有成效的：

A. 来访者在做出这样的言行的时候，希望什么会发生?

B. 这样的言行具有来访者希望的效果吗? 对治疗关系有什么影响?

C. 这种行为有过往历史吗? 有多长时间了? 行为起源于对创伤或逆境的反应吗? 在过去的关系中，这种行为是否有一些有用的功能——是否有助于保护来访者或者满足来访者的需求?

D. 今天这种情况也出现在其他关系中了吗? 在其他关系中有什么影响?

从这些探索中收集到的信息，通常对处理人际关系问题极其有帮助（第 28 章）。

用于自身

在 T–F ACT 中，治疗关系是至关重要的。我们要做的是，把每个来访者看作是彩虹：大自然独一无二的作品展现在我们面前；我们能够荣幸地相遇，可以细细品味和欣赏。我们不是看着彩虹说："哦，真让人失望——要是那抹靛蓝再深一点就好了。"我们会欣赏彩虹，不管那抹靛蓝有多淡，我们都感到很荣幸能够目睹。我们的目的是，带着同样的态度来到治疗中：按照价值生活，从评判中脱钩解套，带着开放、好奇和慈悲来全然关注。（我用这个隐喻来致敬卡尔·荣格，他有句名言："如果你能让每个人如其所是地存在，每个人就都像落日一样精彩。我看到落日的时候，并不会说'右下角的橙色再柔和一点就好了'。我们不会试图控制日落，日落在我们面前展现魅力的时候，我们怀着敬畏之心来欣赏。"）

当治疗关系加强，来访者受到激励，会谈顺利进行的时候，我们很容易怀着看彩虹的心情来看待来访者。但是当来访者深陷困境，出现融合、回避、对我们的干预做出消极反应的时候，如其所是地欣赏来访者就没有那么容易了。通常这种情况发生时，我们头脑的"评判工厂"就开始进入超负荷运转的状态。

我曾经邀请数千名治疗师，分享在比较困难的会谈中，他们对来访者的评判性的想法。我收集到的常见的评判有：她不是真的想好转；我不喜欢他；她没救了；这家伙就是个混蛋；她根本不努力；我到底该拿他怎么办？她明显有些边缘型人格；他一定是个自恋狂；我希望她闭嘴；哦，不，又来了；这太让人生气了；我希望这次会谈快点结束；我怎么让他离开这里？我应该把她转介给别人；这是在浪费时间；我们什么都没进展，你为什么还总是回到这里来？你能闭嘴让我插句话吗？难道你看不出这是你自己的错吗？你为什么一直这么做？

我们都有过这样的想法。我们不是有意识地选择，这些想法只是"出现"在头脑中——特别是事情变得棘手的时候。有这样的想法不是问题，这是正常的、自然的、意料之中的。但如果我们和这些想法融合，那就是大问题了！来访者就不是一道彩虹，而是一道路障了！我们会视来访者为障碍——妨碍我们，拖我们的后腿，是我们需要解决的问题。当然，这对会谈来说，也不是一个好兆头。

我邀请了数千名治疗师，分享当他们在困难的会谈中，因为这些想法和感受上钩入套时，做过哪些避开行动。以下是一些常见的答案：我就点头、倾听并等待会谈结束；我变得爱指挥、咄咄逼人，并告诉来访者他们需要做什么；我打开工具箱，开始疯狂地寻找工具和技术；我提前结束了会谈；我建议他们去找另一位治疗师；我说话声音越来越大、语速越来越快，我变得咄咄逼人，控制欲也很强；我和来访者断开连接，走神，放弃治疗只是聊天；我变得有防御性；我开始卖弄隐喻；我变得暴躁或不耐烦。

换句话说，只要有一个卡住的来访者，我们就能找到一个卡住的治疗师。因此，我们需要把 ACT 应用到自己身上：从无用的认知中脱钩解套出来，为情绪腾出空间，与价值相连接，并完全活在和来访者一起的当下。好消息是，我们将 ACT 越多地运用于我们自身，就能越好地对来访者使用 ACT——所以让我们现在就开始，将 ACT 运用在我们自身吧。

练习一下

自我发展练习

如果你愿意接受，你的任务就是在治疗会谈中识别出自己的避开行动，并制订计划处理这些避开行动。我鼓励你在“从业者障碍工作表”中填写出来。但是，如果你不愿意写出来，至少也要认真考虑。（不过，写下来效果要好得多。）这可以作为宽焦点练习（即当你和很多困难的来访者工作时，出现的宽泛的想法、感受以及行为等），也可以作为只针对一个来访者的窄焦点练习。

是什么让你入钩上套？

写下你觉得最困难的来访者行为。在这些行为下面，写下作为反应，你出现的所有的困难的想法和感受。可能会包括苦难的情绪（沮丧、焦虑、内疚、无聊、绝望）；关于来访者的评判性的想法（如上所述）；关于自身的评判性的想法（我是个糟糕的治疗师，我做不好）或是关于本模式的评判性想法（T-F ACT 根本行不通！）。可能你还由于完美主义或是其他僵化的规则而入钩上套：我必须做好；我不能出错；我经验不够不能做好；我不能承认我不知道答案。或者由于找理由而入钩上套：我不能做这个体验性的工作，因为会让来访者心烦；我太焦虑了，不能做这个练习。

你的避开行为是什么？

现在写下，当你想要回避这些想法和感受，或与之融合时，所做的与价值不一致的、无效的行为。

你的趋近行为是什么？

写下你作为一名从业者最重要的一些价值（例如，慈悲、尊重、真实）。为了帮助你找出价值，请考虑以下两个问题：

1．假设我采访你的一个来访者，询问他：“你的治疗师的最好的品质是什么？”你希望你的来访者怎么回答？

2．接下来，我继续问你的来访者：“当你处于最糟糕的谷底，真正苦苦挣扎的时候，你的治疗师是如何对待你的？”你希望你的来访者怎么回答？

接下来，写下当你面对来访者行为的挑战时，你已经采取的，应对所有困难想法和感受的趋近行动。

最后，写下你想要开始做的趋近行动。这包括你想要应用的所有脱钩解套的技巧：工具、技术、实践或练习；解离、接纳、与当下接触、自我慈悲和以己为景的任何组合。

完成后，请将“从业者障碍工作表”放在手边。这样做的目的是，让你可以定期地重新审视这个问题，并将其作为指南，指导治疗师继续用 ACT 处理自身的问题。

做好准备，迎接具有挑战性的会谈

下面的练习只需要两分钟。在你即将和其行为让你感到困难的来访者会谈时，做这个练习尤其有用。如果你在预约记录本上看到一个名字，然后就有一种不祥的感觉，或是感到焦虑，或者产生了希望来访者取消预约的想法——就请在会谈开始前，做这个练习。

练习一下

对来访者慈悲

花点时间来想想你的来访者。

考虑：这个来访者在你觉得具有挑战性的会谈中说了什么，做了什么？作为回应，你出现了什么样的困难的想法和感受？

承认：你和这个来访者工作很难。这是痛苦的、困难的、有压力的。所以，承认这很难，仁慈地对待自己。

考虑：这个来访者的“困难”行为是由于融合和回避产生的。他们不是故意想让你的生活变难。他们深陷其中。他们用那种方式生活是什么样子的，那么困在生活中？他们自己就像被绳子牵着的木偶，被想法和感受任意摆布，被迫进入问题行为的模式，一次又一次地给自己带来伤害和痛苦。

考虑：你只用在很短的时间内见这个来访者，每次会谈之间间隔数天或是数周。即便在这么短的时间内，对你就已经具有挑战性了。所以，在来访者的其他关系中——和朋友、家庭或者同事之间的关系中，会发生什么呢？那会有多么紧张、矛盾、缺乏连接啊？那会是多么痛苦啊？

你可以把这个来访者的行为放在一边，看到行为背后那个陷入困境、苦苦挣扎的人吗？这个人和你一样，想要爱人和被爱；想要关爱别人，也被别人关爱；想要去理解别人，也被别人理解。而现在，来访者很难做到这些。但作为治疗师的你，可以帮助来访者。你可以让你们之间的关系与众不同。你可以让你们之间形成一种安全的、治愈的关系，在这段关系中，你的来访者的困难行为，可以得到关爱、理解和慈悲。不要低估了这样做的价值，这是一份伟大的礼物。

所以，花点时间再想想你的来访者，真正地承认他们正在经历着挣扎和痛苦。与此同时，与你的内心连接，挖掘你内心最深处的温暖、仁慈和关爱。然后，保持你的慈悲，带着你充满着温暖和开放的内心，走过去迎接你的来访者吧。

本章要点

当来访者的行为让我们觉得困难时，我们不能阻止自己不做评判，但是我们可以和自己的评判解离，回到价值，融入慈悲，并且用正念的方式和来访者建立良好的关系。在事情出错的时候，我们可以采取勇敢、开放、真实的立场——诚实地讨论。通常，我们会回避这样的讨论，因为我们可能会感到焦虑和尴尬——所以，我们需要把 ACT 应用于自身：为了践行我们作为从业者的价值，我们愿意为自己的不舒服留出空间吗？

第 20 章 慈悲灵活的暴露

快速重温一下：ACT 将暴露定位为“有计划地接触窄化行为模式的刺激，以促进反应灵活性”。（或者，用外行话说：“接触困难的东西，学习更加有效的回应方式。”）而且不论暴露涉及的是什么——不论是增加身体上的亲密度，和身体连接，或是和创伤记忆工作——有一点是肯定的：暴露是不舒服的。暴露会引起各种各样的困难认知、情绪和感觉。那么，为什么还要这么做呢？

基于价值的暴露

正如在第 13 章中讨论的，在 T–F ACT 中，暴露总是服务于价值和基于价值的目标——而且来访者和从业者都需要清楚地了解动机。暴露是服务于什么价值，以及和价值一致的目标？会让来访者能有怎样的行为改变？

下面的选择点图，展示了 T–F ACT 风格的暴露的目的：

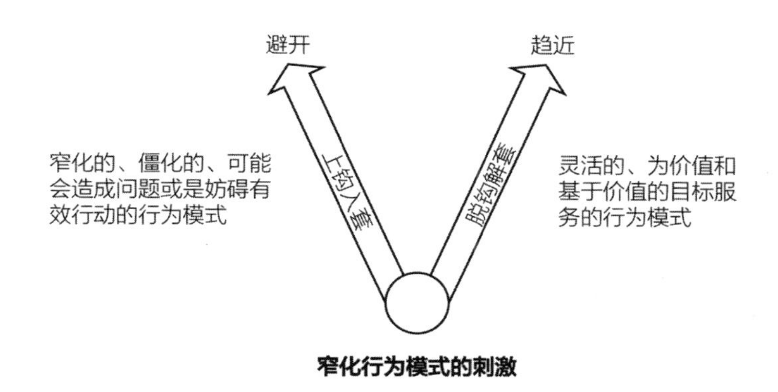

我们可以这样向来访者解释曝光的目的：“我们做这个练习 / 学习这个技巧的目的是，下一次遇到这些东西（提到窄化行为模式的刺激），你可以从中脱钩解套 / 更好地处理 / 更有效地应对——所以，你可以做（提到价值和与价值相一致的目标），而不去做（提到由刺激触发的避开行动）。”

暴露前、暴露中和暴露后，我们会重复回到关于动机的讨论。我们可以说：“让我们花点时间，重新连接我们做所有这些事情的目的……”然后我们会提到来访者和价值一致的目标，比如做一个有爱心的妈妈、重返职场、重获独立、支持伴侣、获得晋升、变得更加勇敢，等等。（对于有些来访者，一开始我们的暴露练习可能服务于一些较为模糊的、价值导向的目标，比如“自我照料”或者“构建更好的生活”，但是随着治疗取得进展，目标会更为具体。）

评估什么？

因为在 T-F ACT 中，暴露的主要目的不是减少痛苦或是焦虑，而是增强情绪、认知和行为的灵活性，所以没有必要使用主观痛苦感觉单位量表（SUDS 量表，Subjective Units of Distress Scale）来测量来访者的痛苦程度。相反，我们可以使用之前介绍过的三个量表——临在（presence）量表、身体行动控制（CPA）量表，以及意愿度量表。现在我们快速复习一下：

临在量表

在 0~10 的范围内，10 意味着你完全存在于当下，和我在一起——也就是投入、专注并融入我们正在做的事情——而 0 意味着你的注意力完全飘走，去了你脑海里的什么地方，完全忘记了我们在做什么。那么从 0~10，你有几分临在，也就是存在于当下？

身体行动控制量表

在 0~10 的范围内，10 意味着你可以完全控制你的身体行动——也就是用你的双臂双腿、双手双脚做些什么——而 0 意味着你完全僵住、被锁住、一点不能移动，那么从 0~10，你在多大程度上可以控制自己的行动？

意愿度量表

在 0~10 的范围内，10 意味着你完全愿意拥有这些困难的想法和感受——也就是让它们如其所是地存在，不试图对抗或是逃避——而 0 意味着你完全不愿意，你会尽一切努力让这些想法和感受消失，那么从 0~10，你在多大程度上愿意拥有这些想法和感受？

暴露练习需要持续多长时间？

只要来访者愿意继续，暴露活动就可以进行下去。但是如果来访者在任何时候，不能再保持高水平的意愿程度，我们就立刻停止。（如果再继续，活动就会转化为另一种融合，或者经验性回避。）

本书中的大部分暴露练习，时间都在 10~30 分钟不等。我为其中很多练习都提供了大概的时间设置。不过，练习有可能实际持续的时间要短得多。我们通常会事先和来访者约定好，练习活动持续的时间。例如，如果来访者态度犹豫，那么我们可以约好一开始只做 1 分钟。1 分钟到了之后，我们对练习进行复盘。如果来访者愿意，我们就可以鼓励来访者尝试再做 2~3 分钟。这一次练习结束后，来访者还愿意尝试，我们就可以再做 4~5 分钟。

如果我们做的是长时间的暴露练习，不一定要持续完成约定的时间。如果在某个时刻，来访者 3 个量表的分数都很高，任务也完成了，我们就可以停止了。

暴露和回应的灵活性

在 T–F ACT 中，我们强调“暴露和回应的灵活性”。我们希望来访者意识到他们是有选择的，应对这些刺激可以有很多种回应方式。所以我们不会告诉来访者他们不能做什么，相反，我们会鼓励来访者选择更灵活的回应方式，而不是之前僵化的回应方式。

这尤其适用于“安全行为”：来访者在暴露期间，为了逃避或者避免焦虑或痛苦，所做的显性或隐性的行为。例如，在暴露期间，来访者可能会试图通过数数或思考其他事情，来分散自己的注意力。或者他们会故意放慢或加深呼吸来放松。我们仔细留心安全行为——如果确实发生了，要让来访者觉察到。我们要温和地指出安全行为对学习的干扰，并鼓励来访者重新关注目标刺激物。

请记住以下策略，以帮助来访者在暴露期间建立回应灵活性。

保证安全

第 4 章谈到的安全策略都非常重要，特别是来访者可以用一些非言语的姿势来要求“暂停”，以及治疗师要定期检查，确保来访者真的愿意这样做（而不是“忍受坚持下来”，或者为了取悦治疗师）。当然，我们要始终让来访者保持在自己的灵活性窗口内，所以如果在任何时间，来访者显得不堪重负或是出现离解，就要做锚定练习。

在 TIMES 中转换

TIMES 是想法（thoughts）、意象（images）、记忆（memories）、情绪（emotions）、感觉（sensations）英文单词首字母的缩写。在暴露中，会出现各种

困难的个人体验，我们可以根据需要，灵活地将关注点进行转移，这就是“在TIMES 中转换”。

例如，假设我们现在正在和创伤记忆工作，而来访者由于自我评判而上钩入套了。我们就要将关注点转到从这些自我评判的认知中解离。（如果需要，我们可以使用第 10 章中的解离量表来跟踪测量。）

一旦来访者从这些想法中脱钩解套，我们就重新关注记忆。现在假设一分钟后，来访者开始出现离解状态，这样的话，我们就要做锚定练习——然后我们跟踪记录来访者的临在度和 CPA 程度。来访者集中注意力之后，我们再回到和记忆的工作。

假设不久之后，一股巨大的悲伤情绪出现了。我们接着就转向接纳和自我慈悲，并追踪来访者意愿的水平。一旦来访者接纳了悲伤，我们就回到和记忆的工作。

下面的图说明了这个过程。在任何时候，我们都可以使用三角形外部的任何流程，帮助来访者回应三角形内的任何体验——我们可以自由地在个人体验中转换，即“在 TIMES 中转换”。

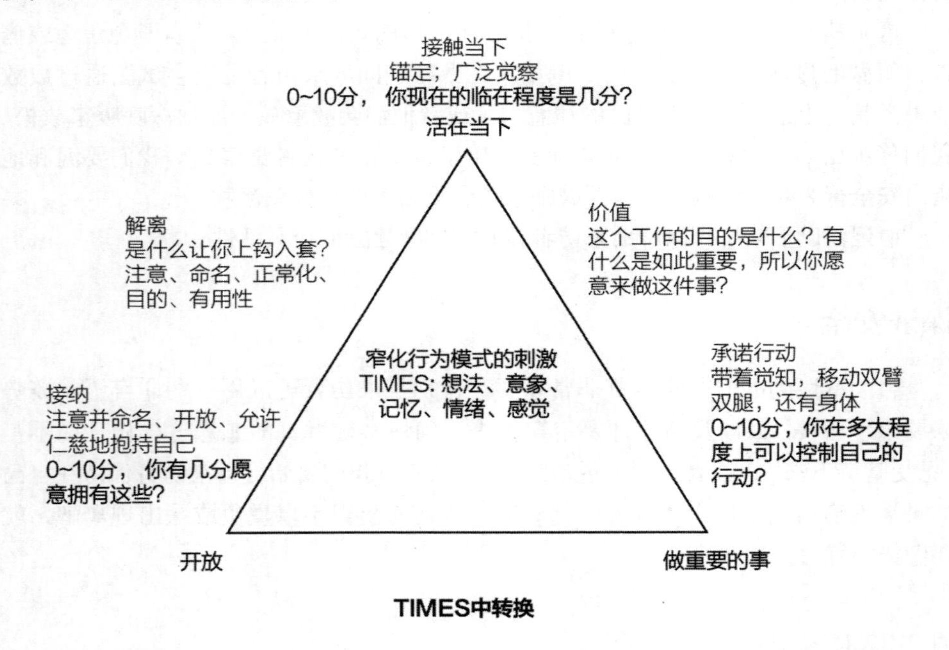

TIMES中转换

“困难的 TIMES”

我们可以利用第 13 章中讨论过的任何方法，来帮助来访者接触“困难的

TIMES”：身临其境般地回忆痛苦的事情，想象未来要发生的一件困难的事情，设置具有挑战性的目标，唤起冲动，做一项想回避的任务，或和预期中的焦虑工作。下面还有 3 种补充方法。

产生不愉快的感觉

来访者的焦虑通常是由不愉快的身体感觉引起的——比如头晕、呼吸短促或窒息。我们可以发挥一些创造力，让来访者在会谈中重现这些感觉。例如，我们可以让来访者故意过度呼吸：呼吸急促，每次完整的呼吸需要大约 2 秒。这么做通常会引起头晕目眩、胸部憋闷、手指发麻等感觉。

另一种方法是捏住鼻孔，通过一根细小的吸管呼吸 30 到 60 秒。这通常会造成气短或窒息的感觉。第三种是在 1 分钟内重复做吞咽的动作，并真正注意自己的感觉，这样做通常会产生窒息的感觉。

这些诱导通常在第一次不愉快的感觉出现后持续大约 1 分钟。（身体感觉暴露在技术上被称为“内感受暴露”。）第一次不愉快的感受出现后，这些引导通常会持续 1 分钟左右的时间。

想象你最恐惧的东西

我们可以让来访者生动地想象他们害怕的东西（学术上称之为“想象暴露法”）。在 PTSD 中，这可能就是类似原始创伤的重现。不过，正如我们之前讨论的，创伤性的事件可能会引发各种各样的焦虑障碍，每种都有其特有的恐惧。例如，在惊恐障碍中，人们常常会害怕发疯、失控，或者心脏病发作。在社交焦虑障碍中，人们常常会害怕被嘲笑、尴尬，或者被拒绝。在强迫症（OCD）中，人们会害怕有攻击性的、粗俗下流的或者亵渎神明的东西。所以我们可以鼓励来访者生动地想象他们最害怕的事件。

现场暴露

现场（in vivo，拉丁语中“在生活中”的意思）暴露包括接触现实生活中令人恐惧的情境、活动或物体。随着远程医疗的出现，现场接触比以前容易得多。例如，我的一个来访者曾经在一家银行外面的 ATM（自动取款机）取钱的时候，遭到了抢劫，从此他就开始回避所有的银行和 ATM，因为这些会触发高度的焦虑。在我们的一次会谈中，我在办公室里，他在另一个地点用手机通话。在这次会谈中，我指导他首先接近银行，然后走进银行，在这个过程中，始终和焦虑解离并接纳焦虑。通过手机、平板电脑、笔记本电脑，或是台式电脑，我们能够在会谈中，帮助来访者接近各种各样他们害怕与回避的情境、活动和物体。

暴露与惊恐发作

下面的选择点图，总结了 T-F ACT 对惊恐发作的处理。图中列出的避开行动，是许多人在惊恐发作时会做的事情，主要是试图回避或摆脱不想要的想法和感受。来访者要学会锚定，从诸如“我要死了”“我要昏过去了”“我要疯了”“我要心脏病发作了”这样的想法中解离出来，接受身体的感觉和焦虑的冲动，按照自己的价值行动，并专注于以价值为导向的活动。当他们以这种方式回应时，他们可能仍然有焦虑的感觉，但他们不再会“惊恐发作”。

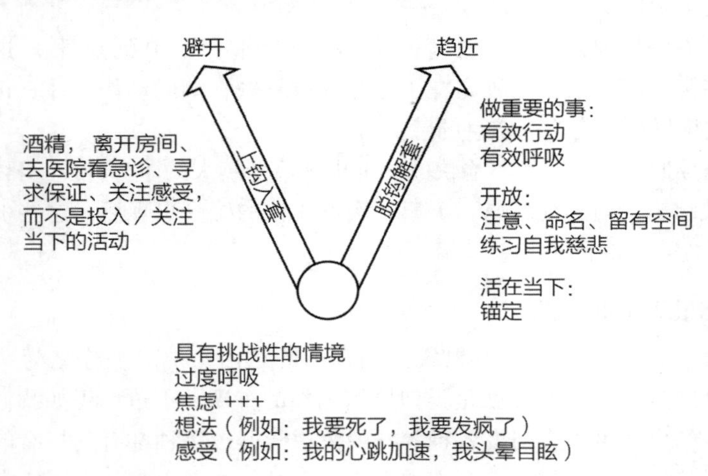

我将用塞尔吉奥的案例，来说明 T-F ACT 中针对惊恐发作的暴露。

塞尔吉奥是一名 34 岁的单身男性，一家大型制造公司的高管。9 个月前塞尔吉奥和他最好的朋友在徒步旅行中遭遇了事故，他的好朋友从一条狭窄的山路上滑了下去摔死了。之后，塞尔吉奥表现出了 PTSD 和恐慌障碍的常见症状。下面我们来看看第 6 次会谈的摘录。治疗到了这个阶段，塞尔吉奥已经熟练地掌握了锚定，并且已经发展了基本的解离和接纳的能力（尽管对自我慈悲还是有些抵触）。

下图说明了塞尔吉奥的想法、感受、感觉和冲动（在选择点图的底部）；他的有问题的回应方式（即避开行动）；他通过暴露想要发展的，新的更有效的回应方式（即趋近行动）。

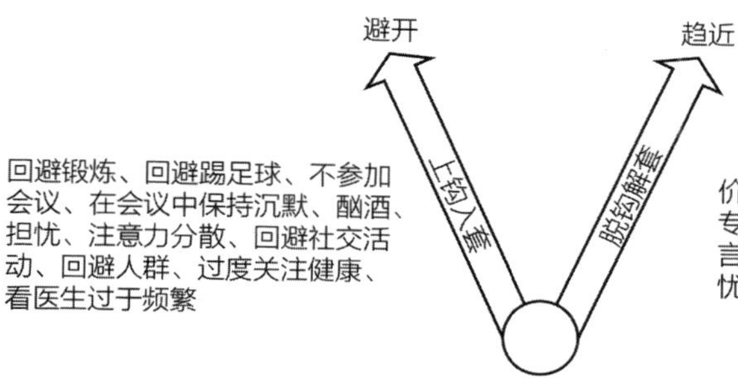

动机

塞尔吉奥的基于价值的暴露的动机，写在选择点图中的趋近箭头的旁边。在整个暴露过程中，他的治疗师会经常回到这些价值和目标，提醒塞尔吉奥这个具有挑战性的工作的目的。

关于惊恐发作的心理教育

在暴露之前，要对惊恐发作的原因和性质进行心理教育。心理教育主要包括三个方面的内容（在和塞尔吉奥的会谈中，治疗师都谈到了。）

1．与焦虑抗争是如何加剧惊恐发作的

首先，我们介绍抗争开关的隐喻（第12章），来说明与焦虑抗争是怎样加剧了惊恐发作的。接下来：

治疗师：现在即使是最轻微的焦虑，甚至是与焦虑无关的身体感觉，比如运动后的心跳加速，都会意外触发你的抗争开关。这会立刻放大当下所有的焦虑。嘿，转眼间恶性循环就开始了——对焦虑的焦虑的焦虑，最后就导致典型惊恐发作。

2．为什么会感觉呼吸困难

在惊恐发作时，大多数来访者感到无法正常呼吸。我们可以这样解释：

治疗师：实际情况是，你的吸气呼气太快了，也就是过度换气，你的肺没有时间排空。把肺里的空气全部排出需要几秒钟的时间，但是你用时短了很多。所以大体上，当你开始下一次呼吸时，肺里仍然有一半的空气——这意味着吸气会很困难，因为肺里已经有很多空气占据了空间。所以，如果你觉得不能正常呼吸，你需要做的，与你的头脑告诉你的恰恰完全相反——你需要非常缓慢轻柔地呼气，非常缓慢地清空肺。然后，你就可以吸气了。

3．过度换气的感觉虽然令人不快，但是无害

治疗师：过度换气时，身体还会出现的变化是，你会呼出相当大量的二氧化碳——所以你血液中的二氧化碳水平大幅下降，远远低于正常水平。接下来会引发一个复杂的生化连锁反应，最终改变你身体不同部位的血液流动——更多的血液流向脸部，所以你会脸红；较少的血液流向手指和大脑，所以你会感到发麻或头晕。问题是，虽然这些感受令人不快，实际上却是无害的。但你的头脑认为这是危险的——所以你的焦虑嗖的一下就加剧了。

解离

治疗师对塞尔吉奥进行了心理教育之后，又做了一些解离练习。塞尔吉奥注意、命名最困扰自己的想法是“我要发疯了”，以及“我要心脏病发作了”。治疗师要正常化这些想法（我们都有这样的想法，觉得不好的事情要发生），并找出其目的（你的头脑是试图保护你，保证你的安全）。

接下来治疗师强调：“这些想法还会一直出现在你的脑海里。医生给你做了全面检查，你的血压、心电图都正常，心脏也很健康。每次去医院看急诊，医生都说你没有问题。即便如此，你的头脑还是不断告诉你，你会心脏病发作的。‘你会发疯的’这个想法也是如此。这些从来没有发生过，但是即便你知道这一点，即便所有的医生都向你保证这不会发生，这些想法还是会不断出现。其中一个原因是，你永远也不能证实这些想法是错误的。没有哪个医生可以百分之百保证你永远不会心脏病发作，或是永远不会发疯。你从逻辑、理智上知道这些是极不可能的，但是没有人可以保证。这样就给了你的头脑可以回旋的空间说，这仍有可能会发生。”

塞尔吉奥看过一本流行的自助书，他听从书中的建议，极力驳斥这些想法，一遍一遍地对自己说，这不是真的，这不会发生的，我永远不会发疯的。医生已经检查过我的心脏说一切没问题。但是，这些想法还是会持续出现。治疗师询问：“这些想法持续出现，你通常应对的方法，正在让你避开你想要的生活。所以，我

们已经完成的工作中，有没有什么可以对你有所帮助？”

塞尔吉奥考虑过后，决定运用他最喜欢的解离技巧，对自己说：啊哈！这又是一个惊恐的主题。嘿，头脑，我知道你在照顾我，但没关系，我能搞定。治疗师让他用两个“最棘手”的想法练习这个技巧——首先和这些想法融合，然后与之解离，塞尔吉奥也答应，在暴露期间如果需要就使用这个方法。

开始暴露

塞尔吉奥的锚定技巧掌握得很熟练，暴露会谈以一分钟版本的 ACE 练习开始。然后治疗师鼓励塞尔吉奥过度呼吸。不到一分钟，塞尔吉奥就开始感到头晕、发热、焦虑、胸闷。

治疗师鼓励塞尔吉奥继续过度呼吸（持续一分钟左右），同时获得塞尔吉奥在临在度、身体动作控制程度和意愿度方面的分数。

治疗师：在 0~10 的范围，你此刻存在于当下的程度可以打几分？

来访者：大概 8 分。

治疗师：在 0~10 的范围，你此刻对自己的身体行动的控制程度可以打几分？伸展一下，动动胳膊和双腿，检查一下。

来访者：（伸展并运动）大概 9 分。

治疗师：很棒。在 0~10 的范围，此刻你在多大程度上愿意拥有这些感受？

来访者：不是太愿意。大约 3 分。

暴露和接纳

治疗师接下来可以做接纳的工作。下文记录了治疗师的主要评论（没有记录塞尔吉奥的反应）。省略号的地方表示大约 5 秒钟的停顿。

治疗师：那么最困扰你的感受是什么？……好的，看看你能不能敞开心扉，给它腾出一些空间……怀着好奇心来注意……从各个视角来审视，从上到下……注意这种感受的形状和大小……

你真的要与这种感受抗争，还是要逃避这种感受？即使不喜欢，你也能与之和平相处吗？……看看你是否能让这种感受如其所是地存在……放下抗争，敞开心扉，让这种感受如其所是地存在……

现在不需要过度呼吸，你现在可以正常呼吸了……

你的头脑是不是在说一些没用的话？是吗？好的，所以注意并命名这些想法，然后回到感受中来……就像你是一个好奇的科学家，以前从来没有遇到过这样的事情，观察你的这些想法……

现在让我们来更新一下打分。从 0~10，每一项的打分是多少。你在多大程度上存在于当下？8分，好的。对身体行为的控制程度？8分，好的。对有这种感受的意愿度呢？从3分增加到了5分。很棒。你能在这种感受中再多待一会儿吗？很好……所以再一次，带着好奇心来注意……并且允许它如其所是地存在……而且记住你为什么这样做——勇气、自我照料、自由、最大可能地扩展你的生活……你愿意为这种感受腾出空间，让它如其所是地存在，即便你并不喜欢它……如果你的头脑正在干扰你，就注意、命名这些想法，然后回到感受中……开放……顺其自然……

现在分数情况怎么样？你在多大程度上存在于当下？9分。对有这种感受的意愿度呢？7分，很棒！……做得非常好。所以，你不要有压力——你愿意再做一遍吗？

我们希望在进入下一轮暴露之前，每一种量表的分数都至少达到7分。如果来访者愿意继续，我们可以重复这个练习，但专注于另一种感觉。对塞尔吉奥来说，一共进行了4轮暴露，共持续20分钟。每一轮都集中在一种不同的感觉上：头晕目眩、心跳加速、胸部憋闷、喉咙哽咽。最后一轮以一分钟的锚定结束。

身体动作会造成注意力分散吗？

在暴露过程中的任何时候，来访者对行为的控制能力如果降到了7分以下，我们就要让来访者做伸展、移动、换个坐姿、伸手拿起一个物体等，直到分数恢复到7分或者更高。当然，这样的动作有可能会让来访者注意力分散，所以我们要迅速重新关注目标刺激：

治疗师：好的，5分有点低。让我们看看你是否可以和身体真正地连接。好好伸展一下身体……改变一下坐姿……来回转动手臂，动动手指……上下拍打拍打脚……就是这样……现在分数是多少了？7分？很好。所以，注意到这一点……再一次注意这种感受，它就在那里，并且注意到即便有这种感受存在，你也能控制自己的行为，所以你能够做重要的事情……现在再集中关注这种感受……

怎么做呼吸练习？

当焦虑出现时，我们希望来访者锚定，为感觉和冲动腾出空间，从想法中脱钩解套出来，做与价值一致的行动，并投入正在做的事情。（这正是塞尔吉奥的治疗师教他做的）如果来访者做了所有的这些，他们会体验焦虑——但是他们不会有惊恐发作。

如果来访者使用呼吸技术来做接纳的工作（例如，向一种感受呼入气息，并把这种感受包围，来帮助开放，为其腾出空间，让这种感受如其所是地存在），这是没有问题的。但是如果来访者用一种特定的方式呼吸，以此来降低焦虑，就会有风险。为什么呢？因为这样做会很容易把他们带回经验性回避／情绪控制的状态，而这些是导致惊恐发作的首要原因。因此，不要鼓励来访者用呼吸来放松。

当然，过度换气确实会有令人不快的副作用，比如头晕、发麻和脸红——我们可以教来访者通过缓慢而温和的呼气、在纸袋内重新呼吸，或使用二氧化碳检测计进行生物反馈，来逆转这些副作用。然而，如果我们使用这种方法，就需要彻底澄清：①过度呼吸的感觉虽然令人不快，却是无害的；②呼吸技巧并不是为了减少焦虑，其作用是逆转过度换气带来的无害但令人不快的生理反应。

如果忽略了这些重要的信息，就很可能会造成混乱，来访者有可能会使用这些技巧来避免焦虑。

学习结果与“违反预期”

抑制学习理论告诉我们，增强暴露效果的一种方法是最大化“违反预期”，也就是你预期会发生什么，和实际确实发生了什么之间的差异。差异越大，学习的新知识就越多。因此，在暴露活动开始之前，治疗师可以询问来访者：“你认为如果我们这样做会发生什么？你最害怕什么？”

塞尔吉奥对这个问题的回答是：“我觉得这会很难，我认为我可能会失败。这样做会很难受，我不知道自己能不能做到。我可能会失控发疯的。”

治疗师不会（像在其他模式中那样）试图消除来访者的疑虑，或者挑战他们的担忧的想法，或者帮助他们制定更为实际的预测——因为这些做法会降低预期违反的程度。相反，治疗师要鼓励开放与好奇：“好的，让我们注意，这就是你的头脑预期会发生什么——接下来让我们看看会发生什么。”

练习结束之后，治疗师会使用下述的问题，来探索新的学习：

- 你的头脑之前预测会发生 X、Y、Z。预测的准确性怎么样？
- 这和你的预期是否有差异？
- 是否像你的预期那样，为之腾出空间是紧张／困难／富有挑战性／艰难的？
- 你从中学到了什么？新的学习对你有什么帮助？

塞尔吉奥对这些问题的回答，可能会包含如下内容：

- “嗯，确实很难，但是我并没有失败，我并没有失控。”
- “是的，每次都会更容易一点。仍然很难，只是，会变得容易一些。而且我可以更快速地关上抗争开关。”
- “嗯，我不喜欢那种感受……但是我发现我可以让感受存在，而不去与之抗争。”
- “我学到了，在焦虑的时候，我可以控制自己的行为。”

请注意，我们专注的不是想法中错误的内容，也不主张和想法争辩。我们关注的是暴露中发生了什么，与目标刺激接触并保持开放是什么感觉。我们要注意“头脑”之前的预测，和实际发生了什么之间的差异，并以此作为机会来强化之前谈论过的隐喻，比如“穴居人的头脑”或者“过于乐于助人的朋友”。我们承认：“你的头脑会一直做这样的事情——警告你哪些事情可能会伤害你。有时预测是符合事实的，但是很多时候，预测和事实是相差甚远的。这是正常的。这是正常的人类头脑正在履行其首要职能——努力确保你的安全。”

通常这时候，快速回顾一下有用性的核心概念是很有用的：尽管头脑很自然地会预测危机四伏、草木皆兵，但我们可以选择如何对这些预测做出回应。我们可以注意到这些想法，并思考——如果我们让这些想法指导我们的行动，会带领我们趋近还是避开我们想要的生活？如果答案是后者，那么来访者可以使用在之前的会谈中学到的解离技巧。

持续的暴露

会谈中进行过暴露练习后，我们鼓励来访者在家中做相似的练习。理想的情况是，每天练习 15~20 分钟（1 次），但是我们需要有灵活性。只要练习就聊胜于无。所以我们开始的时候，可以 1 天 1 次，练习 10 分钟；或者两天 1 次，每次 5 分钟；或者 1 周 3 次，每次 3 分钟。之后随着时间的推移再逐渐加强。（首先是轻量级，后期再用重量级。）第 16 章和第 18 章中介绍的激励性工具（特别是“7R 法”），可以派上用场。

有些来访者很快就发展了灵活应对困难的 TIMES 的能力。对另一些人来说，进步比较缓慢，需要更耐心一些。塞尔吉奥属于发展比较快的类型。他非常勤奋，每天练习 10~15 分钟，两周之内，他的情绪灵活性得到了显著的改善。他在接纳焦虑情绪和从焦虑的想法中解离方面得到了很大的提高，同时能够保持活在当下，掌控自己的身体行为。他仍然会有焦虑的体验，但是再也没有过惊恐发作了。

来访者下一步要做的是，恢复他们一直回避的活动——这样做的同时，灵活应对出现的困难的TIMES。对塞尔吉奥来说，要恢复的活动包括：踢足球、参加会议并发言、参加人员众多的社交场合。

创建暴露等级结构

暴露等级结构设置了一系列的步骤，从极其容易到极其困难，供来访者遵循。创建暴露等级结构不是必需的，但通常是有用的，因为这样的层级结构为我们指明了一条清晰的路径。

例如，假设来访者在工作时发生过创伤性事件而出现了回避工作。他的暴露等级可以从开车经过工作地点然后回家开始。（如果这样还是会有挑战性，可以选择开车去上班一半的路程，然后回家。）这样做了一两天后，下一步可能就是开车去上班，把车停在停车场，在停车场停留几分钟后，再开车回家。这样做了几次后，下一步可能就是进入工作的大楼，和信任的同事在员工休息室喝杯咖啡，然后回家。接下来，下一步可能是回到办公室，坐在办公桌前，回复几封电子邮件，五分钟后再回家。以此类推，直到来访者最终能够开始全职工作。

下图显示了暴露等级结构工作表的顶部。在最上面一行，我们写下了作为暴露动机的价值和基于价值的目标。第一栏强调了意愿度，第二栏具体说明要采取的行动，第三栏列出这样做的预期难度。

暴露等级结构工作表的顶部

<table>
<tr><td colspan="3">动机：我做这些具有挑战性的工作的目标是</td></tr>
<tr><td colspan="3">第一栏：为了做重要的事情，你愿意为困难的想法、意象、记忆、情绪、感觉、冲动等，留出空间吗？“是”表示愿意，“否”表示不愿意。
第二栏：你具体要做什么？持续多久？多么频繁？
第三栏：预测难易程度，0= 非常容易　10= 极其困难</td></tr>
<tr><td>意愿？
是或否</td><td>我将会采取的行动（例如，我会说什么、做什么）：
时间；地点；持续时长；频率</td><td>难易度？
0~10</td></tr>
</table>

让我们来看看完成这份工作表的步骤。

步骤1：头脑风暴和评级

在填写工作表之前，治疗师和来访者一起通过头脑风暴的方式，列举来访者可以用来恢复某个生活领域的一系列行动（通常是10~15个）。根据预估的难易程度，来访者对上述每一项行动在0~10的范围内打分。头脑风暴的内容最好先写在一张白纸上，因为一开始通常会有些乱，来访者经常会改变分数，划掉原来的数字，写上新数字，这样就会改变其在层级结构中的位置。头脑风暴完成后，我们可以把这些活动，根据难度顺序填在工作表里，为了节省时间，还可以请来访者在会谈结束后填写。（如果几个活动的评分一样，或者不是每个分数都有相应的活动，都没有关系。）

让我们看看一个回避亲密关系的来访者的例子。苏菲是一位40岁的女性，目前在一段同性关系中。她曾在童年时期遭受过来自哥哥的性虐待，20多岁时在两段短暂的异性恋中遭受过身体和言语的虐待，还有一次在夜总会被一名男子在饮料中下药而被性侵。她目前的关系已经维持了9个月，是关系时间最长的一次。但是，关系中几乎没有身体上的亲密行为，因为这会触发极度的焦虑（焦虑正是苏菲想要回避的）。苏菲已经掌握了解离、接纳、锚定，以及自我慈悲的基本技巧。在头脑风暴列举活动之前，治疗师这样解释：

治疗师：你是否记得我们讨论过一开始从轻量级开始，逐渐升到重量级？对大多数拥有同样问题的来访者来说，健身房里的最重量级是性，而握手是最轻量级。所以，我们是否可以用头脑风暴的方式列举一系列活动——有些很难，有些很容易，有些居于其中？而且问题在于，有时候即便是讨论做这些事情的可能性，也会触发强烈的情绪和痛苦的记忆。如果这样的情况发生了，你知道我们要做什么练习吗？

来访者：锚定？

治疗师：是的！

接下来，治疗师和苏菲通过头脑风暴的方式列举了15项不同程度的身体亲密行为，苏菲对这些行为的难易程度进行了评分。下表只显示了其中的10项行为。

10 项不同程度的身体亲密行为

是否愿意？是 或 否	我会采取的行动（即我会说什么、做什么）：时间、地点、持续时间、频率	难易程度？0~10
	躺在床上、亲吻、抚摸、穿着很少或者不穿衣服	10
	躺在床上、亲吻、抚摸、脱掉上衣	9.5
	躺在床上、亲吻、抚摸、穿着衣服	9
	躺在长沙发上、亲吻、抚摸、脱掉上衣	8
	躺在上沙发上、亲吻、抚摸、穿着衣服	7
	坐在沙发上、拥抱、亲吻、抚摸、穿着衣服	6.5
	坐在沙发上、拥抱、亲吻、穿着衣服	5
	坐在沙发上、大腿紧挨着、双臂环抱、穿着衣服	4
	在沙发上坐在一起、大腿紧挨着、牵手、穿着衣服	3
	坐在沙发上距离很近、牵手、穿着衣服	2

来源：摘选自身体亲密行为暴露等级结构。

对有经验的治疗师来说，创建包含 10~15 个项目的等级结构通常需要 15 分钟。不过，有时会需要更长的时间。如果需要时间较长，就不用在会谈中完成，来访者可以作为家庭作业来接着完成。上述的例子用了大约 30 分钟的时间，因为正如预期的那样，谈论这些活动会触发高度焦虑，有几次他们不得不暂停，让来访者可以锚定、解离，并为自己的感受留出空间。

填完工作表后，治疗师会说："我们不想从非常重的量级开始——比如 7 分以上——我们也不用从最轻量级开始。看一看这个列表，你愿意从哪一项开始？"来访者选择了"坐在沙发上、大腿紧挨着、双臂环抱、穿着衣服"，这一项她在难易程度上的打分为 4 分。

步骤 2：具体说明时长和频率

下一步就是要具体说明来访者做这些活动的时长和频率。这些信息也写在工作表上。苏菲是这样写的：

坐在沙发上、大腿紧挨着、双臂环抱、穿着衣服（每周3次，每次10分钟）	4

步骤3：检查意愿度

最后一步是检查意愿度。一个比较好的方式是，让来访者生动地想象，在会谈之外的生活中做暴露的活动。例如，下文是苏菲治疗会谈的部分摘录：

治疗师：现在花点时间想象你正在做这件事，尽可能生动地想象……注意你看到了什么、听到了什么、触摸到了什么、品尝到了什么……就像此刻正在真实发生的那样……你这样做的时候，发生了什么？

来访者：我很害怕。

治疗师：你身体的哪个部位有这种感觉？

来访者：胸部——感到很憋闷。

治疗师：还有哪些部位？

来访者：喉咙。

治疗师：你的头脑正在说什么？

（治疗师用几分钟时间，通过更多暴露，以"仁慈之手"的练习收尾，来帮助来访者接纳自己的感受，然后继续。）

治疗师：如果仅仅是想象，现在就出现了这些感受，那真实的情境中，你的感受肯定更加强烈。为了完成这些活动，你愿意为这些感受留有空间吗？

来访者：是的，我愿意。这对我真的很重要。

治疗师：你的头脑会怎样劝说你，让你放弃呢？

来访者：哦，还是老一套。这太可怕了。别这么做。你会受到伤害的。

治疗师：你愿意为这些想法留出空间吗？

来访者：愿意。

治疗师：好的，那我们就记录在表里吧。（治疗师在意愿度一栏里，写下"是"，代表"愿意"。）

如果来访者在任何时间，表示不愿意做某事，我们要慈悲地、尊重地承认："好的。非常感谢你跟我说实话。我不希望你在自己并不真心愿意的情况下，去强迫自己继续去做这些事情。"然后我们要鼓励来访者降低难度，选择更容易一些的任务。

将注意力完全集中在正在进行的活动上，并且在注意力分散的时候，再重新聚焦的能力，是来访者是否能够成功完成正在进行的挑战的关键因素，所以我们要强调这项技巧的使用（如果来访者缺乏这个技巧，需要先教授）。举例来说，苏菲发现在按照上述的等级结构工作时，总是因为焦虑或者痛苦的记忆而分散注意力，而不能进入她想要的亲密连接。所以每次这种情况发生时，她都注意到并命名这些体验，然后把注意力重新聚焦在她的伴侣上。（而且，自然也会出现HARD障碍，请参考第16章。）

如果来访者想要回避一种期望实现的、有意义的活动，因为这种活动会触发创伤记忆，该怎么办呢？例如，假设来访者想要和伴侣有活跃的性生活，但是又对此排斥，因为他们知道这样做的时候，性虐待的痛苦记忆会重现。在这样的情况下，我们首先直接处理这些记忆，具体可参阅第29章和第30章中的暴露。之后，我们如上所述，用亲密活动做进一步的暴露。

有关性问题，要注意的一点

上文的暴露等级结构，关注的是增加身体的亲密度，但是并没有延伸到性交，因为在治疗的这个阶段，来访者认为这个话题“不在考虑范围之内”。很多有创伤相关问题的来访者，都遭受过性问题的折磨，比如阴道痉挛、性快感缺失、性交困难、勃起障碍、早泄、延迟射精、性欲低下等。来访者常常会因为羞耻或尴尬而对这些问题避而不谈，即便这些问题可能会造成深刻持久的痛苦也是如此。但是这些问题是身体亲密的常见障碍：来访者回避这些问题，因为他们害怕这些问题会引起性行为的讨论，而这又会暴露前面提到的问题（以及所有伴随这些问题的困难的情绪、认知和记忆）。

好消息是，由于融合、经验性回避，以及过度唤醒/低唤醒通常在性功能障碍中起着重要的作用，很多来访者都发现，随着治疗取得进展，以及心理灵活性的增强，性功能也得到了改善。但是如果性问题持续存在，就有必要进行性行为治疗。举例来说，“性感集中训练”项目通常是非常有用的。“性感集中训练”项目最早由马斯特斯（Masters）和约翰逊（Johnson）提出，该项目包括一系列有计划的亲密正念练习，伴侣一起做练习来加深连接，觉察并回应身体，并增强对自己和对方的身体、情绪与性方面需求做出反应的能力。如果来访者首先做了T-F ACT，他们后期发展的这些正念技巧就会成为性行为治疗的补充和强调（如果需要进行性行为治疗）。

可变暴露

本章的最后，来介绍一下“可变暴露”这个自由的概念。之前的模式告诉我们，我们需要严格在暴露等级结构中“逐级提升”，而且必须重复进行一项活动，使得SUDS分数减少了40%~50%，才能进入下一个等级。然而，抑制学习理论认为，只有当我们并没有遵照严格的递进顺序，而是实践了“可变暴露”的时候，新的学习才更有可能发生。可变暴露指的是，不用考虑难易程度，自由地在等级结构中选择更难，或是更容易一些的项目。举例来说，某天你可能做了评级为 5 的任务，第二天，做一个评级为 8 的，再过一天，可能又做一个评级为 3 的。（不过，开始的时候做一些难易程度较低的项目，有助于建立信心，防止中断或是拒绝治疗。）

从 T–F ACT 的角度来看，如果来访者正在自由选择按照价值行动，并愿意为所有产生的困难的想法和感受留出空间——我们就鼓励他们继续做下去。换言之，只要来访者愿意，可以直接从评级为 2 的项目直接跳到评级为 9 的项目，而不用先经过评级 3~8 的项目。

本章要点

T–F ACT 的暴露原则，和所有窄化行为模式的刺激的原则是相同的——包括内部刺激（如：认知、情绪、冲动、感觉）和外部刺激（如：人、地点、物体、情境、活动）。慈悲灵活的暴露包括，为了基于价值的目标，接触这些刺激，并学习灵活的应对方式。

第 21 章　灵活的自我

我们都有“自我概念”，或者说“概念化自我”：关于我们是谁、我们是什么样子的、我们如何成为现在的样子、我们的优势和劣势、我们的优点和缺点、我们能够做什么不能做什么等问题的一系列叙事、观点、评判以及信念。拥有自我概念是有用的，但是和任何认知内容一样，当我们与之融合的时候，问题就随之而来。最常见的情况是，来访者和消极的自我概念融合：我失败了、很受伤、有缺陷、没有价值、无能、不称职、不可爱等。但是有的时候来访者也会和积极的自我概念融合，从而导致自恋、傲慢、以自我为中心、过度自信、自大，或是自以为是的问题。

和“自我概念”融合可以表现为“以事件为中心”：这是一种认为创伤事件是其身份中心的个人视角。一个人的身份越是以创伤史为基础，症状就会越严重，预后也会越差。所以我们要帮助来访者从以创伤为中心的叙事中解离，去体验“我和我的生活远比过去的这些创伤事件要广阔得多”。实现这一点的一个方法就是，明确地做“以己为景”的工作。如果来访者和自我概念纠结，以至于在生活中止步不前（如“我抑郁了，不能做那些事”“我不配拥有更好的生活”“现在我离开了军队，我就是无名小辈”），而解离干预没有达到预期的效果，以己为景可以产生显著的效果。

在第 13 章中，我们通过“天空和天气”这类的隐喻，探讨了以己为景（注意性的自我）是怎样促进接纳的。现在我们将探讨以己为景是如何促进和概念化自我的解离的。

以己为景的两种干预

广义地说，当做“以己为景（观察性自我）”工作的时候，我们使用两种类型的干预：①使用隐喻传达“你不是你的想法”的信息，从而促进从自我参照的叙事中的解离；②练习正念，发展采用“观察者视角”的能力，使你能够“退后一步”观察认知而不陷入其中。

以己为景的隐喻

一些以己为景的隐喻很受欢迎，其中包括“棋盘和棋子”“人生的舞台秀”。在这里，我将分享我最喜欢的隐喻：关于你的纪录片。

关于你的纪录片

这个隐喻从讨论来访者生活的国家的纪录片开始。

治疗师：我猜你在流媒体服务或新闻频道上，看过不少关于美国的纪录片吧？

来访者：当然了。

治疗师：你在那些纪录片中看到了什么？

来访者：最近的话，就是总统选举。特朗普、拜登这些人。

治疗师：对的，还有什么别的？

来访者：嗯，我想就是“Me Too（我也是，美国反性骚扰运动）”。

治疗师：是啊。历史上有什么重要的事件吗？

来访者：哦，战争。比如偷袭珍珠港那些。

治疗师：是的。再往前追溯呢？

来访者：美国内战。亚伯拉罕·林肯。

治疗师：好的。现在我们回到现在。除了特朗普和拜登，还有哪些名人？

来访者：哦，很多电影明星，体育明星……哈里王子和梅根。

治疗师：关于大自然或是旅行的纪录片呢？

来访者：哦，是的，大峡谷……纪念碑谷……拉什莫尔山……帝国大厦……

治疗师：还有什么动物吗？

来访者：是啊，灰熊……秃鹰。

治疗师：好的。你看了一些关于美国的非常积极的纪录片，当然也看过一些非常消极的纪录片。那么，哪种纪录片展示的是真实的美国，是积极的还是消极的纪录片？

来访者：嗯，两者都有。

治疗师：我理解你为什么会这么回答。但是你知道这些纪录片有多偏颇吗？比如，摄制组拍摄了数小时的镜头，最后就用最具戏剧性的镜头剪切成几分钟，然后编辑在一起，讲述一个代表导演的观点和偏见的极度偏颇的故事。

来访者：是啊，说得对。

治疗师：我的意思是，假设我给你1000个小时的，世界上最伟大的关于美国的纪录片。这些和美国本身是一样的吗？

来访者：嗯，不一样。

治疗师：10万个小时的纪录片呢？就可以等同于美国吗？

来访者：不能。

治疗师：是的。我的意思是，你看到了代表美国一些方面的形象，你可以听到人们关于发生在美国的一些事情的意见，但这些都和现实相差甚远——比如，真正徒步旅行在大峡谷，或是感受到尼亚加拉大瀑布的水溅在脸上，或者用牙齿咬康尼岛香喷喷的热狗。

来访者：（做了个鬼脸）我不太喜欢吃热狗！

治疗师：好的，我们就说说热狗。在纪录片中看着一个热狗，和在真实生活中吃一个热狗，是两种完全不同的体验，对吧？

来访者：对啊。

治疗师：现在人类的头脑就像世界上最伟大的纪录片制作人。它一直在拍摄——每天24个小时……每周168个小时……一年大概拍摄了9000个小时。所以，到你30岁的时候，你的头脑已经拍摄了大约25万小时了。

来访者：哇哦！

治疗师：这些影片中，有多大的比例被储存在长期记忆中？

来访者：1%？

治疗师：差远了……大约是1%的亿万分之

一。你想想对于昨天你能记得多少？上个礼拜呢？上个月呢？
来访者：（点头）很有道理。
治疗师：就这样，你的头脑制作了这个极度偏颇的纪录片，讲述你是谁——剪掉了你在生活所做的事情的99.99%——然后，你的头脑说“这就是你，这就是‘你是谁’”。这个纪录片的副标题就是“你不够好”。
来访者：嗯。
治疗师：好的。所以如果关于美国的纪录片不是美国，那么关于你的纪录片……也不是你。不管纪录片中出现的是什么，不管是正确的还是错误的，积极的或是消极的，过去的还是现在的，事实还是观点……纪录片永远不是你。
来访者：我以前从来没有这么想过。
治疗师：你知道你怎么分辨出纪录片不是你吗？
来访者：怎样？
治疗师：你退后一步来看。如果你可以看到纪录片，你就不可能是纪录片。

“关于你的纪录片”这个隐喻，建立在之前涉及注意和命名的认知解离技术，以及涉及观察认知的练习，比如“随溪漂流的树叶”的基础之上。对于家庭作业，我也鼓励来访者尝试体验这个隐喻，例如：“谢谢你，头脑，你又在播放纪录片了。”“啊哈！这就是名为‘受伤的我’的纪录片。”

然而，正如前面章节中讨论过的，仅仅依靠隐喻本身不足以让来访者发展接纳和解离的新技巧。

以己为景的正念练习

为了充分发展以己为景的技巧，我们在以己为景的隐喻之后，进行促进体验“观察性自我”的正念练习。例如，治疗师和来访者进行了如上的对话后，我们可以说：“我想知道，你现在愿意做一个练习吗？这个练习是学习关于如何退后一步来看纪录片，而不陷于其中的。”然后，我们可以转到如下的正念练习。

练习一下

超越的自我

“超越的自我”练习，也叫作“观察性自我”或“持续的你”练习，对创伤幸存者来说，常常有赋能和解放的作用。因为这个练习比较长，所以我们常常在治疗的后期，来访者发展了很好的正念技巧之后再做。本书篇幅有限，不能呈现完整的逐字稿，但这里我总结了所涉及的内容，并提供了一些摘录，让你有大概的了解。

这个练习的目的是帮助人们获得超越感。换言之，体验到无论他们经历过怎样的创伤，不论在身体、情绪或是心理上遭受过什么样的伤害，他们的很重要的一部分，也就是“观察性自我”已经超越了这些事件，安然无恙地渡过难关了。

举例来说，假设我的肉体有可怕的疤痕或畸形，而注意到那些疤痕或畸形的那部分我，并没有受到伤害。假设我有可怕的记忆和痛苦的情绪，而注意到那些记忆和情绪的那部分我，并没有受到伤害。假设我有痛苦的认知：我失败了，受伤了，毫无价值，我永远无法拥有我想要的生活。而注意到这些认知的那部分我，并没有受到伤害。以这样的方式，我的一部分就已经超越了创伤。

关于这一点，如果我们试图说服来访者，或者在逻辑上解释，或者向他们说教，很可能适得其反。来访者很容易进行否定、争论、过度分析，甚至觉得自己不被认可。相反，我们要通过来访者自己的直接经验，以及正念练习（如：超越的自我），来帮助来访者获得这种洞察力。

这个练习通常由几个不同的部分组成，每个部分都基于五个重复的指导语。

1．注意X。
2．这是X，而你在这里，注意着X。
3．如果你能注意到X，你就不可能是X。
4．X是你的一小部分。它不能定义你是谁。你比X要广阔丰富得多。
5．X改变了。但是注意到X的那部分你，没有改变。

在这个练习的每个部分中，X都是不同的，通常先是呼吸，然后到想法、情绪、记忆、身体，再到扮演的角色。下文是一个示例：

治疗师：请后退一步并注意，你的想法在哪里？……想法似乎位于那些部位？……这些想法是移动的还是静止的？……是图片还是文字？（停顿5秒钟。）

在你注意你的想法的时候，觉察到你正在注意……这些是你的想法……你在这里注意着它们。（停顿5秒钟。）

如果你可以注意到你的想法，你就不可能是你的想法。（停顿5秒钟。）

这些想法是你的一部分。但是并不能定义你是谁。你比这些想法要广阔丰富得多。（停顿5秒钟。）

你的想法一直在改变……有时正确，有时错误……有时积极，有时消极……有时快乐，有时悲伤……但是注意着想法的这部分你，并没有改变。（停顿5秒钟）

当你还是个孩子时，想法和现在大不相同……但是以前作为孩子注意到想法的那个你，和现在作为大人注意着想法的你，都是同一个你。（停顿5秒钟。）

我们接下来对来访者的情绪、记忆、身体，还有扮演的角色，进行同样步骤的工作。然后总结说：

治疗师：你的观察性自我一直都在……此刻它就在那里，注意着我说的话，注意着你对这些话的反应……注意你怎么看待我说的话，还有你是否赞同……你可以越来越多地从这个空间来看着你的想法和感受，并且看到相对于这些关于你是谁的信念、评判和故事，你要广阔丰富得多……同样，你比这些记忆、情绪和冲动要广阔丰富得多……你比你的身体和扮演的各种角色要广阔丰富得多……你越来越能将这种更广阔意义的自我意识带到你的生活中……让生活更加充实有意义。

和 ACT 中的每个核心过程一样，在以己为景（观察性自我）的工作中，我们有很多不同的工具、技术、隐喻还有练习可以使用。所以如果还需要进一步的工作，我们有很多不同的工具可以选择。我最喜欢的是“好的自我 / 不好的自我”的练习。在这个练习中，来访者首先和自我概念中消极的部分（“不好的自我”）和自我概念中积极的部分（“好的自我”）都进行融合，然后再和这两者解离。所以来访者可以学会“轻轻地把握”概念化自我的所有的方面。

有一个小提示：你可以在网上搜索 13 世纪波斯诗人鲁米写的一首非常美妙的诗，名为《客房》。这首小诗通过客房的隐喻，优美地概括了以己为景的深刻含义。在客房的隐喻中，想法和感受都是来来往往的客人。（在做以己为景的工作时，你可以给来访者一份这首诗的打印稿。）

贫乏的自我

通常有复杂创伤的来访者，自我意识非常贫乏，对“我是谁”“我需要什么”以及“我在乎什么”的理解非常有限。这些实际上也是我们需要帮助他们发展的自我概念。这个过程涉及几个方面的工作。

首先，来访者需要接触自己的感受，这通常需要正念的身体工作（见第 22 章），以及观察、描述并允许自己感受（见第 13 章）的能力。一旦他们可以接触并且观察自己的想法和感受，一个全新的自我认识的世界就向他们敞开了：他们可以开始有意识地认识到自己喜欢什么，不喜欢什么，想要什么，不想要什么，以及他们对事物的真正的想法和感受。

活动监测工作表（见第 15 章）以及正念欣赏的技巧（见第 27 章）也非常重

要：前者帮助来访者更加了解自己喜欢什么或者想要什么，后者帮助他们欣赏生活中那些有意义和令人愉悦的方面。如果来访者完全不知道自己喜欢或者想要什么，那么安排令人愉悦的活动（见第16章）以及自我安抚的练习（见第23章）通常是有帮助的。

最重要的是，学习自我肯定的技巧，特别是如何说不、提出要求和设置边界（第28章）。如果你对自己的权利没有概念，或者你一直忙着满足别人的需要，你就很难知道你自己到底想要什么，或者需要什么。

完成以上所有工作后，我们通常可以发现更深刻的价值。然后，当来访者更加了解自己在生活中想要主张什么，什么对他们是真正重要的，以及他们想要怎样对待自己和他人之后，他们就更能够充实自我概念。

本章要点

以己为景（观察性自我）的体验工作，促进了和概念化自我的解离。这使得来访者能够拥有更加灵活的自我意识，不再被自我参照评判和叙事所定义或限制。这也会促进超越，一种上升到创伤史之上的感觉。最重要的是，这为正式暴露在创伤记忆中铺平了道路。来访者能够把自己的想法、感受和记忆看作是"纪录片"，并且知晓自己观察它们时不会受到伤害，就会更愿意做这样具有挑战性的工作。

第 22 章　连接身体

人们如果和身体失去了连接，通常会体验到令人不悦的死气沉沉的感觉。他们把这种感觉形容为，感到内心麻木、空虚、空洞、毫无生气，就像一个空洞的外皮、外壳或者一具僵尸，等等，是和生命力完全相反的状态。

“生命力”一词来源于拉丁语中的“vita”，意思是“生命”，这个词指的是生命的力量、能量、动力、热情，感到充满活力，完全融入世界中。我们的身体让我们活着，我们的感受提醒我们自己还活着。所以，如果和身体失去连接，就自然会有失去生命力的感觉。在 T–F ACT 中，我们的一个主要任务就是帮助来访者恢复这种生命力，为实现这个目的，与身体连接（包括身体觉察和内感暴露）是必不可少的。

为什么要和身体连接?

这是我为临床医生督导时，经常会遇到的问题。从业者通常都阅读过很多关于创伤的书，了解其益处，自然地会鼓励来访者用正念的方法和身体保持连接。问题是，大多数来访者并没有这方面的知识，所以他们会觉得这些练习毫无意义、有些奇怪，或者“就是多余的治疗废话”。来访者也可能会害怕，和身体连接会让他们接触到更多的令人不快的感觉、情绪或者记忆——那些他们极力想要回避的经历。不管是哪种情况，来访者都常常会不愿意做和身体连接的工作。

因此我们需要和来访者清楚地交流，和身体连接将会如何帮助来访者实现他们的治疗目标。如果没有交流，或是交流不畅，就会引起来访者的困惑或者抗拒。我们一开始可以这样解释：“我们的情绪是由神经信号产生的，这些神经信号主要来自身体的肌肉和器官，并上传大脑。这就是为什么当我们感到真正强烈的情绪时（如愤怒、恐惧或是爱），我们会在身体中感受到。所以，你越是和身体隔绝，就越不能觉察你的情绪和感受。”我们使用一些相关的例子（例如，因为焦虑出现心跳加速、胸部憋闷、胃部痉挛）来充实这一点，然后强调下面九个方面中，和来访者治疗目标明显相关的一些方面。

1．生命力

来访者可能会抱怨，自己感觉死气沉沉、了无生趣、麻木空虚、完全封闭，而且有可能转化成自伤性的行为，比如割伤自己，或者服用兴奋剂来“感受点什么”。我们可以说：“学习和身体连接的一个最大好处就是，随着时间的推移，这将会给你一种活力感，回到生活中来，充分感受自己作为人的感觉。”

2. 喜悦与快乐

我们可以这样解释：“切断和身体的连接，可以帮助你回避痛苦的感受，但是也切断了那些愉悦的情绪和感受，比如喜悦和快乐。所以学会和身体重新连接，会让你获得所有的情绪和感受——包括痛苦的，也包括愉悦的情绪和感受。这样做使你能够体验到愉悦、爱、喜悦，也感受悲伤、痛苦和焦虑。”

3. 控制行为

我们可以这样解释：“你对自己情绪的觉察越少，对自己行为的掌控度就越小，越不能控制你会说什么、做什么、怎样做出反应。如果我们没有觉察到感受，感受就会像拉着拉线木偶一样摆布我们。”为了澄清这一点，我们可以引入“教室里的孩子”的隐喻。

教室里的孩子

治疗师：还记得你小时候，老师离开教室以后，会发生什么吗？一切都乱了套，对吧？情绪也是一样。我们的觉察就像是老师，你的情绪就像孩子。如果我们没有觉察到情绪，它们就会开始捣乱、制造混乱、失去控制。我们越少觉察到自己的感受，这些感受就越能掌控我们的行动。它们会像拉着拉线木偶那样摆弄我们，并且轻易地把我们拉进有问题的行为模式。当老师回到教室，孩子马上就坐好安静下来。当我们觉察到感受时也是如此，这些感受就失去了影响力，以及任意摆弄我们的能力。它们还在那里，但是不能再控制我们了。

4. 明智的选择，正确的决定

我们可以这样解释：“为了在生活中有效决策、明智抉择，我们需要了解自己的感受和情绪。但是，越是和身体切断连接，理解就越少，就越有可能做出不明智的选择或决定。”

5．直觉、信任、安全

我们可以与来访者一起探索，直觉是如何强烈地依赖于我们对感受的理解程度的。我们可以这样说：“想想那些关于你是否可以信任某人的‘第六感’。如果没有觉察并回应身体，就不会有直觉。更重要的是，身体的感受常常会警告我们，头脑的意识并没有注意到的威胁和危险。如果没有获得这些直觉的信息的话，你就有可能在不知不觉中把自己置于风险之中。”我们可以明确地把这一点和来访者的相关问题联系起来，比如说重复陷入危险情境，或是重复和不值得信任的人建立关系。

6．身体中的安全

我们可以解释说：“如果你想要在自己的身体中感到安全，你就必须开始探索身体，发现更好的方式来应对‘身体中’的困难的感受。但是如果你回避这样做，你就永远不能在身体中感到安全，那种不安全的感受就像是在一个满是怪兽的黑暗洞穴中，你不惜一切代价想要回避这些怪兽。”

7．生活中的成功

我们可以这样解释：“生活中的成功和心理学家所谓的‘情商’之间是正相关的。情商基本上指的是对自己情绪的觉察，注意情绪是怎样影响行为的，以及学习怎样更加有效地应对情绪。研究显示，如果你想在生活的任何一个领域取得成功——作为家长或伴侣、在工作或娱乐中——你的情商越高，成功的可能性越大。也许提高情商最快的方法就是，觉察并回应身体，理解情绪。”

8．人际关系

我们可以这样解释：“如果我们想和他人建立牢固、健康的人际关系——无论是伴侣、朋友、孩子、家人等——如果我们没有完全了解自己的全部情绪，将会处于巨大的劣势。因为建立良好的人际关系需要情商，不仅仅是对于自己的感受，也要能够理解、协调、回应他人的感受。”

我们可以用下面的隐喻来充实这一点：“你有没有看过没有声音的电影电视片段？这样的体验不能让人满意。意象也许很棒，但是没有音乐、对话或者音效，你的体验就会丧失很多内容。如果你认真观看，你仍旧可能在某种程度上理解发生了什么，但是很容易产生误解。这就如同我们切断了和自己感受的连接，而去和别人互动。我们很容易会误解他们想要什么、不想要什么，以及他们的意图和感受，我们也很容易就忽视了我们的行为是如何影响他人的。”然后我们把这个隐喻和来访者人际问题的相关事例联系起来。

9．爱与亲密

最后一点对很多有关系问题的来访者来说非常重要。我们可以说：“如果你处于一段充满爱与关怀的关系中，在那些真正充满爱的连接和亲密的时刻，通常会产生愉悦的感受。但是如果你和身体的连接被切断，就不能享受这些感受了。相反，你将会感受到麻木和空虚，这样亲密和连接会变得令人不快，从而加深疏离感和孤独感。然后，因为这些是令人不悦的，你就会常常主动终止，回避亲密关系。所以切断了痛苦，也就同时切断了爱。”

我们给出的与身体连接的基本原理，因来访者个人独特的情境而异。但上述列举的方面，至少有一些与大多数来访者有关。关键是，要始终将其与来访者的治疗目标明确而直接地联系起来。

觉察并回应身体

在 T–F ACT 中，我们一开始就帮助来访者发展身体意识（正念觉察并回应身体的能力）。这个工作从锚定就开始了，贯穿在承认和连接阶段，并通过接纳、自我慈悲和内感受暴露阶段进一步发展。然而，我们通常需要更进一步，尤其是对于那些体验到麻木的来访者。

帮助来访者觉察、回应并连接身体，通常有四种主要的方法：

- 正念运动和伸展
- 正念身体扫描
- 正念姿势
- 正念自我触摸

在讨论这些方法之前，先提醒一下关于分级暴露的注意事项：暴露要从帮助来访者觉察并回应身体的“安全区域”，以及这些地方的“安全感觉”开始。然后，如果来访者愿意，就帮助他们逐渐上升到暴露等级中更具挑战性的区域和感觉。当困难的认知、情绪和感觉出现的时候，通过锚定、解离和自我慈悲的技巧，帮助来访者留在自己的灵活性窗口内。

正念运动和伸展

在会谈中，我们可以鼓励来访者做简短的正念练习，关注运动和伸展。锚定练习的连接阶段已经包含了一部分这一点，但是我们还需要做进一步的扩展：

治疗师：把伸展的动作再坚持一会……注意这是怎样的感觉……融入其中……就像一个从来没有经历过这些的好奇的孩子，注意伸展是什么样的感觉……感受最强烈的是哪个部位？……有什么变化吗？……你能注意到任何刺痛、脉动，或是振动吗？……你能感到体温有升高吗？……你能注意到身体邻近的区域发生了什么吗？……小心不要伤到自己，你愿意让这个伸展动作的范围再扩大一些吗？……就是这样……注意到开放的感觉……注意到肌肉的伸展……注意感觉的变化……

除此之外，我们可以鼓励来访者体验东方的基于正念的练习，比如专注于动作与姿势的瑜伽和太极。还有在做一些体育活动的时候，特别是有伸展动作的时候，正念地觉察并回应自己的身体。当来访者注意到不同部位的肌肉有紧张、痉挛或是僵硬的时候，我们也可以鼓励他们在会谈中正念地伸展（或是按摩）这些部位。

实用小贴士

在第 13 章中，我提到了接纳的一个方面，叫作“驾驭”：积极地利用情绪的能量，转变成有目的的活动。来访者在非常焦虑的时候，可能会开始发抖战栗，或变得烦躁不安。我们向来访者解释，这些都是战斗或逃跑反应的副产物：“这是你的神经系统让你的身体为行动做好准备。”然后我们可以邀请来访者，将这种能量转化为身体的动作。

对于身体健康的来访者（没有慢性疼痛、身体损伤或其他限制活动的因素），我们可以鼓励他们做原地跑步或下蹲。上半身的动作可能包括：摆动手臂，或举起手臂在头顶上方拍手，甚至可以（对于健康强壮的来访者）做俯卧撑。我们鼓励来访者用正念的方式做这些动作，直到他们感觉到“消耗了所有压抑的能量”。通常这需要几分钟的时间，将会促进对焦虑的接纳，也可以迅速缓解身体的发抖战栗。运动结束后，来访者通常会平静下来，发抖战栗也会明显缓解或停止。

正念身体扫描

正念身体扫描的意思几乎不需要解释，包括扫描身体的一部分（或整个身体），有意识地觉察并回应身体感觉，承认并允许它们的存在。像任何正念练习一样，身体扫描练习的持续时间可能有很大的差异，从 30 秒到 30 分钟不等。一般来说，最好从 3~4 分钟的短期练习开始，随着时间的推移逐渐增加练习的时长。然后，我们可以鼓励来访者在家里用文本或音频录音来练习。（之后，我们可以选择用简短的身体扫描开始会谈，而不是使用锚定练习。）

提醒一下：记住本书前面的章节关于对创伤敏感的正念的讨论，要考虑到每个独特的来访者长时间闭着眼睛一动不动地躺着会有什么反应，并不是所有的来访者都可以做到。所以为了安全起见，我们可能希望从睁着眼睛、包括大量动作的身体扫描开始，比如渐进式肌肉正念（PMM）。这与渐进式肌肉放松法（PMR）有许多相似之处，但也有一个显著不同。PMR 的主要目的是放松。然而，在 PMM 中并不强调放松，根本没提到“放松”这个词。在 PMM 中，重点完全是注意到你身体的感觉，并允许它们如其所是地存在。

举例来说，在 PMR 中，一套典型的指导语如下：

治疗师：将觉察带到你的双脚。通过弯曲脚趾和足弓来绷紧肌肉。（停顿几秒）现在放松。放下紧张的感觉……注意到新的放松的感受。

相对而言，在 PMM 中，指导语通常是这样的：

治疗师：将觉察带到你的双脚。通过弯曲脚趾和足弓来绷紧肌肉。保持这种紧张感，注意产生的感觉……脚面和脚背的感觉……脚趾的感觉（停顿 5 秒）现在，看看你能否，非常缓慢地，缓解这些紧张……注意在这样做的时候，你的双脚有什么感觉……顺其自然，允许这些感觉存在，丝毫不要试图改变这些感觉……如果确实有改变，只是注意到新感觉的出现。

换言之，PMM 意味着绷紧和收缩肌肉的同时，从头到脚地进行正念身体扫描，但是并没有试图放松（尽管作为副作用，放松常常会发生）。

实用小贴士

对于很容易出现离解的来访者，特别是容易“僵住”的来访者，我们可以鼓励他们站着做 PMM，而不是坐着或者躺着。

正念姿势

正念身体姿势的工作，有很多种方法。例如，我们可以鼓励来访者注意自己是如何控制保持某个姿势的，并探索这会带来什么感受。我们可以对来访者的姿势传达了怎样的信号给予他们反馈。我们也可以邀请来访者体验不同的站姿、姿态和坐姿，并探索其影响（对来访者以及对治疗师）。本书篇幅有限，不能再涵盖这个话题。

正念自我触摸

正念自我触摸是一种与身体重新连接的有效方式。最初，来访者可以穿着衣服触摸、轻拍、抚摸或按摩身体的“安全”部位。（这里的“安全”，指的是不太可能触发来访者尚未准备或愿意拥有的情绪、认知、记忆或感觉。）例如，如果来访者有性创伤史，身体中和性相关的区域就不太可能是“安全的”。当然，这会因人而异，所以我们需要个性化我们的工作。不过通常像胳膊、前臂、肩膀或脖子都是比较适合开始练习的地方。

一些来访者可能更喜欢从有力的深层组织按摩开始，手指深深陷入肌肉用力按摩。另一些来访者可能更喜欢较为轻柔的自我按摩。还有一些来访者可能更喜欢轻拍或轻轻抚摸这些区域。同样，这因人而异。所以我们总是要询问来访者他们喜欢什么样的方式，并邀请他们尝试各种选择，而不是假设治疗师知道什么是最佳的。

在会谈中，来访者首先要在“安全”区域进行“穿着衣服”的自我触摸，时间约为五分钟，同时我们鼓励他们觉察并回应这些感觉。

之后，来访者可以建立一个暴露层级结构，在家里也可以做这部分工作。这个层级结构可能会包含如下的几个或者全部内容。这些内容按照难度递增（可能是对多数人来说）的顺序排列。

- 自我触摸、穿着衣服、身体的“安全”区域
- 自我触摸、裸露皮肤、身体的“安全”区域
- 自我触摸、穿着衣服、逐渐延伸到通常回避的身体区域
- 自我触摸、裸露皮肤、逐渐延伸到通常回避的身体区域

如果来访者有一个支持性的伴侣，并且希望增加身体上的亲密感，那么我们

可以鼓励他们用不同的方法来触摸，也被伴侣触摸，特别是通过第 20 章讨论过的结构化的性感集中训练。

家庭作业

我们可以鼓励来访者，作为家庭作业完成以上一些或者所有的练习。对长期情感麻木、与身体严重脱节的来访者来说，耐心是必不可少的。尽管一些来访者很快学会觉察、回应并重新连接他们的身体和感受，但是其他来访者可能进展缓慢——所以自我慈悲是有必要的。

本章要点

用正念的方式与身体工作，是 T-F ACT 的一个重要的核心方面，是接纳、自我同情、锚定和内感受暴露的内在内容。我们通常使用正念运动和伸展，正念身体扫描，正念姿势，以及正念自我触摸，进行进一步的身体工作。不过，我们需要清楚地将身体正念及其好处，与来访者的治疗目标相联系，否则来访者可能会困惑或者产生抵触情绪。

第 23 章　睡眠、自我安抚和放松

许多来访者缺乏必要的技巧来建立健康的睡眠习惯，以及在苦恼时抚慰自己，紧张时放松自己。这一章的重点是发展这些基本的生活技能。这些技能也会是承诺行动的重要组成部分。

睡眠

失眠是创伤中极为常见的问题。睡眠中断会导致易激惹、焦虑、抑郁、白天嗜睡、工作表现下降、精力不足等问题。来访者不愿意上床睡觉，可能是害怕做噩梦，或者是想回避整夜的辗转反侧。许多人寻求酒精或是处方药的帮助，来试图获得质量更高的睡眠——但是，从长期看，这往往只会加剧问题。

因此，如果我们能帮助来访者改善睡眠质量，将对其他临床问题产生积极的影响。这里提供一份关于"睡眠卫生"的来访者讲义，其中涵盖的主要组成部分有：

- 限制使用兴奋剂等刺激物
- 保持规律的睡眠时间
- 睡前进行放松仪式
- 阻挡卧室的光线和噪声
- 白天锻炼
- 尽量避免睡前接触蓝光（如手机、电脑、电视）
- 将床上的活动限制在四件事上：性生活、睡眠、正念和放松

当然，在调整睡眠习惯的时候，所有的 HARD 障碍都有可能出现，我们可以参阅第 16 章中的方法来解决。我们还需要明确澄清在床上进行正念练习的目的（例如，随溪漂流的树叶、正念呼吸、仁慈之手、正念身体扫描）。

治疗师：你是否曾经试图让自己睡着？发生了什么？你越是努力强迫自己，就越是没有效果，对吗？所以不要掉进这个陷阱，这一点很重要。如果你躺在床上睡不着，那么努力睡着十有八九是会失败的。相反，我们的理念是要有效地利用这段时间。你可以练习我们在工作中学习的这些技巧，而不是辗转反侧、忧虑难过。通过这种方式，你会学会

真正有用的技巧，能够帮助你解决许多其他问题。好消息是，这些练习可以非常有效地让你放松复原，当然不如睡眠那么有效，但是远远好过躺在床上辗转反侧、担忧紧张。最重要的是，这样做还通常有个额外好处——很多时候，当你在床上做这些练习的时候，不一会儿你就睡着了。如果你很快睡着了，就享受睡眠吧。如果没有很快睡着，至少你获得了其他好处。

对有创伤史的来访者来说，噩梦是一个常见的问题。意象预演疗法（imagery rehearsal therapy，IRT）是一种降低噩梦频率和强度的认知行为疗法。从业者首先收集有关噩梦的内容、频率和情绪强度的细节，然后帮助来访者“重写”噩梦——改变细节，减弱其威胁性。然后，来访者在脑海中预演重写的噩梦——首先是在会谈中预演，然后在家里预演，每天都预演。几个星期后，噩梦的频率和强度通常会降低，或者变成不会引发痛苦的梦。IRT 与 T–F ACT 能够完美契合。

自我安抚

安抚意味着使平静下来、安慰或减轻痛苦。自我安抚包括学习安抚自己，而不是依赖别人的安抚。而且，你可能也预料到了，这部分和自我慈悲有很多重叠。

在许多模型中，自我安抚策略是以回避为基础的：强调减少或消除痛苦，或者转移注意力。“relief（缓解）”一词，来源于拉丁语单词“relevare”，意思是“举起或者减轻”。痛苦是个负担，我们当然想要努力摆脱它。我们想要“减轻负担”。很多人都认为从痛苦中解脱，就意味着要消除痛苦、回避痛苦，或者分散注意力。但是基于正念的方法提供了一种完全不同的减轻痛苦的方式：这种方式要放下和痛苦的抗争，为之留出空间，慈悲地对待自己。

因此，T–F ACT 模式的自我安抚并不是为了避免或摆脱痛苦。其含义包括用如下的方式，来安慰平复自己：首先接纳你的痛苦，友好关爱地对待自己，然后投入以安慰平复自己为价值导向的活动。

基于回避的自我安抚是不好的吗？

基于回避的自我安抚（即以减少、回避或者不关注痛苦为目标的活动），并没有什么“错误”或者“不好”。相反，这样的活动可能是有益的。T–F ACT 只针对那些过度、僵化或不恰当，以至于产生问题的经验性回避，也就是妨碍了丰富和充实的生活的经验性回避。

然而，如果自我安抚的主要目标是减少、回避或是摆脱痛苦，很多时候就是无效的。所以从这个意义上说，基于接纳的自我安抚是更好的，因为不论痛苦是否减轻，我们都可以练习。（当然，作为接纳和自我慈悲的副产物，通常痛苦的确会显著减轻。但这并不是目标，而是不错的奖励。如果减轻了，我们就心怀感激。）

基于回避的自我安抚什么时候是有问题的?

许多有自毁倾向的经验性回避行为——包括不适当或过度使用药物和酒精，暴饮暴食，赌博，甚至（在特定语境下）自伤自残——可以被视为基于回避的自我安抚的尝试。我们当然会认可这些行为的适应功能："这些行为在过去帮助过你。这些行为帮助你度过糟糕的事情，并帮助你应对痛苦的感受，从这个意义上来说，是好的策略。"然后我们慈悲地强调持续使用这些策略的代价，一旦来访者看到这些行为是不可行的，我们就探索替代方案。

自我安抚的活动

"soothe（安抚）"一词来源于古英语单词"sooth"，意思是"真理"或者"现实"。自我安抚的第一步，就是要承认真相或现实，在当下的时刻生活是痛苦的，你受到了伤害。下一步是接纳，可以使用任何你喜欢的技巧。第三步，在接纳了情绪上的痛苦后，开始做自我安抚的活动。

任何基于正念的活动都可以达到这个目的——特别是那些以五感为中心的活动。大体上，我们询问来访者看到什么 / 听到什么 / 闻到什么 / 尝到什么 / 吃了什么 / 喝了什么 / 触摸或是被触摸 / 做什么体育活动，会感到安慰或平静。我们的目标是关注、参与并积极地品味当下体验的各个方面：

视觉： 在视觉方面，我们可以询问来访者"你看到什么会感到舒适、平静或者宽慰？"。我们可以提醒来访者考虑电影、绘画、雕塑、建筑、时尚、天空和天气、动物、植物、"自然风光"、戏剧、舞蹈等。然后我们可以问"你能利用视觉做些什么自我安抚的活动？例如，你可以看电影、去美术馆、在大自然中散步吗？"。

听觉： 在听觉方面，我们可以问"你听到什么会感到舒适、平静或者宽慰？"。我们可以询问音乐的类型、喜欢的歌曲、自然的声音、特别的人的声音、祈祷或吟唱、宗教赞美诗等。然后我们可以问"你能利用听觉做些什么自我安抚的活动？例如，你可以听喜欢的音乐、加入合唱团、唱喜欢的歌曲、祈祷或者吟唱吗？”。

嗅觉：在嗅觉方面，我们可以询问来访者，有关食物、饮料、熏香、香水、刚出炉的面包、烘焙咖啡、孩子们刚洗过的头发的气味、森林里的鲜花、刚刚割下来的青草的气味等。利用气味的自我安抚活动，可能包括点燃熏香、用气味宜人的护手霜按摩、在浴缸里放嗅盐、烤面包、在大自然中散步、“细嗅玫瑰享受生活”等。

味觉：在味觉方面，我们可以探索食物和饮品的种类（在食用时可以提高生活质量，而不是有自毁倾向）。自我安抚的活动可能包括缓慢、正念地品尝自己最喜欢的食物或饮料，真正地品味食用过程的体验（而不是快速地、盲目地食用）。

触觉：我们可能会提示来访者考虑自我触摸或是被别人触摸。可能包括梳头、按摩、撸猫撸狗、拥抱或依偎在相爱的人身旁、被别人抚摸背部或头部、用手指滑过草丛、赤脚走在沙滩上、洗温水澡或是热水澡、做按摩等。

身体活动：最后一点同样重要。我们可以询问来访者有关身体活动的问题，如瑜伽、冥想、祈祷、跳舞、唱歌、洗热水澡、体育运动、工艺美术、木工、修葺房屋、修理汽车、写作、阅读、表演、亲近大自然、锻炼身体、烹饪、参观博物馆或画廊或园艺。

尝试、参与、欣赏。如果从对上述的问题的回答，我们看到来访者之前没有或者有很少的自我安抚的经验可以利用，我们可以让他们尝试做一系列的活动，并积极注意在参与这些活动时发生了什么。我们要清楚地强调，让这些活动真正具有自我安抚的作用的关键，就是全身心地投入其中——全神贯注，并且积极欣赏这些体验——同时允许自己的感受如其所是地存在。

当回避悄然而至

不论我们期望如何，很多来访者还是会带着回避的动机来做自我安抚的活动。这些动机中最主要的是回避 / 逃避痛苦，或是从痛苦中分散注意力。出现了下列情况，就说明这是有问题的了：来访者抱怨“这行不通”；来访者努力想要回避痛苦，做活动时并不投入。

在第一种情况下，要一直询问来访者“行不通”是什么意思。通常他们会说痛苦并没有减轻或者消失，这就表明他们误以为自我安抚是为了回避。这时我们可以解释：“虽然自我安抚常常能够减轻痛苦，但并不总是如此。这是一种在身处痛苦时支持自己、安慰自己、仁慈地对待自己的方法。如果痛苦确实减轻了（也常常会减轻），就心怀感激，但不要把这个作为你的主要目标，否则很快你会失望的。”

在第二种情况下，我们会重新回到创造性无望和停止抗争。

放松技巧

如果来访者不知道怎样以健康、提高生活质量的方式进行放松，就是一个显著的技巧缺陷。我们可以帮助他们以自我照料、自我支持和自我抱持等价值为目的，发展健康的放松技巧。你可以向来访者介绍任何放松技巧，诸如渐进式肌肉放松、意象引导、缓慢呼吸或生物反馈等。

不过，在进行了几次 T-F ACT 会谈之后，介绍放松技巧时，来访者可能会有困惑混淆，所以双方需要保持交流的清晰明确。我们要解释：放松技巧的目的，和所有正念和接纳技巧的目的完全不同；只有在没有挑战、没有威胁的情况下，放松技巧才有效果。“瑞士军刀”的隐喻可以用来说明这一点。

瑞士军刀的隐喻

治疗师：所以这个技巧的目的和其他的都不一样。你可以想象一下瑞士军刀，其他技巧就像切割用的刀片，而这个技巧就像螺旋开瓶器。这个技巧有目的，但和其他技巧不是一个目的。

来访者：这是什么意思？

治疗师：嗯，所有其他技巧的目的，都是让想法和感受如其所是地存在，承认它们的存在，为它们敞开心扉，留出空间，让它们按照自己的节奏来来去去，我们并不试图控制它们。但是对于放松技巧，我们做的恰恰相反。我们主动培养平静和放松的感觉。所以，重要的是要知道，放松技巧只可能在无压力、无威胁、低压力的情况下有效。在真正具有挑战性、威胁性、高压力的情境下很难有效。

我们为每种情境举个例子，再次强调，在有挑战性、威胁性、高压力的情境下，放松技巧几乎肯定不会奏效。相反，在这种情境下，应该练习锚定、解离、接纳和自我慈悲。

那分散注意力呢？

像很多心理学术语一样，“分散注意力”可以有多种解释方式。但是，通常“分散注意力”指的是具有经验性回避功能的一系列行为：故意将注意力从不想要的认知和情绪中转移开，从而减少情绪困扰。

灵活的“转移注意力”和“分散注意力”不同。接触当下包括，根据需要灵活地缩小、扩展、保持或是转移注意力。只有当一个人转移注意力的主要目的是经验性回避时，我们才称之为“分散注意力”。

如果能够适度、灵活、恰当地使用，注意力分散也可以是有帮助的。然而，和其他形式的经验性回避一样，如果过度、僵化、不恰当地使用，注意力分散就会成为一个大问题。（想想看：为了从感受中分散注意力，你浪费了多少宝贵的时间？过度或不恰当地使用分散注意力，让你付出了多大的代价？）

首先接纳自己的感受，然后做一些基于价值的有意义的活动，之后完全投入其中，这就是一个灵活转移注意力的例子。比起不带接纳地做着同样的活动，目的是让自己从不想要的感受中转移注意力，灵活转移注意力会产生更令人满意的效果。这是经验性回避的悖论效应造成的。

说了这么多，如果治疗师想教的话，也是可以教来访者分散注意力的技巧的。如果你是以价值（例如自我照料）为目标，教来访者分散注意力，就可以归入“承诺行动”。但是在这么做之前，有三点要注意：

- 来访者自己已经有很多分散注意力的方法，在创造性无望的阶段，我们已经探索并发现这些方法不能产生想要的长期结果。所以，再向来访者提供“更多相同的东西”确实有危险。
- 如果我们可以熟练且灵活地运用锚定技巧，以及基于接纳的自我安抚技巧，那么并不需要分散注意力来应对情绪困扰。（我在 ACT 领域已经执业快 20 年了，到目前为止，一次都没有教过来访者分散注意力。）
- 和放松一样，分散注意力也有可能产生困惑和混淆。所以，你需要澄清分散注意力和其他诸如解离、接纳与锚定等技巧的不同。瑞士军刀的隐喻，在这里也适用。

本章要点

发展了睡眠卫生、自我安抚和放松的技巧后，很多来访者都受益了。T-F ACT 并不禁止分散注意力，但是很少需要用到分散注意力。在介绍放松或是分散注意力的时候，我们需要清晰地说明这些技术和正念与接纳技巧的不同，以防造成来访者困惑和信息混淆。

第 24 章　应对羞耻感

许多人都被教导说，羞耻感会让人失去动力，让人完全关闭，让人回避去有效地处理问题。而内疚则有激励作用，因为能够帮助人们认识到自己做错了，并促使人们弥补修正。

关于这个问题，T–F ACT 的立场有所不同。从 T–F ACT 的角度来看，没有任何情感是内在固有的“好的”或者“坏的”“积极的”或者“消极的”。问题并不是情绪本身产生的，而是对情绪的僵化的应对方式产生的。如果来访者僵化地应对内疚（例如，用融合和回避的方式），那么他们可能会失去动力，被阻挡在基于价值的生活之外。反过来说，一旦来访者学会了如何应对羞耻感（本章的主题），羞耻感就可以作为强大且有效的动力，促进生活的改善。

首要的步骤

开始和任何困难情绪工作时，使用“注意”“命名”“正常化”“目的”“有用性”的五重策略，都是非常有用的。注意、命名、正常化这三个方面无须赘述，现在让我们来探讨一下目的和有用性。

目的

如果灵活应对，羞耻感就可以激励我们修复社会伤害，停止疏远他人的行为，阐明了善待别人和有群体归属感的重要性，也传达了“我失败了”或者“我被击败了”的信息。所以，与其视羞耻感为敌，我们不如探索羞耻感在过去是怎样帮助来访者的。羞耻感至少会有下列某些好处：

减少敌意：如果我们在别人面前看起来有羞耻感，就经常会减少对方对我们的敌意、攻击、批评、惩罚或者评判。

获得支持或善意：如果他人知道我们感到羞耻，就可能会引起他们的同情、善意、支持或者宽恕。

回避痛苦：通常处于羞耻中的我们，会回避那些会引发困难的想法、感受和记忆的人、地点、情境、事件和活动——特别是对负面评价、拒绝或者惩罚的恐惧。那么从短期来看，羞耻感会帮助我们逃避或是回避痛苦。

有用性

和其他情感一样，我们想要探索：

A．当出现羞耻感时，来访者通常会怎么做？
B．在构建来访者想要的生活方面，羞耻感起到了什么作用？

羞耻感出现的时候，大多数来访者都会用融合或者回避来回应。和羞耻感的认知方面融合（我很差、我毫无价值、我应该受到惩罚），通常会导致社会性疏离或退缩，自我惩罚的行为，或者关于缺点或失败的评判性的思维反刍。

另外，经验性回避可能是导致很多问题的原因，比如酒精，分散注意力和自残等一系列问题。（有趣的是，有些来访者用愤怒和攻击来回避羞耻。这不是一个有意识采取的策略，但是因为会让人产生强大有力的感觉而被高度强化。这样做，人们可以快速逃避由羞耻感带来的软弱和能力不足的感觉。）

通常，来访者会很快发现，用这些方式应对羞耻不可行。我们接下来可以使用之前章节介绍的方法，来识别更为可行的行为。

发展技巧

通常情况下，我们教的第一个技巧就是锚定，这个技巧有助于立刻摆脱羞耻感的“控制”。锚定之后，我们可以转向 ACT 的其他核心技巧：从严苛的自我评判中解离，对感觉和冲动的接纳，最重要的技巧是羞耻感的“终极解药”——自我慈悲。

除了发展技巧，心理教育和价值工作也都非常重要。

心理教育

我们可以通过讨论来访者的童年成长史来帮助他们解离、自我接纳和自我慈悲。例如，来访者的照料者、施虐者或是攻击者是否曾经说了一些加剧羞耻感的话语（如“你活该”“这是你自找的”“你应该为自己感到羞耻”）？如果来访者曾在童年时期被照料者虐待，下面的心理教育是必不可少的：

治疗师：问题是，不管照料者做了什么错事，孩童必须对照料者抱有积极的观点，因为照料者是孩童的生命支持系统。孩童并不是有意识地想通了这一点。这是一种自动、无意识的自我保护机制。因为如果孩童有意识地承认了自己的生命支持系统是威胁和危险的来源，这就太可怕了。所以，如果照料者是虐待型或是忽略型的，孩童的头脑就会自动地、无意识地责怪自己——都是我的错。这是孩童的头脑在保护孩童远离可怕和痛苦的现实。

心理教育的另一个重要组成部分，是关于愉悦感的，尤其是对性虐待的受害者来说。有些受害者会感到深深的羞耻，因为在被虐待的过程中可能会出现性唤起，或者体验到快感。错事的叙事大概会是“我享受这样”或是“我肯定是想要这样的”，所以“这是我的错”或者“我是个变态”。有些人甚至在性侵犯过程中会体验到性高潮——即便他/她们处于痛苦、恐惧和厌恶的情绪之中。我们要解释，这些就是身体的不由自主的生理反应，和欲望、享受或者“想要”无关。

治疗师：我们的性器官就是这样构造的，当受到某种方式的刺激时，就会被唤起并产生愉悦的感觉。我们不能控制这个过程。感到愉悦，或是被唤起，并不意味着你享受或是想要这样。这是你的身体按照构造的方式进行反应。就像是有的人特别怕痒，特别讨厌被挠痒痒。但是，如果你挠他们痒痒，即便他们很厌恶并且请求你停下来，但是会忍不住笑起来，而且一直笑个不停。出汗也是同样的。你的身体会出多少汗并不受你的控制，而是一个生理反应。所以这些自动的生理反应并不意味着你享受、想要或是促成了这件事的发生。

还有一个常见的议题，就是在创伤中出现了“僵住”的来访者，他们现在感到羞耻，因为当时没有抗争或是逃跑。关于僵住/瘫倒反应的简短的心理教育是极其有用的。解释完之后，我们可以说：“了解这些知识以后，你可能还是不能摆脱‘都是我的错’，或者‘我不好’等类似主题的想法。这些想法会不断冒出来。但是至少现在你已经知晓了其中的事实真相。”之后，我们可以将“我不好”或者“都是我的错”这样的叙事，称作“旧程序”，以促进解离。我们可以说：“一些旧程序又出现了。”

价值工作

羞耻感可能和来访者对自己做过的事情，或者对他人做过的事情有关。不论是哪种情况，表象下常常隐藏着重要的价值，我们询问来访者一些温和的问题，就可以快速地梳理出这些价值。我们可以问：

这些感受告诉你……

- 你深切关心的是什么？
- 你想要反对什么？
- 你的主张是什么？
- 你想要做些什么不同的事情以继续前行？
- 你对待自己和他人的理想方式是什么？
- 你需要处理什么，面对什么，在什么方面采取行动？

以上问题中的任何一个，都能够引起丰富的讨论，挖掘出价值，然后在价值的指引下，逐渐形成新的有效的行为。在这个过程中，羞耻感可以成为强大的动力，促进以价值为指导的行为。这个过程非常赋能，我们不能改变过去，但是可以从过去吸取经验——从中获得的智慧会成为有用的资源。

练习一下

把情绪揉成一团

在这个章节的最后，介绍下我最喜欢的练习之一：把情绪揉成一团。虽然这个练习关注的是羞耻感，但是我们可以调整练习，关注任何痛苦情绪，来促进接纳和自我慈悲，以及与价值的连接。（和“把纸推开”的练习一样，这个练习不适合颈部、肩膀或是胳膊有问题的来访者。）在下文的逐字稿中，省略号代表3~5秒的停顿。

步骤1：写下来

来访者识别一个激发羞耻感的记忆来工作。在一张纸上（可以是A4纸），用几个词（最多一句话）来概括一下。

步骤2：揉成团

治疗师：现在把纸揉成一团，也把它上面写的想法和感受都揉成一团，越小越好。使劲揉纸，不遗余力……就是这样……现在把它放在两个手掌中间，胳膊手掌用力再把纸团压得更小……使劲儿压……一直用力。

步骤3：用力挤

治疗师：保持挤压的力度，使劲儿挤……用你最大的力气……把纸团挤压得越小越好……注意这是怎样的感觉……这样做有多累？……有多让人分散注意力？……你现在去做重要的事情，或者投入目前在做的事情有多难？……在你的一生中，有多少时间和精力用来试图做这样的事情了？……这样做是不是让你精疲力竭？……因为大脑中没有“删除键”，不可能让它立刻消失，你愿意做些不同的事情吗？……你愿意？非常好！

步骤4：轻轻托

治疗师：现在轻轻地托着纸团，就像托起一个哭泣的婴儿，或者一条呜咽的小狗，或者处在极度痛苦中的亲人的手……注意这带来的变化……这么做是不是让你有所放松缓解？……这样是不是减轻了注意力分散和疲惫？……注意你现在有多少精力可以投入去做有意义的事情……

步骤5：想一想，它在告诉你什么

治疗师：保持这样轻轻地托着，同时想一想，它告诉你，你在乎什么？……它提醒了你什么价值？……同时也想一想……你不能改变过去，但是你可以影响将来……所以，向前看，你想在这个世界上做些什么，让这个世界变得更好？……来避免这样的事情再次发生？

步骤6：感激它

治疗师：注意当你这样轻轻托着它的时候，这种情绪就可以成为你的盟友……提醒你价值……激励你去像你想成为的人那样行动……而且即便它深深地伤害了你，还是给你提供了一些有价值的信息……这些情绪是你的头脑、大脑和身体一起工作产生的，是想要照顾好你……所以即便会让你痛苦，也请看看你是否感激这种情绪，即便只有片刻。

步骤7：挤压它，再放松

治疗师：现在，只用一会儿，再试着使劲挤压……再做一次，使劲捏碎它，双手双臂用力，用最大的力气……保持这样的压力，用尽全力，注意这有多累……现在，我们再次轻轻地托着它……就像托起一个哭泣的婴儿，或者一条呜咽的小狗，或者处在痛苦中的爱着的人的手……注意体验的不同……现在双手轻轻地捧着它……想象它的周围充满了温暖、关爱和仁慈……

步骤8：自我慈悲

治疗师：看看你是否能够将同样的温暖、关爱和仁慈传递给你自己……想象它是某种能量……从你捧着的双手中流过……然后流入你的双臂，进入你的心脏……再从心脏，传到你身体的各个地方……哪里有疼痛、紧张或是麻木，这种温暖、仁慈的能量就流到哪里……让这些区域都变得柔软放松。

（治疗师现在帮助来访者放大某个疼痛、紧张或麻木的特定区域，像其他接纳和自我慈悲练习那样与这些区域工作：承认痛苦，并用仁慈来回应。）

步骤 9：锚定与复盘

最后做一分钟的锚定练习。然后进行复盘，探索接纳和自我慈悲的影响，并梳理出价值。

本章要点

我们可以使用 T-F ACT 来处理任何一种困难的情绪，将之化敌为友。本章我们关注的是羞耻感，同样的策略也适用于愤怒、悲伤、恐惧、焦虑、内疚、嫉妒等等情绪。

第 25 章　道德伤害

当因为某种原因，某些人经历过不断的或者严重的违反道德的行为（例如，一个士兵被命令去射杀平民，一个工人无助地目睹在工作场所内部的霸凌和歧视，一个年轻人没有能够制止自己的朋友暴力殴打一个无辜的人），这有可能会产生深远的心理影响。

“道德伤害”指的是，当一个人行凶、目击或是未能阻止违反他们道德原则的行为时，造成的心理伤害。这个词最初是描述美国军队中从战场返回的服役人员，有创伤相关症状，但不符合 PTSD 诊断，主要表现出羞耻和内疚的强烈情绪反应，而不是恐惧和焦虑。从那时起，在医生、护士、教师和很多其他职业群体中就有报道出现道德伤害。（不过，道德伤害也可能是由创伤事件导致的，跟工作无关。例如，没有提供性侵的相关信息。）本章将会探讨 T-F ACT 如何减轻道德伤害的影响。

痛苦和伤害

在很多关于道德伤害的书中，所使用术语的定义都比较模糊。清楚起见，本书使用一些与 ACT 一致的定义：

价值：期望的行为品质（不带任何“对错”的评判）。

道德：判断行为“对错”或“好坏”的原则和标准。

道德价值：被一个人所在的群体或社区判断为正确的和好的价值，也被称为“美德”。例如，许多群体和社区会把诚实、公平、尊重、仁慈和正直等价值判断为“对的”“好的”或者“道德高尚的”。

道德痛苦：当一个人的道德原则被违背时，产生的痛苦的认知和情绪（特别是羞耻和内疚）。

道德伤害：僵化应对道德痛苦所引起的心理、精神和社会伤害。

正常反应

当一个人的道德被亵渎时，道德痛苦是一种正常的、自然的反应。我们都经历过生活中道德困境的压力和焦虑：“什么是正确的选择？”我们都知道，当我们没有“做正确的选择”时会产生烦恼：违背自己的道德标准时，产生的内疚、羞耻，或者悔恨。

此外，我们作为从业者，有时候会知道来访者被不公正对待、被“体制”虐待，或者被别人虐待，但是由于某种原因无法介入干预。这时候，我们也都体验过道德痛苦。

根据发生的事件和违反的道德原则，我们预期会感到各种痛苦的情绪，包括愤怒、悲伤、内疚、羞耻、悲痛、后悔、恐惧、焦虑，甚至厌恶或蔑视。同样，我们也预期会产生各种困扰的认知，通常包括不公正、背叛、不公平、指责、对自己或他人的批评、对错问题等主题。这些痛苦的情绪和认知都是正常的、有效的反应，需要接纳、解离和自我慈悲。如果我们能够灵活地应对这些，就不会产生道德伤害。只有当我们僵化地应对这些痛苦——用融合、经验性回避和无效行动——道德伤害才会发生。

道德伤害的表现

和其他创伤相关障碍一样，道德伤害可以有无数种表现形式。可能是抑郁、自杀倾向，也可能是人际关系问题和物质滥用。我们最常在治疗中遇到的表现有：

- 对自己和他人失去信心
- 失去信念/信仰（尤其是宗教的）
- 失去生活的意义或者目标
- 宿命论和虚无主义
- 精神/生存危机
- 对道德的怀疑、困惑、质疑
- 复杂性哀伤
- 怨恨和指责
- 不再关心别人
- 为过去而“忧心忡忡”
- 遭受背叛的感觉
- 很难原谅
- 自我谴责

T-F ACT 有存在主义、人文主义的基础，因此适用于上述所有问题。

T-F ACT如何在道德伤害的问题上有所帮助

正如你所期望的那样，我们在处理道德伤害时，始于对来访者情绪和认知反应的大量正常化与认可，尤其是占主要地位的羞愧和内疚，之后再进行解离、接纳和自我慈悲。

来访者经常会对上述的主题过度思维反刍：这样的事情不应该发生！世界不应该是这样的！为什么好人不得好报！我怎么能做那样的事情？我为什么没有说出来或是做些什么？那对我来说意味着什么呢？因此，在引入解离的工作时，我们可以这样说：

治疗师：人类的头脑就是构建意义的机器。头脑试图弄清一切事物的意义，这样就有清晰可循的道路。如果不能做到这一点，头脑就会有些乱，会原地循环绕圈，试图把所有元素整合在一起，并让所有的东西都归位。问题是，生活常常就是混乱、令人困惑、没有秩序的。坏事会发生。我们从没想过要应对那些事情。好人可能没有好报，而且好人可能做坏事。做坏事的可能侥幸逍遥法外，做好事的可能反而受了牵连。我们的头脑就会觉得很难处理以让一切说得通。这不符合我们希望世界成为的样子。意义构建机器不喜欢这样——所以，它就原地绕圈。

之后，我们可以来帮助来访者，像第11章中讨论的那样打断思维反刍。但是，我们并不是要轻视或是忽略这些想法，我们用如下的方法进行探索。

只是卡住了，并没有坏掉

来访者常常认为他们的道德受到了无可挽回的损害。ACT中的那句名言非常适合用在这里："人们并没有坏掉，只是卡住了。"

治疗师：你的道德罗盘并没坏。你现在为这个事实而如此痛苦，就说明了罗盘还在那里正常发挥着作用。如果它坏了，你就不会感受到所有这些痛苦，你也就真的不会在乎发生了什么。现在的事实是，你因为所有这些想法和感受而上钩入套了，这些想法和感受就像蒙住双眼的眼罩，让你无法看到指南针。但是，只要你脱钩解套，就像拿掉了眼罩，你就又能看到罗盘了。

来访者：你真的这么认为？

治疗师：嗯，我们能做个实验来看到事实真相吗？你现在愿意做个练习吗——来看看你是否可以拿掉眼罩，看到罗盘？

现在我们可以做一个澄清价值的练习。例如，我们可以帮助来访者接触自己的情绪痛苦，然后探索："这些痛苦告诉你，什么对你是真正重要的？这些痛苦提醒你，你主张什么，反对什么？"可以参阅第 24 章中"把情绪揉成一团"的练习。

哀伤、宽恕、对他人的慈悲

道德伤害（和很多其他创伤相关的问题一样）常常伴随有指责、怨恨和复杂性哀伤。在回应中，我们要帮助来访者健康地哀伤，练习宽恕，并发展对自己和他人的慈悲（见第 31 章）。

意义和控制源

存在主义主题往往是来访者在道德伤害问题上抗争的核心。来访者最常遇到的两个存在主义问题是：

- 在浩瀚的时空中，我们是这样渺小，微不足道，无能为力。
- 生命本身就没有意义。

和价值工作时，以上两个主题都要处理。通过与价值连接、践行价值，我们赋予生命意义。"微不足道、无能为力"的解药是承诺行动：在我们的控制范围内行动。我们关注的是，我们可以做什么，我们可以影响什么，通过践行价值我们能够作出什么贡献。我们不能改变过去，但是能够为当下的生活作出贡献，并发挥自己的作用让世界变得更美好。如果我们自己曾经做过错事，虽然我们不能改变过去已经发生的事情，但是我们能够做出弥补修正。怎么做到呢？通过在人际关系、工作或者其他任何重要的生活领域中，发挥我们道德价值的作用。

宗教和精神领域

除了进行心理治疗，很多来访者觉得需要和牧师、教士、拉比或伊玛目交谈，或者重新阅读那些正经激励过他们的宗教或是精神领域的文字，都会非常有用。不过，有些人后来偏离了他们的宗教和精神思想体系——这也是完全合理的反应。

和来访者探索其宗教的、哲学的、精神的信仰常常是有用的，这些和我们本章讨论的主题相关。我们要鼓励灵活的观点采择来看待这些信仰：这些信仰是否帮助来访者适应、治愈并成长——还是起到了相反的作用？如果作用相反，我们可以探索“规则”和“价值”之间的区别，然后帮助来访者，应用和僵化规则解离的三种策略（见第 11 章）。

本章要点

当道德原则被违背时，道德痛苦是正常的反应。如果来访者用僵化的方式应对这种痛苦——融合、回避、无效行动——就会导致道德伤害。T–F ACT 具有存在主义、人文主义的基础，能够很好地处理道德伤害各个方面的问题，包括经常提出的存在主义问题。

第 26 章　自杀倾向

“自杀倾向”这个术语包含了考虑、计划、威胁或是试图自杀，让很多从业者望而生畏。这是一个很大的话题，本书篇幅有限，只能概要而论。如果你想了解更多内容，请阅读由奇利斯（Chiles）、斯特罗萨尔（Strosahl）和罗伯茨（Roberts）编写的《自杀患者评估和治疗临床手册》（*Clinical Manual for Assessment and Treatment of Suicidal Patients*）。这本精炼的手册（本章引用了大量内容）讨论了“自杀倾向的三不”。“三不”指的是来访者对自身痛苦的 3 种限制性信念。

不可忍受：我再也不能忍受这种痛苦了。

不会休止：这种痛苦永远存在，永无止境。

不可避免：任何能让我暂时摆脱痛苦的事情，从长远来看只会带来更多的问题，或者让生活变得更糟。

从“三不”的角度看，生活好像是无法忍受的，如果来访者不能想出有效的应对措施来减轻痛苦，自杀似乎就提供了一种解脱的方法。因此，在自杀倾向的背后，我们通常会发现认知融合、经验性回避以及无效问题解决。

风险评估

和创伤工作的每个从业者，都应该知道如何进行风险评估。[这个话题超出了本书的范围，如果你缺乏这个方面的技能和知识，可以先阅读乔伊纳（Joiner）等人于 1999 年发表的《门诊自杀评估的科学化和程序化》（*Scientizing and Routinizing the Assessment of Suicidality in Outpatient Practice*）。作者建议应该在 7 个方面基础上进行风险评估：先前自杀行为、目前自杀症状性质、目前生活压力源、一般症状表现（包括绝望和无助的情绪）、冲动及缺乏自制力、各种其他倾向以及保护性因素。]如果你的来访者有非常显著的自杀倾向，你应该遵循所在执业机构和工作场所的指导。除了（而非替代）这些指导原则，本章还提供了一些使用 T-F ACT 的方法。

解决自杀倾向问题的策略

自杀行为有多种因素的起源，ACT 的所有核心治疗过程都可以有效地破坏这些起源。锚定就是很好的一级干预。还有其他四种策略可能有所帮助：

- 从绝望和自杀的意念中解离
- 运用价值寻找活下去的理由
- 练习接纳和自我慈悲来应对痛苦
- 追求承诺行动，强调解决问题

从绝望和自杀的意念中解离

也许你已经猜到了，为了从绝望和自杀的意念中解离，我们还是需要回到这些策略：**注意、命名、正常化、目的、有用性。**

注意、命名和正常化

在注意和命名想法的时候，我们可以把来访者“自杀的想法”称为“解决问题的想法”，或者“你的头脑试图找出结束痛苦的办法”。我们还可以邀请来访者给这些想法起个名字，比如“死亡的想法”或者“结束自己”的主题。我们可以引用自杀倾向的数据来正常化这些想法，如下所示：

治疗师：研究表明，每两个人中，就有一个人在人生中的某个时候，有强烈的自杀倾向，大概持续两周或更长的时间。想一想这个数据，每两个人中就有一个，你的朋友、家人、街上的行人、同事、当地超市的员工等，每两个人中就有一个人。

目的

接下来我们看看自杀意念的目的：这是一种解决问题的方式。我们可以询问：“是什么问题让你如此痛苦，以至于想要杀死自己来解决问题？”不管来访者怎样回答，我们都可以回答：“这个问题真的太让人痛苦了。你的头脑试图解决问题，让你不再痛苦。自杀可能就是一种解决方案。”

与此同时，我们可以对来访者说：“现在，你的痛苦似乎是不可忍受、不会休止、不可避免的。任何人处在你的情境下，都会有自杀的想法。你的头脑是一个解决问题的机器，每次头脑产生这些想法，都是在执行工作——试图解决你的问题，让你免受痛苦。”这种认知重构对那些因自杀想法而饱受内疚或焦虑折磨的来访者来说，有巨大的帮助（“我为什么会有这些想法”“这违背了上帝的意志”“这意味着我不爱我的孩子了”），同时也有助于接纳、解离和自我慈悲。

除了经验性回避，自杀行为通常还有其他强化因素。我们可以提示来访者：“我想知道，你认为你的头脑可能正在试图以其他方式帮助你吗？”

和来访者进行慈悲的探索，经常会发现其他强化因素，例如：

- 外显回避（例如，逃避困难情境）
- 减少责任（例如，别人降低对你的期望）
- 获得他人的关注、关心、支持、帮助或原谅
- 从其他痛苦问题中分散注意力
- 惩罚、伤害或报复某人（例如，照料者）
- 防止被抛弃（例如，被伴侣抛弃）
- 逃避或减轻惩罚
- 融入或归属于一个群体
- 认同偶像或英雄

当这些强化因素被澄清后，我们要对之进行认可："所以，这是你的大脑又一次在试图帮助你做到 / 得到 / 避免这些事情。"

有用性

认可了上述的强化因素后，最后一步是探索有用性：

治疗师：在你的头脑进入"杀死自己"的主题后，跟着这些想法走，会有一些切实的短期好处。但是从长期看，对于生活中你真正想做的事情，比如A、B和C，这会起到什么作用？

字母A、B、C代表来访者的价值和基于价值的目标。如果你还没有收集这方面的信息，可以使用一些普适的内容，比如"构建更美好的生活"。我们接下来用如下所述的方式，做澄清价值的工作。

选择策略

下一步就是引入我们之前讨论过的任何一种解离策略。第11章中用来中断思维反刍和担忧的方法，对于自杀意念尤其有效。

运用价值寻找活下去的理由

即便生活看起来难以忍受，有了价值的帮助，来访者仍然可以找到活下去的理由。这样询问通常会很有效："目前为止，是什么阻止了你去自杀？"通常来访者的回答会提到心爱的猫或狗、孩子、父母，或者伴侣。我们可以接着探索这些关系，并梳理出来访者的价值。下面有三个例子。

治疗师：目前为止，是什么阻止了你去自杀？
来访者：我养的狗，名字叫米拉。
治疗师：米拉？
来访者：是的，只有它是爱我的。
治疗师：它是只什么狗？
来访者：是只杜宾犬。
治疗师：你有它的照片吗？
来访者：有，在这儿。（给治疗师看手机里的照片。）
治疗师：很好看。它几岁了？
来访者：三岁。
治疗师：所以，尽管你这么痛苦，你还是活了下来，因为你在乎米拉。你最喜欢和米拉一起做什么？
（治疗师现在进入连接和反思的练习）

治疗师：目前为止，是什么阻止了你去自杀？
来访者：我不想让我的孩子们承受这一切。
治疗师：为什么不想？
来访者：因为这样会让孩子们陷入困境。
治疗师：所以即便你现在这么痛苦，还是活了下来，因为你在乎你的孩子们？

治疗师：目前为止，是什么阻止了你去自杀？
来访者：我一事无成，可能会把自杀也搞砸了。
治疗师：那样的话，会发生什么？
来访者：我可能就得坐轮椅了。
治疗师：所以生活可能比现在还糟糕？
来访者：是的。
治疗师：注意这一点——在你内心的某个地方，尽管你身处如此的痛苦之中，你的某一部分仍然在留意关照你，试图保护你——这部分非常关爱你，想要防止你的生活变得比现在还要糟糕。

之后，我们可以接着运用其他价值澄清的策略，帮助来访者发现他们的价值和以价值为目标的目标，即成了“活下去的理由”，也帮助促进了解离：“所以，你有关爱的一部分——真正关心 D、E、F 这样的事情——这个时候，出现了‘杀死自己’的主题。你要做出一个选择，如果你想构建更美好的生活，你会选择哪一方来指导你的行动？”

练习接纳和自我慈悲来应对痛苦

每一位有自杀倾向的来访者都遭受着巨大的痛苦。所以我们的首要任务之一就是帮助他们学会怎样为自己的痛苦留出空间，用仁慈来回应，并安抚自己。这样能够减少痛苦，减弱通常一直处于自杀倾向核心的经验性回避。当然，有些来访者会抵触这项工作，特别是当他们和“我不配活着”“我不配被仁慈对待”或者

“我活该受苦”这样的想法融合的时候。我们可以再次使用在第14章中讨论过的方法来做出回应。

追求承诺行动，强调解决问题

大多数有自杀倾向的来访者，要么缺乏解决问题的技巧，要么没有应用技巧。正如第16章中提到的，我们帮助来访者发展这些技巧，或者（如果来访者已经掌握了这些技巧）有效地应用技巧。我们可以解释：“你的头脑是个解决问题的机器。但是此刻，头脑已经被这些痛苦折磨得不堪重负，不断回到同一个解决措施，即杀死自己，终止痛苦。所以，为了渡过难关，开始构建更美好的生活（尽管你的头脑说这不可能），我们需要提高你解决问题的技巧，这样你就能想出能够真正帮助你构建生活而不是结束生活的解决措施。我们现在可以在这个方面花些时间吗？”

慢性自杀倾向与复发

除了上述内容，针对有慢性自杀倾向的来访者，承诺行动的工作还需要在下述技巧的方面，进行持续培训：

- 寻求社会支持
- 自我照料
- 危机应对
- 冲动控制
- 人际效能（例如，自我肯定、人际沟通、谈判和冲突解决）

第32章中提到的复发预防计划也非常重要。

本章要点

只要来访者认为他们的痛苦是不可忍受、不会休止、不可避免的，就可能有自杀倾向。但是T-F ACT在自杀倾向停止之前不能被“搁置”。相反，自杀行为应成为工作的焦点，我们将所有核心的ACT过程都用在这项工作上。

第 27 章　发现宝藏

所有正念练习的核心，在 ACT 中都是被称作“接触当下”的过程。在之前的会谈中，我强调过，通过锚定、正念身体扫描等练习，接触当下是减少痛苦的一种方法。我们也可以通过正念欣赏有意义和愉悦的时刻，来提高生活中的愉悦和充足感。毕竟，即便身处巨大的痛苦之中，也会有这样的时刻，生活给予我们想要的东西——但是大多数时候，我们都“错过”了那些经历可能会给我们带来的快乐和满足。我们迷失在想法中，没有注意到这些时刻，或者处于自动导航模式，认为这些都是理所当然的。

介绍正念欣赏

如果在治疗中过早介绍正念欣赏，很容易会适得其反，或者激怒来访者。原因如下：首先，当一个人情绪麻木或是和痛苦深深融合的时候，很难欣赏任何东西。其次，正念欣赏可能看起来就像“积极思维”的鸡汤流行语，如“对你所拥有的心存感激”“珍惜你的幸福”“停下脚步，细嗅玫瑰”。

如果来访者还在和情绪控制融合，也就是以“感受好些”作为最主要的目标，努力想要回避不想要的感受，渴望并执着于愉悦的感受，也会出现问题。为了同样的目的来学习新技巧的话，来访者很快就会抱怨“这不管用”。所以，举例来说，如果来访者抱怨感到麻木、空虚、乏味或持续情绪低落，不建议过早进入正念欣赏练习，通常我们要先进行接纳和自我慈悲，以及身体正念的工作。

然而，在治疗的后期，当来访者正在按照价值生活，愿意为自己的感受留出空间，善待自己的时候，情况就不大相同了。我们可以用以下方式引入正念欣赏：

治疗师：我们已经做了很多工作，和困难的想法解离，为痛苦的情绪留出空间，善待自己，按照自己的价值生活，锚定等。我想现在也许是时候做些稍有不同的事情了。

来访者：什么样的事情？

治疗师：嗯，你的生活中有那么多的痛苦磨难，那么多的问题和困难。问题是，在所有这些痛苦中，会有片刻宝贵的时光值得你去珍惜。但是大多数人甚至都没有注意这些存在，因为他们自身正处于自动导航模式，或是迷失在想法中，或是和自己的感受苦苦抗争。我们可以运用一种技巧，来发现并欣赏这些宝藏。当我们这么做的时候，这些宝贵的东西会真正充实我们的生活。

来访者：我不太明白你的意思。

治疗师：嗯，举例来说——你提到你的姐姐

非常支持你。有没有这样的时候，你感到她真的是在你身边支持你？

来访者：是的，在葬礼上的时候。我哭得一塌糊涂。这时候她（开始哭泣）……她抱着我……就是抱着我，抱了好长时间，我正趴在她身上哭，而她就一直抱着我，轻抚我的背。（泪水流下来访者的面庞，她的脸看起来柔和温暖。）

治疗师：所以你真的能够感到她的……爱，还有仁慈……？（来访者点头。）这就是我想要和你探讨的东西——在所有的痛苦之中，会有这样的时刻，值得我们去珍惜欣赏。

来访者：是的，嗯——这样的时刻并不多。

治疗师：当然，可能是这样的。但是我想知道，你今天是否可以做一两个小练习，看看你是否可能从生活中发现一些这样的时刻，而以前你可能要么觉得理所当然，要么并没有从中获得很多满足感。我们现在可以看看，当你觉察并投入这些体验，并积极欣赏这些体验时，会是什么感受？

来访者：好的，我可以试试。

注意上文中治疗师的语言，治疗师并没有建议要摆脱痛苦，或是从痛苦的感受中分散注意力。而是要在“所有的痛苦之中”，欣赏那些珍贵的时刻，因为这些时刻“充实了生活”。对于一些来访者，我们需要表达得更为明确：“这并不是一种控制感受的方法，而是通过欣赏生活中我们忽略的一些方面，来增加生活的满足感。”

我们也可以这样解释：

治疗师：大多数人会发现，越是陷入自己的想法和感受中，就越难享受生活中简单的快乐——比如，吃东西、喝饮料和与朋友们出去玩。你有过这样的体验吗？（如果回答是有，治疗师让来访者描述一到两个这样的时刻。）所以，当我们做事情的时候，注意力分散、不投入或者心不在焉，就不会从中得到满足感。不论是游戏、吃饭或是听音乐，都是如此。但是如果我们可以从想法和感受中脱钩解套出来，投入自己正在做的事情中，就会获得更多的满足感。

简短练习

为了帮助来访者欣赏当下体验，我们可以鼓励他们在访谈中以正念的方式做各种活动：吃一块巧克力、喝一小口凉爽的冰水、听他们喜欢的音乐、仔细查看漂亮的装饰物，甚至可以离开办公室出去走走，看一看听一听周围的景色和声音。下文是一个总体介绍：

治疗师：所以现在的挑战就是，要真正关注你做的每一件事情，周围发生的每一件事情——就像你是一位好奇的科学家，从来没有遇到过这些事情。
来访者：好的。
治疗师：我们这样做的时候，可能有各种各样的想法和感受涌现，可能会轻易吸引你的注意力，把你的注意力从任务中拉走。所以，我们的目标是全神贯注地关注活动。一旦你注意到注意力开始有些分散，就花点时间来注意下，是什么吸引了你的注意力，然后温柔地重新集中注意力。
来访者：明白了。

有一些练习可以实现这个目的，其中我最喜欢的两个是“注意你的双手”和“正念饮食”。前者需要对一只手的手心和手背进行 5 分钟的正念探索，注意形状、颜色、纹理、动作等。大多数人可能最初会认为，这个练习将会是枯燥烦琐、难以完成的。但是，练习完成后，就会发现自己能够欣赏双手的复杂精巧，以及双手在生活中发挥的重要作用了。

在吃东西的练习中，需要给治疗师和来访者都准备一小口食物，双方都正念地食用。同样地，在大多数人的预期中，这个活动会很枯燥或困难，然而他们最后会惊奇地发现一小口食物中蕴含着那么多滋味。乔恩·卡巴－金（Jon Kabat-Zinn）教授在 1982 年推广了正念吃葡萄干，当然我们在练习中可以正念吃任何东西。下文是一个基础的文本，请同样加上你的修改和即兴发挥。每句指导语之间要停顿 3~5 秒。

练习一下

正念饮食

这个练习中会出现各种各样的想法和感受，让它们按照自己的节奏停留来去，将注意力保持在活动上。如果你在任何时候意识到自己的注意力分散了，简短地注意一下是什么让你分散注意力，然后重新关注在吃东西上。

我们开始练习，看着这粒葡萄干，就像一个从来没见过这种东西的好奇的科学家。注意葡萄干的形状、颜色、不同的深浅明暗、轮廓、曾经接着茎的小坑。
注意它在你手上的分量有多重，注意它的外皮在你的指尖的触觉：注意它的质感和温度。
举到你的鼻尖闻一闻……注意葡萄干的香味。
举到嘴唇前，停顿片刻，再放入口中，注意你口中的感觉：分泌的唾液……

想要咬一口的冲动……

现在慢慢地将葡萄干咬成两半，注意你的牙齿怎样咬开果皮，咬进果肉里……咬住一半，让另一半落在你的舌头上……注意甜甜的味道。

现在让这一半葡萄干也落在舌头上……注意想要咀嚼的冲动……吞咽的冲动……

现在尽可能缓慢地，开始咀嚼……注意味道……注意质感。

注意你下颚的运动……咀嚼的声音……被嚼碎的果肉……

注意你的舌头怎样让食物有了形状……你想要吞咽的欲望……

现在，尽可能缓慢地吞咽……注意你的喉咙的声音和运动……

注意味道是怎样逐渐消失的……你的舌头在那样清理你的牙齿。

注意你想要吃另外一半葡萄干的冲动。

现在，我要保持安静了，在静默中，我们用完全相同的方式来吃剩下的那一半葡萄干。

复盘与家庭作业

做完任何一个正念欣赏练习后，我们可以询问如下一些有用的问题：

- 你注意到了什么？
- 这和你平时做这件事的方式有什么不同？
- 你从中得到了什么？
- 是什么想法和感受让你上钩入套了？你能够脱钩解套，重新集中注意力吗？
- 你可以怎样将其应用到生活中的其他活动？

经过提示，来访者通常会述说感到敬畏、惊奇、兴趣、愉悦、满足，有强烈的参与感或专注感。还有他们因为想法和感受上钩入套后，这些都如何消失了。以及在脱钩解套重新聚焦后，这些又是如何恢复的。我们接下来探讨来访者想要改善的生活领域（比如人际关系）的相关性：当他们在这个领域完全集中注意力时会发生什么？当他们入钩上套，对这些都置之不理的时候，会发生什么？

我们鼓励来访者将正念饮食作为家庭作业，每天练习几次。来访者可以创造自己的练习，我们也可以给来访者一些建议，如下文的两个练习。

练习一下

品味愉悦的一些活动

每天选择一个简单而愉快的活动——最好是一个你认为理所当然，或经常用自动导航模式做的活动——看看你是否能发掘出其中所有的愉悦。这些活动可能包括拥抱爱人，撸猫遛狗，和孩子一起玩耍，喝一杯凉爽的冰水或者一杯温暖的茶水，吃午餐或晚餐，听最喜欢的音乐，洗个热水澡，在公园散步等，只要是你想到的都可以。（不要尝试用这种方法去做那些真正需要你陷入思考的活动，比如读书或做填字游戏。）当你做这项活动的时候，运用你的五种感官，完全活在当下：注意你看到了什么、听到了什么、触摸到了什么、尝到了什么、闻到了什么——并细细品味方方面面。

练习一下

欣赏他人

每天选一个人，像从未见过一样注意他的面部：他的眼睛、牙齿和头发的颜色；他皮肤上皱纹的纹路；还有他行动、走路和说话的方式。注意他的面部表情、肢体语言和说话语调。看看你是否能读懂他的情绪，了解他的感受。当他和你说话的时候，集中注意力，就好像他是你遇到过的最有魅力的演讲者，而你已经花了一百万美元才有幸可以获得聆听的特权。非常重要的是：注意因为这样的正念互动，发生了什么。

本章要点

我们通常会在治疗比较靠后的阶段介绍正念欣赏的内容。因为过早介绍常常会失败、适得其反，或是被来访者用来控制情绪。正念欣赏和我们每个人都息息相关，因为我们都可能觉得生活就是理所当然的，用自动导航模式度过一天又一天。当我们学会用正念的方式欣赏我们拥有的东西，生活将会变得充实丰富得多。

第28章　改善人际关系

著名诗人、小说家莱内·马利亚·里尔克（Rainer Maria Rilke）曾经这样写道：“一个人爱另一个人，这也许是神给予我们最艰难的任务、最终的考验和测试。别的工作都不过在为此而做准备。”

里尔克说得没错！即便是在生活相对顺利的时候，亲密关系也充满了挑战。但是在创伤后，这些困难又被放大了无数倍。所以，让我们看看 T-F ACT 是如何在这一方面有所帮助的。本章分为 4 个小节。

- 理解人际关系中哪里出了错
- 把 T-F ACT 应用到人际关系问题中
- 发展人际关系技巧
- 解决信任的问题

理解人际关系中哪里出了错

几乎每一位来访者都可能出现这样或那样的人际关系问题，尤其是回避行为——酗酒、自伤自残、社交退缩等——往往会对人际关系产生巨大的负面影响。此外，来访者的常见问题还有：

- 冲突、敌意、攻击
- 退缩、断开联系、避免亲密关系
- 占有欲、嫉妒
- 过度寻求支持、安慰或认可
- 被动、依从、服从
- 欺骗、不忠、操纵

这样的问题不胜枚举。几乎任何融合或回避行为一旦过度，都会对人际关系产生负面影响。当然，在和任何人际关系问题工作时，我们都要了解其语境：这段关系的发展过程是怎样的？什么会让这段关系变得更好？什么会让这段关系变得更糟？关系双方的优势和劣势是什么？关系双方在这个问题上分别起了什么作用？

值得探索的领域通常有：

A．来访者想从这种关系中得到什么？他们的需求和欲望是什么？

B．来访者认为这种关系中最具威胁性的是什么？在那些具有威胁性的时刻，对方在说什么或做什么？

C．来访者希望对方开始或停止做什么？来访者采用了什么策略来实现这一点？结果如何？

D．来访者想要在关系中起到什么作用？他们想成为什么样的人？他们想要按照什么价值生活？他们想要怎样对待对方？

E．对于自己的行为，来访者认为哪些是有益的，哪些是无益的？哪些行为他们想要停止做或者做得更少？哪些行为他们想要开始做或者做得更多？

给予和获得

很多来访者关注的是，他们想从关系中获得什么，以及他们希望对方如何改变，这是可以理解的。他们常常并没有想到自己在关系中想要发挥什么作用，想要遵循什么价值，或者自己的行为想要做出怎样的改变。所以我们要提出并探索这个问题，因为健康的关系需要索取也需要给予。

有些来访者过分关注给予和取悦对方，而不是照顾自己，这显然是不健康的。因此，我们需要帮助他们探索诸如自我照料、自我慈悲、自我支持、勇气、独立、自我肯定等价值。然而，如果来访者过度关注自身需要，造成了对他人的伤害，也是不健康的。在这种情境下，我们可以帮助他们和诸如关爱、给予、公平、感恩等价值建立连接。

认可与心理教育

功能分析（见第 17 章）提供了一种简单的方法来理解和认可任何人际关系中的问题行为。一旦我们知道了触发问题行为的前因（情境、认知和情绪），以及强化其的后果（回避不想要的东西，或者获得想要的东西），我们就可以这样说："你这么做是完全有道理的。"认可行为并不意味着赞同这种行为，或者说这种行为是正当合理、不需要改变的。认可只意味着这种行为是可以理解的：考虑到来访者的成长史和当前环境，这是正常和自然的反应。

对很多来访者来说，这些问题行为（或者说功能上类似的行为）可以追溯到童年早期，那时候这些行为的主要功能是，帮助孩童时的自己在虐待或忽视的关系中，保持安全、满足需求。在这个阶段依恋理论就发挥作用了。

依恋理论

童年时期经历过的创伤常常会对后来的人际关系产生负面的影响。依恋理论可以帮助我们理解这种现象发生的原因和方式。第 14 章“依恋理论概述”一节中涵盖了该理论的主要观点。我们几乎可以逐字逐句向来访者介绍这些主要观点，并补充：“我之所以谈论这一点，是因为我们的依恋类型，在某种程度上，指导了成年后形成的人际关系。所以了解一些依恋理论的知识能够帮助我们理解，为什么我们会在成年后的人际关系中有这些行为。”

和依恋理论工作的时候，我们不需要深入了解来访者的童年成长史，大概了解就足够了。事实上，有些来访者不记得童年发生了什么，或者拒绝谈论童年——这完全没问题。即便我们不知道塑造了依恋类型的童年成长史，仍然可以谈论来访者的依恋类型。

依恋类型

下文描述了不同的依恋类型以及对人际关系可能产生的影响。

安全型依恋

如果照料者大部分时间对孩子的“请求信号”做出积极、一致、可靠的回应，孩子就会在关系中感到安全，这为以后的生活建立了一个积极、健康、亲密的关系模式。

态度：“我爱你，我关心你，我感觉还不错。我能够处理关系中的一点紧张或是冲突，因为我知道这是爱的关系中重要的一部分。”

焦虑型依恋

这种情况下，照料者通常很不稳定。他们通常还是会对孩子的请求做出积极的回应，但是几乎有同样的概率，他们也会忽略孩子的请求信号。如果孩子感到不安全、焦虑，而且非常不确定自己的需求是否会被满足，长大后，他们通常就会在关系中极度渴求关注、黏人、占有欲强或者嫉妒心强。

态度：“我很担忧，不知道你是否爱我，你是否会离开我，我也不知道是否能够依赖你。我真的需要明确地知道你爱我，不会离开我。”

回避型依恋

照料者很少对孩子的请求信号做出积极的回应。大多数时候，照料者和孩子保持距离，漠不关心、忽视孩子的需求。作为回应，孩子就会出现感情疏离，预期自己的需求不会得到满足，所以经常放弃尝试。长大成人后，他们倾向于回避在关系中寻求抱持、亲近和关爱，因而常常感到孤独。事实上，他们宁愿完全回避人际关系。

态度：“我不想从内心深处关心你，或者和你距离太近——因为如果我这样做的话，最后只会失望受伤、孤独寂寞。”

紊乱型依恋

照料者很少对孩子的请求信号做出积极的回应。大多数时间，照料者都做出攻击性和敌意的回应。结果就是，孩子非常困惑，不知道怎样才能让需求得到满足。在照料者身边时，这些孩子常常会表现出警惕、焦虑或者茫然。长大后，他们常常很难信任别人。他们会害怕被伤害，亲近的关系常常会引发高度的焦虑。他们很难建立人际关系，而且人际关系往往很短暂。

态度：“我不知道我想要什么。和你关系亲近会让我害怕。有时候我想要去爱你，有时候我想离开你。”

依恋类型可以改变

在不同的人际关系中，我们的依恋类型可能不一样。例如，我们可能和父母中的一方感到安全，和另一方感到焦虑。此外，我们的依恋类型在一生中也会发生改变，原因可能是不同的人际关系体验，也可能是我们在治疗或教练中积极地改善我们的行为。

我们可以跟来访者分享“依恋类型”讲义，并在某一特定的人际关系中进行探索：

- 这些类型中，哪一种和你的类型最趋近？
- 这在人际关系中如何发挥作用？

接下来，我们可以聚焦两个常见的困难领域：威胁和需求。（来访者可能不理解“威胁”或者“威胁性的”的意义，我们可以考虑使用一些替代词，比如“困难”“吓人”或者“压力大的”。）我们想知道：

- 来访者在这段关系中，认为什么是具有威胁性的？
- 来访者觉得在这段关系中，很难被满足的需求是什么？

- 来访者感到被威胁或是需求没有被满足的时候，会出现什么样的困难认知和情绪？
- 来访者如何对这些认知和情绪做出反应？这些行为怎样影响了人际关系？

为什么要引入依恋理论？

在治疗中，不一定要引入依恋理论。但是有三个原因说明要引入依恋理论：首先，可以提高自我觉察（可以用来进行注意和命名："啊哈！我的焦虑依恋又出现了"）。

其次，依恋理论能够帮助来访者接纳、宽恕并慈悲地对待自己，因为来访者会意识到这些情绪和认知反应并不是他们选择的，而是童年时期超出他们控制能力范围的事件造成的。同样地，他们做出的行为（作为对这些前因的回应）也是完全有理由的。这些行为在过去的困难情境中，保护了来访者，或者满足了来访者的需求。

最后，依恋理论可以帮助来访者理解他们觉得自己奇怪或者是困惑的行为，可以回答"我为什么一直这么做？"这类的问题。举例来说，很多来访者渴望亲密和亲近，但是关系一旦深入，他们就会在身体上或是情绪上退缩，或者以各种方式（例如，过度加班、外遇、过度挑剔）把对方推开。我们帮助来访者认识到，由于自己过去的成长史，他们会认为亲密和亲近是有威胁性的，所以在关系深入的时候，自然就会越来越焦虑。他们通过制造距离和断开联系的行为，来帮助自己回避（亲密关系的）威胁。（当然，我们可以不提到依恋理论，但是提到依恋理论确实可以让来访者的理解扩展一个层面。）

三个注意事项

当我们开始明确关注依恋理论之后，可能会出现三个问题。第一个问题就是，会谈可能会有过多的分析和理性思维。少量的领悟取向的工作是有用的，但是一般来说，最好简短有效地谈论依恋（来访者如果有兴趣，可以稍后阅读），然后快速转到实际技巧的发展。理解和领悟在行为改变中的作用很小，主要工作包括学习应对困难想法和感受的新方式以及尝试新的行为模式。

第二个问题是，有些来访者可能会想，如果我的依恋类型是这样的，那就意味着我不能改变。所以，我们要和所有的来访者澄清，即便这些行为模式已经建立了很长时间，并且根深蒂固，仍然是可以改变的。当然改变需要努力，但肯定是可以做到的。

第三个问题是，来访者可能突然意识到，自己的行为会对孩子产生破坏性的影响，从而引发焦虑和严苛的自我评判。然而，如果处理得当，这些反应是成长的好机会。接纳、解离和自我慈悲是很好的一级反应。然后，我们可以探索来访者的价值，并将之转化成新的行为模式，符合他们真正想要成为的那种照料者的类型。（第 24 章中“把情绪揉成一团”的练习，通常会有所帮助。）

把 T-F ACT 应用到人际关系问题中

我们可以使用 T–F ACT 来帮助来访者处理人际问题，主要有四种方式：

1. 帮助来访者更好地照料自己，更好地处理人际关系令人不满时，不可避免会出现的痛苦想法和感受；
2. 改变他们在人际关系中的言行，减少伤害，建立更好的关系；
3. 以有益于人际关系健康发展的方式（例如，通过肯定和良好的沟通）建设性地影响对方的行为；
4. 结束一段关系，或者发展一段新关系。

实用小贴士

如果来访者抱怨在几段关系中都有困难，我们首先就要明确关注的重点。我们让来访者选择其中一段关系，慈悲地倾听这段关系中，来访者遇到的困难，认可他们的担心和挫折，然后建立行为目标：

治疗师：这段关系中有很多问题，你遭受了很多痛苦。总的来说，我们可以做四件事来帮助你做出改善。（治疗师快速介绍一下上述四点。）其中哪些最适合你？

有时候从业者不愿意概要介绍这些选择，他们认为这样做不舒服，或是太直接了。但是如果你的来访者一直在关于这段关系发泄情绪，占用了会谈中大部分时间，所以没有时间来发展心理灵活性，或是学习新的人际关系技巧，你就需要为自己的不舒服留出空间，积极制定清晰的目标，否则会谈将会非常低效。

所需工具

不论来访者人际关系是否和依恋有关，我们现在都拥有了所需的所有工具：

- 鼓励来访者采用并强化新的人际交往行为（见第 16 章）
- 瓦解人际交往中的问题行为（见第 17 章）
- 克服阻碍改变的心理障碍，随着时间的推移，保持新行为（见第 18 章）
- 通过慈悲的、灵活的暴露来克服对亲密关系的回避（见第 20 章）
- 通过正念欣赏他人（见第 27 章），增加满意感，加深人际关系中的连接
- 通过锚定、解离、接纳、自我慈悲和以己为景的技巧，处理所有人际关系中不可避免的痛苦的认知和情绪

除此之外，还有选择点工具。如下图所示，我们可以用选择点快速绘制出任何人际关系问题（与依恋相关或无关）。

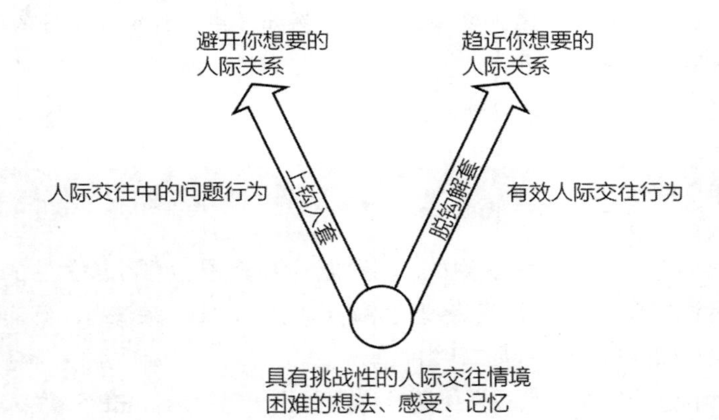

当我们使用选择点工具处理人际关系问题时，通常也是从底部开始：确定一个困难的人际关系情境和出现的想法、感觉、记忆或冲动。然后：

治疗师：我们接下来要了解一下，当这些东西（指着底部）出现的时候，你会说什么，做什么。不论这些是帮助你建立你想要的关系的趋近行动，还是会让你避开你想要的关系的避开行动。

接下来，我们讨论来访者人际交往问题行为的适应功能：过去和现在，这些行为是怎样用各种方式帮助保护来访者，或者满足他们的需求的。（如前所述，在

处理复杂创伤时，这一点尤为重要，因为这些行为通常始于童年时期，是为了从虐待或忽视的环境中生存下来。）

最后，我们用新的人际交往行为（基于价值的目标和行动）填写在趋近行动箭头的旁边，帮助来访者建立他们想要的人际关系。在这项工作中，挑战方案常常可以派上用场。

挑战方案

挑战方案适用于任何类型的关系：与伴侣、孩子、父母、同事等之间的关系。人们有三个选择：

A．离开这段关系。

B．留下来，按照自己的价值生活，尽你所能改善关系，同时有效处理不可避免的痛苦。

C．留下来，做一些没有帮助或者会让情况变得更糟的事情。

当我们慈悲且尊重地提出这个方案时，大多数来访者都会选择 B。但是，有时候他们也会选择 A，这种情况下，我们会帮助他们离开这段关系，以正念的方式按照他们的价值行动。通常这需要做大量的接纳和自我慈悲的工作，之后要做哀伤和宽恕的工作（第 31 章）。当然，如果来访者不愿意离开这段关系，至少暂时不愿意离开，那么只能选择 B 和 C。

来访者很少会选择 C。选择 C 的来访者，几乎总是具有高度经验性回避，或者和绝望融合。在这种情况下，我们承认并认可这个选项，然后开始发展 T–F ACT 技巧（包括大量的自我慈悲技巧），直到来访者拥有了足够的心理灵活性，可以选择 A 或 B 选项。

但是，如果来访者说“我就是不知道应该留下还是离开”，这就是一个棘手的困境，如果想有效地解决，我推荐使用“困境工作表”。同时，在困境解决之前，我们可以这样建议：“所以有一天我们也许决定离开，但是直到那一天到来的时候，你就还是在关系中。你留在这里的每一天，都有两种选择，B 或者 C。”

所以每天早上当你醒来的时候，就问问自己：今天我会选择什么？或者，如果你不能为一整天做选择，你可以为半天做选择，甚至是接下来的一个小时做选择。问问你自己：在接下来的 60 分钟里，我该选择哪个选项？时间到了的时候，再选择一次。

注意：当关系涉及虐待或暴力时，显然需要使用不同的策略，但这超出了本书的范围。

这不是我的错！他们需要改变！

有些来访者一开始听到要审视自己的人际交往行为时，会有消极反应。他们可能会说“但是，都是因为他。他才是问题所在，不是我！为什么要我改变？”或者“她需要先做改变。如果她能不再做XYZ，一切就好了。”或者“他们需要接纳真实的我！”。

这种情况下，我们首先要认可他们的反应，探索控制的问题。例如：

治疗师：你说得对。他们的行为给你造成了麻烦——如果他们能够改变一下他们的行为，对你来说，就会容易得多。所以你有兴趣来学习一下怎样实现这一点吗？（来访者同意。）很好，所以实际上我们不能控制其他人，但是我们能够影响别人的行为方式。而我们可以通过自己的言语和行为做到这一点。

来访者：我已经试过了，没什么用。

治疗师：听起来很令人沮丧。如果我是你，也会有同样的感觉。不过，我们可以从这里开始工作，会是一个很好的开端。让我们回顾一下那些你尝试过，但是没有起作用的所有的事情。这样我们就确定地看看，你没有尝试过的一些新策略。

接下来，我们回到有用性。我们让来访者列举出自己用于解决人际关系问题时用到的所有策略。我们认可并正常化所有这些策略，然后鼓励来访者从对人际关系的影响的方面来审视这些策略：这些策略让人际关系变得更好还是更糟了？然后我们可以总结：“所以，你在这段关系中付出了很多努力，你所使用的大部分策略都是极其常见的，我们都会这么说这么做来影响别人。有时候，这些策略确实是有效的，从短期看，可以满足你的需求。但是从长期看，这些策略并没有帮助你构建你想要的那种人际关系。你愿意尝试一些不同的东西吗？”

如果来访者不愿意尝试，我们可以重新回到挑战方案，并以极大的慈悲来澄清：“我完全理解你不愿意这样做，我当然会尊重你的意愿。我只是想让我们双方都明白，你选择的是选项C——保持这段关系，做一些不会对人际关系有帮助，或是会导致更加恶化的事情。”

如果来访者回答愿意尝试不同的东西，我们就可以教授一些新技能了，比如自我肯定、沟通交流和谈判。然而，重要的是要解释：“这些是影响技巧，是可以影响而不是控制他人行为的方法。这些技巧让你更有可能得到自己想要的东西，或者阻止你不想要的东西，但是并不保证一定能得到或者阻止。这些技巧不是魔法，所以有时候，这些策略不能帮助你得到你希望得到的东西。这显然会有些令人沮丧。我们工作的另一个部分，就是当这些技巧不能给予你希望得到的东西时，学会怎样处理可能出现的痛苦。"

发展人际关系技巧

根据经验，人际关系问题越是纷繁复杂，就越是需要进行人际关系技能的培训。我们应该教给来访者以下基本的人际关系技巧：

- 自我肯定——包括如何说不、提出要求、表达真诚的意见以及设定界限
- 有效沟通——包括语言、面部表情、语调和身体姿势
- 给予和接收反馈——无论是积极的还是消极的
- 谈判、妥协和互惠
- 解决冲突——包括如何道歉和修复
- 培养对他人的共情和慈悲，从他人的角度看问题，想象他人的想法和感受
- 期待的行为出现时，强化行为（例如，积极地注意，并表示欣赏或感激）

请注意，这些都是基本的治疗技巧（建立牢固的人际关系至关重要，所以这并不令人惊讶），所以我们对这些内容都应该有所熟悉。不过，本书篇幅有限，不能详细介绍。我写了一本用 ACT 解决人际关系问题的自助书，名为《爱的陷阱》（*ACT with Love*），你可以在这本书中找到相关内容。此外，你还可以查阅帕特里夏·苏里塔·奥纳（Patricia Zurita Ona）的《针对边缘型人格障碍的接纳承诺疗法》（*Acceptance and Commitment Therapy for Borderline Personality Disorder*）一书。

可以说，发展人际关系技巧的最佳方法是，在会谈中进行积极的角色扮演。一开始来访者扮演另一方的角色，而治疗师扮演来访者来展示新技巧。然后来访者和治疗师互换角色：治疗师现在扮演另一方，而来访者扮演自己，尝试采用新技巧。接下来，治疗师给出反馈，来访者反思自己在角色扮演中发现了什么，并再次尝试。如此反复，直到来访者掌握了诀窍。

当然，学习新技能是具有挑战性的，所以我们帮助来访者引入动机的价值，克服 HARD 障碍，并在事情不顺利时练习自我慈悲。

解决信任的问题

如果我们曾经被他人严重地伤害、威胁、背叛或虐待过，通常会发现很难再去信任别人。我们很容易与“不要相信别人，否则你会受伤！”的想法融合。问题是，没有信任，我们就无法建立深入且有意义的人际关系。因此，为了帮助来访者解决这个问题，我们可以重新回顾针对刻板遵循规则的三种策略（第 11 章）：

1. 与规则解离；
2. 找到潜在价值，并探索灵活的方式遵循价值生活；
3. 为不可避免的不舒服留出空间，善待自己。

让我们快速浏览一下这三种策略。

和“不要信任”的规则解离

我们可以再次回到**注意、命名、正常化、目的、有用性**的策略。注意和命名来访者与之融合的规则通常比较容易：“我不能信任 XYZ，因为如果我信任他们，就会发生糟糕的事情，我也会受到伤害。”我们正常化这条规则：我们在不同程度上都有些这样的规则，这条规则的目的是保护我们。在有用性方面，遵循这样的规则在短期内有很高的回报：减轻焦虑和受伤的恐惧，并且能够带来一种安全感和自我保护感。所以我们要认可这些好处：“如果周围的人危险、不可靠，遵守这些规则就会让你保持安全。过去，这条规则保护了你。”

然后，我们慈悲地探索，如果现在仍然僵化地遵循这条规则，会付出什么代价：可能有孤独和孤立；可能会在亲密的人际关系中缺乏亲密感、连接或深度；或者可能由于核实、质问或不信任他人而导致持续的冲突。有时候会有如下的交流：

来访者：所以，你是告诉我要相信所有人吗？

治疗师：不，完全不是这样。那样只能让你受伤，遭受虐待或背叛。我想邀请你考虑一下，是否还有另一种方法来使用这条规则。不要把它视为必须遵守的法则，而是只把它视为一条建议，在有些情境下严格遵守是有用的，但是在其他情境下变通一下会有所帮助。

这时候，我们通常需要对“盲目信任”和“正念信任”的区别进行一些心理教育。

盲目信任和正念信任

“盲目信任”指的是，完全信任别人，甚至不去花时间评估一下别人是否值得我们信任。另外，“正念信任”指的是，在决定是否信任他人之前，认真观察别人的行为——而且在我们确实开始信任别人之后，还会持续认真观察。我们鼓励来访者关注以下五个因素：

- 这个人考虑周到吗？（他是否考虑并尊重你的感受、愿望、需要和观念？）
- 这个人真诚吗？（他说的是真心话吗？）
- 这个人可靠吗？（对于他说过要做的事情，他会坚持去做吗？）
- 这个人负责吗？（他考虑过自己行为的后果吗？如果他犯了错误，或是让人失望了，会承认错误、道歉并想办法弥补吗？）
- 这个人能干吗？（对于他说自己能做到的事情，他真的能够做到吗？）

我们可以建议来访者慢慢了解一个人，给出充裕的时间。在小事上做出信任的行动来尝试一下，认真观察对方的行为方式，看看他是否会考虑周到、真诚、可靠、负责而且能干。

随着时间的推移，来访者可以尝试在比较重要的事情上做出信任的行动（这是另一个逐级暴露的例子），同时继续认真记录结果。显然，没有人会在这五个方面都堪称完美，我们都有缺点，但这些品质至少提供了一些基础，让我们谨慎地信任。如果一个人没有或很少有这些品质的迹象，就是一个危险信号：这个人不值得信任。

发现背后价值，灵活应用价值

在“不能信任”的规则下面，我常常会找到诸如自我保护这样的价值。因此，我们帮助来访者灵活地采取自我保护的行动，同时在做一个可信任的人的价值指引下生活。我们可以画一个有两个相互重叠的圆圈的韦恩图，一个圆圈标记为“信任”，另一个标记为“不信任”。其中一个圆圈的外部，表示信任但是没有自我保护功能的行为。另一个圆圈的外部，是具有自我保护功能但是不信任的行为。中间重叠的部分，表示既具有自我保护功能又具有信任的行为。接下来，我们可以探索，为了构建有意义的人际关系，何时、何地、如何以及在多大程度上，可以采取重叠区域中的行为。这里需要再次用到逐级暴露：一开始采取较小的行动，随着时间的推移，逐渐采取较大的行动。

事实上，任何信任的行动都有风险。如果你想要确信自己在一段重要关系中绝对不会受到伤害，唯一能够确保的方式就是回避重要关系。而如果来访者真的选择这样做，我们也要尊重他们的选择。不过，到目前为止，我还没有听说过具有心理灵活性的人中，有做出这样的选择的。如果人们说，他们宁愿孤单，也不愿冒受伤的风险，在这样的情况下，我们要进行在其他生活领域构建心理灵活性的工作，然后再回到人际关系中来。

为痛苦留出空间，并仁慈回应

曾经信任感被打破的人，想要再次信任别人，会产生许多不舒服的想法、感受和记忆。所以，如果对来访者来说，亲密、有意义的人际关系是重要的，那么他们是否愿意为涉及的不可避免的痛苦留出空间？为所有的焦虑和不确定性留出空间？所有那些可能会被伤害、背叛或者失望的恐惧留出空间？

虽然我们可以控制信任的行为，但是我们不能控制感受。信任的感受是难以言喻的：一种保障、舒服、自信、安全、镇定的感觉。所以，如果你在之前重要的人际关系中，曾经被伤害或者被虐待过，就会很少有信任感，建立新的信任感也需要很长的时间，并且会有很多焦虑、怀疑、不安全感和脆弱的感觉。

随着时间的推移，如果对方的行为方式是一贯的，这就说明他是值得信任的，那么也许信任感最终会产生。但这并不是我们可以控制的。所以，来访者要面对的两个问题是：为了构建人际关系，你愿意为不可避免的困难想法和感受留出空间吗？你能够承认这有多痛苦、多困难、多可怕——并且仁慈地对待自己吗？

本章要点

T-F ACT 非常适用于任何人际关系问题，而且依恋理论通常是非常有用的补充。虽然心理灵活性有助于构建更好的人际关系（当我们活在当下、敞开心扉、按照价值生活的时候，会和他人友好相处），来访者通常需要额外的人际交往技巧的培训。在有创伤史的来访者中，信任问题很常见，对此我们工作的一个重要部分是区分盲目信任和正念信任。

读到这里，恭喜您已经看完了本书的第三部分。本部分涵盖了 T-F ACT 中大量的工作，以帮助来访者在当下过有意义的生活。在第四部分，我们将会关注疗愈过去，这不言而喻，处理创伤的工作是非常重要的。

第四部分

疗愈过去

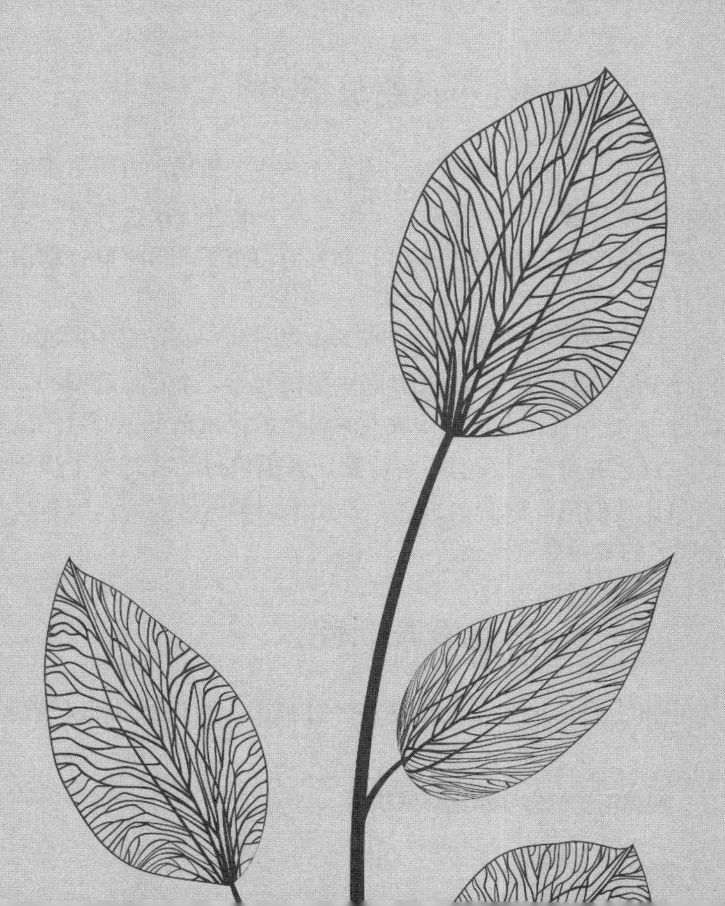

第 29 章　支持“年轻时的你”

许多成年人，最初觉得对现在这样的自己很难抱有慈悲之心。他们通常会发现想象对童年时的自己抱有慈悲之心就会容易得多。因此，T-F ACT 经常使用“内在小孩意象重构”作为实现自我慈悲的途径。在这些练习中，你会重温一些痛苦的童年记忆，然后想象自己作为成人的你，回到过去，慰藉安抚那个“年轻时的你”——过去的那个还是孩子的你。你的目标是感受、认可并支持那个“年轻时的你”，以仁慈和保护的方式出现在那里，帮助他们了解当时都发生了什么。

实用小贴士

虽然我在本书中使用了“内在小孩”这个说法，我建议你不要对来访者使用。原因有两个。其一，这个说法常常会和“新年龄”练习，或是不科学的治疗模式有关。其二，我们通常工作的记忆是青春期和成年早期的，而不是童年时期的。

内在小孩意象重构

在 T-F ACT 浩瀚广阔的世界里，关于内在小孩意象重构的练习有很多不同的版本，你可以根据需要修改下文的逐字稿。为了安全地进行这些练习，要确保来访者熟练掌握了锚定技巧（以防不良反应），而且练习过了逐级暴露：我们会从挑战性较低的记忆开始，然后逐渐和更具挑战性的记忆工作。而且，要清晰地说明，有个“成年的你”——现在的你，还有个“年轻时的你”——记忆中的那个过去的还是孩子的你、青少年的你、成年早期的你。（简便起见，本章后边的部分，我都用“孩子”来代表。）要一直让来访者从成人的自己的视角来看，而且用这个视角来看到孩子。这一点至关重要。我们不会让来访者想象自己就是那个孩子，因为这样可能会很容易让他们陷入融合的世界。要让来访者保持与成人的自己身份认同——总是通过成人的视角来看到孩子。

具有互动性

在这些练习中，我们和来访者自由交谈。过程中，我们不断和来访者确认，询问来访者那个孩子正在做什么说什么，看起来是什么样子的，怎样反应的。成人对孩子说的话，不一定要盲目遵循下面的通用逐字稿，而是帮助来访者想出自己要对孩子说的话，和要采取的姿态。有些来访者很难想出来支持性的、关爱的言语和行动——特别是如果他们的成长背景中自己从来没有过这样的经历。这种情况下，我们可以在必要时给予指导，积极训练成人说些什么、做些什么，来支持孩子。

来访者经常会和“这是我的错”或者“我应该阻止这件事”的想法融合，在处理童年的性虐待时尤其如此。在和内在小孩工作的时候，一种替代的自我慈悲的叙事常常会自发性地出现。在我们没有指导的情况下，来访者会对孩子说：“这不是你的错。”如果来访者并没有自发地说出，我们可以提示：“她还是牢牢抓住‘都是我的错’的想法吗？如果这个孩子一辈子都抱着这样的评判会是什么感觉？你想说些什么、做些什么来帮助她脱钩解套？”

如果有必要，我们接下来会训练来访者慈悲地说话和行动，认识到并且满足孩子情绪和生理的需要。例如，我们可能会建议成人给孩子传递一些重要的心理教育：即便他们厌恶正在发生的事情，为什么当时会出现僵住反应，或者体验到一些快感。

在下面的“对年轻时的你抱有慈悲”的练习中，指导语大体上包括询问孩子是否需要或者想要从你这里得到什么，并为他们提供这些；给予你的仁慈、慈悲和支持；让他们知道你会一直在那里准备帮助他们；并且给他们一份礼物。下文是一个示例逐字稿。

练习一下

对年轻时的你怀有慈悲

现在我们要做一个想象练习。有些人的想象是用生动多彩的意象，就像在电视屏幕上。另一些人的想象是用模糊不清的意象。还有些人的想象根本不使用意象，而是更多地依赖于文字和想法。你用什么方式想象都是可以的。

你会想象时光倒流，回到年轻时的你，在你生命中的那个时刻，你正在苦苦挣扎，而你周围的人因为各种原因不能给予你所需的关爱和支持。这个时刻，可能是你童年时，或是青少年时期，抑或是成年早期。

找到一个舒服的姿势，然后做锚定练习：承认你内在世界正在发生的事情……和你的身体连接、运动、伸展、呼吸……融入周围的世界……注意你能够看到什么、听到什么、闻到什么、触摸到什么。

现在，要么闭上眼睛，要么把目光固定在一个地方，允许自己开始想象。

想象一下你进入了一个时间机器。我不会做出描述，你按照自己喜欢的方式进行想象：一个传送门，一盏明亮的灯，一个机械装置，或者只是你看不见的模模糊糊感到的一个什么东西。

一旦进入其中，就想象你自己回到过去，拜访年轻时的自己。找到那个正在人生中苦苦挣扎的时刻的"年轻时的你"，而当时，周围的成年人没有提供所需的关爱和支持。

现在走出时间机器，和年轻的你建立联系。仔细看看这个孩子（或青少年，或成年早期），了解他正在经历什么。他正在哭泣吗？他是否感到愤怒或害怕？他是否感到内疚或羞愧？这个年轻人真正需要的到底是什么：爱、仁慈、理解、宽恕、接纳？

用一种仁慈、镇静、温柔的声音，告诉这个年轻的你，你知道发生了什么，你知道他经历了什么，你知道他有多么痛苦。

告诉年轻的你，他已经度过了人生中的这段艰难时期，现在这段时期已经成了遥远的记忆。

告诉年轻的你，你就在这里，你知道这有多伤人，你想尽你所能帮助他。

问问这个年轻人，他是否需要或想要从你这里得到什么——无论他要求什么，都提供给他。如果他要你带他去一个特别的地方，那就去吧。给予他一个拥抱，一个亲吻，一段仁慈的话语，或者一份礼物。这是一种在想象中进行的练习，所以他想要什么你就给予什么——即使在现实世界中这是不可能的。如果这个年轻时的你不知道自己想要什么，或者不信任你，那么让他知道这没关系；他什么也不用说，什么也不用做。

告诉这个年轻人，任何你认为他需要听到的话语，帮助他理解发生了什么，也帮助他不再自责。

告诉他你就在他们身边，你关心着他，你会尽你所能帮助他渡过难关。

继续用你能想象得到的方式，用关爱和仁慈温暖这个年轻时的你：通过言语、姿势、行为——而且如果愿意的话，通过魔法或者心灵感应的方式。

一旦你意识到这个年轻时的你已经接受了你的关爱和仁慈，就到了告别的时候了。送他一份礼物，可以象征你们之间的连接。（如果来访者不知道送什么礼物好，治疗师可以提出一些建议——给年幼的孩子送个玩具或泰迪熊；对大一点的孩子来说，可以送一件衣服、一本书、一件神奇的物品，或者任何一件浮现在你脑海中的东西。）

跟他道别，并告知你还会回来看他的。

然后进入你的时间机器，回到现在。

现在，我们来做锚定练习……

练习解析

在分析这个练习的时候，我们可以询问：

- 做这个练习时是什么感觉？你从中获得了什么，或是学到了什么？
- 你会使用什么词语，来形容你对待“年轻时的你”的方式？
- 你会怎样把这种方法应用到现在的生活中？
- 如果你像过去那个孩子一样受到了伤害，你可以对自己说些什么、做些什么？

提出这些问题的目的是，将自我慈悲转化为来访者现实生活中的实际言行。许多来访者将其作为家庭作业，不断用不同的记忆重复这个练习，并从中受益。

本章要点

“年轻时的你”是 ACT 的众多工具中，针对羞愧、自责和无价值感的一个重要的工具。对于起初抗拒自我慈悲的来访者尤其有效，因为他们常常会发现对年轻时的自己抱有慈悲会更容易一些。

第30章　暴露记忆

正如之前提到的，我们倾向于到治疗的后期才开始进行创伤记忆的正式暴露，原因很简单，这样做通常是不必要的。在治疗早期的会谈中，有很多在记忆中的非正式暴露：注意为这些记忆命名，承认的同时进行锚定；通过内在小孩的工作和这些记忆互动；用慈悲来回应这些记忆。对许多来访者来说，上述这些，加上所有其他在价值、解离、接纳、以己为景以及自我安抚方面的工作，已经足够让他们继续生活下去，并且在困难的记忆出现时灵活应对。

然而，如果来访者仍然对困难的记忆做出僵化的反应（例如，上钩入套、做避开行动），那么就有必要做正式暴露。但是在开始做之前，要让来访者理解这样做的目的不是要减轻焦虑或是消除记忆；这样做是为了帮助他们在这些记忆浮现时，活在当下，有效行动，这样他们就能够按照这些价值生活，追求自己的目标。第7章中恐怖电影的隐喻能够很好地传达这一点。（如果来访者执着于想要消除记忆，我们可以回到创造性无望的工作。）

正式暴露的注意事项

在开始正式暴露之前，要考虑到一些实际问题：怎样保证来访者有安全的体验，如何做好准备应对可能出现的融合，怎样在暴露过程中监控来访者的反应。让我们快速浏览一下这些问题。

安全设置

在开始正式暴露之前，我们要检查下面列表中的每一项：

1．你已经建立了一个清晰的、非语言的安全信号。
2．来访者良好地掌握了锚定技巧。
3．来访者至少掌握了解离、接纳和自我慈悲的基本技巧。
4．来访者可以有观察者的观点采择（以己为景）。
5．暴露的动机是基于价值的目标。
6．来访者理解目标和预期的结果。
7．来访者已经选择了一段特定的记忆来工作。

实用小贴士

如果来访者有很多痛苦的记忆，不能确定处理哪一段记忆，我们就可以把这些都在一张纸上列举出来，然后在上面抛一枚硬币，硬币落在哪一项上面就和哪一项工作。我们也可以把这些都写在小纸条上，放进一个袋子里，把它们打乱，然后随机抽取。

预判头脑，把想法写下来

这个过程中，融合很有可能发生，特别是和严苛的自我评判和自责融合，所以重温一下预判头脑，并把想法写下来，通常会是有用的。我们可以询问："我们这样做的时候，你觉得你的头脑会说一些什么没有的事情？""你可以把这些想法写下来吗？这样它们出现的时候，我们就已经做好准备了。"然后，当融合确实出现的时候，我们就可以指着写下来的话说："就是这些想法。我们猜到了你的头脑会说这些的。所以我们需要处理这个问题吗？还是继续下去？"通常，来访者会迅速解离，并选择继续下去。

记录反应，在 TIMES 中转换

如果以上都已经做到，我们就可以开始进行暴露，具体见第 20 章的描述，要确保来访者一直在自己的灵活性窗口内。我们开始和结束每次会谈的时候，都做至少一分钟的锚定练习，并使用临在、意愿度和对身体行为控制的三个量表来记录来访者的反应。在整个暴露中，我们不断让来访者连接自己的价值，每隔几分钟，我们就会询问："这项工作的目的是什么？""我们这样做的时候，你现在遵循了什么价值？""花点时间来连接一下，为什么你会做这项具有挑战性的任务。"

我们也会"在 TIMES（想法、意象、记忆、情绪、感觉）中转换"。所以，如果一种强烈的无法抵抗的情绪出现时，我们就把关注点从记忆转到情绪。然后，一旦来访者的临在、意愿度和 CPA 的分数都达到了 7 分或以上，我们就可以回到记忆。同样地，如果来访者可能马上要出现融合或者离解，我们就做锚定、解离，然后再回到记忆的工作。

案例示例：与贝丝的会谈摘录

贝丝是一名 45 岁的救护车司机兼护理人员，有两个年幼的女儿。在一次出勤中，她目击了车祸现场，一名婴儿和一名学龄前儿童当场死亡。之后她患上了 PTSD，不能工作。上面列表上的所有 7 点都已经处理。

贝丝暴露的动机是“对女儿关爱、关心并和女儿在一起”并且“回到工作岗位，这样我就能回去帮助和照顾别人”。贝丝预测可能会产生自我评判的想法：我很可悲，我应该已经从这一切中恢复了，我让所有人失望了，我应该能自己处理这一切。她把这些写在一张纸上，放在她旁边的沙发上。进行了两分钟的锚定练习后，发生了下面的谈话：

治疗师：所以你现在感到了什么？

来访者：我真的很害怕。我很恐惧，怕你帮不了我。

治疗师：是的。所以……你注意到身体哪个部位有特别的感觉吗？

来访者：我觉得……是的，我觉得有些麻木和虚弱。

治疗师：你现在身体哪个部位感觉最明显？

来访者：我这里有些感觉。我甚至不知道是什么感觉，但是我觉得身体里面好像哪里也没有动。没有……没有力气。

治疗师：好的，我可以让你再做一次锚定练习吗？脚踩在地板上，坐直身体。（来访者照做。）我能请你把手指都紧紧地并拢吗？（来访者照做）看看你能否感到这种感觉一直延伸到胳膊。你能感受到手肘吗？

来访者：是的。

（锚定练习再持续一分钟。然后治疗师询问临在度和 CPA 程度的分数，贝丝的分数是 8 分和 9 分。）

治疗师：为了做重要的事情，你愿意拥有这些焦虑情绪吗？

来访者：是的。

治疗师：在 0~10 的范围内，你的愿意程度是多少分？

来访者：8 分。

治疗师：很好。在我们接下来的工作中，有任何时候你如果觉得不堪重负，或是出现了僵住，或是封闭，我都会让你完成这个训练的，好吗？

来访者：好的。

治疗师：我要请你告诉我那场事故——但是咱们不要立刻切入最可怕的部分。我们慢慢来。或许我们先从你接那通电话开始说起。就像这件事现在正在发生一样给我讲述一下。所以，当时是谁在开救护车？

来访者：是的，我在开车。

治疗师：好的，你在开车，还有你是怎么听说那场事故的？

来访者：嗯，我们当时听到了调度员的信息，而且那个时候我们是距离现场最近的，我们距离那里只有 10 分钟——所以我们就拉响了警报。

（来访者开始用过去时描述——“我们当时”——所以，治疗师现在引导她用现在时说话——“你正在开车”。这样做是为了让记忆有即时性，仿佛就是正在发生一样。）

治疗师：好的，所以你正在开车，你们距离那里只有10分钟。你能告诉我，你听到电话里说了什么，就像正在发生一样？

来访者：啊，是的，嗯，他们说是州际公路上的一起事故，就是常规的那一套，看起来并不是什么大事。

（在接下来的两分钟里，治疗师得到了开车到达事故现场的细节。贝丝说，交通状况很好。她描述了她的同伴护理人员戴夫，一个可靠的、很有幽默感的人，他们两个人在一起工作相处得很好。她说，他们两个人都有点恼怒，因为现在轮班快结束了，他们想要回家。然后，贝丝突然脸色苍白，紧张起来。）

治疗师：刚刚发生了什么？

来访者：血。

治疗师：你看到了血是吗？好的。所以你的头脑把你拉快了一些，我们现在把记忆回放一下，回到你正在开车的时候，这样可以吗？

来访者：好的。好的。

治疗师：双脚踩着地板，把手放在一起。环顾房间。这里有我和你，我们在一起工作，此时此刻。你可以继续吗？

来访者：（点头）是的。

（很明显贝丝很感动，很投入，反应很快，也很愿意继续下去，所以治疗师并没有正式收集临在度、意愿度或CPA程度的分数。接下来的几分钟，治疗师把记忆“快进”了，提示贝丝去描述事件是怎样展开的，一个时刻接着一个时刻，伴随着尽可能多的感觉细节：她能够看见什么，听见什么，触摸到什么，以及闻到什么。很快她就进入了记忆中最令她不安的部分。）

来访者：堵车了，所以我们知道就在前面了。大家都放慢脚步，伸着脖子围观。嗯，还有那辆卡车，好像是从马路对面过来的，对吧？

（贝丝现在呼吸急促，非常紧张，脸色极其苍白。治疗师帮助她锚定，然后检查各项分数：CPA程度8分，临在度8分，意愿度7分。）

治疗师：所以，可以继续进行下去吗？

来访者：是的，是的，我只是，你知道，我想到那些躺在路上的孩子，他们永远不会……你知道……（泪流满面，声音颤抖）……这甚至让我很难和我的女儿待在一起。

治疗师：是的，这太可怕了。对我来说，就是听你讲这件事，就已经觉得很可怕了。

来访者：确实很可怕。确实很可怕。我现在和孩子在一起的时候，都不由自主地想到这些。我的意思是……

（治疗师现在简短地转换到接纳和自我慈悲：贝丝注意并命名自己的感受，做了一个90秒钟的“仁慈之手”的练习。然后治疗师询问更多的细节。贝丝说，这是一辆白色大卡车，卡车本身也受损了。这辆大卡车前方约1.5米的地方，有一辆绿色轿车底朝天地翻倒在路上，窗户都碎了，车门也开着。）

来访者：我离现场越来越近了，我正把车开过去。

治疗师：现在让我们再做一遍，双脚踩在地面上，注意你的呼吸，注意你和我在一起，我们在谈论记忆。我们做一些注意和命名的练习。你是否可以说，我注意到有关……的记忆……

来访者：我注意到……有关卡车和轿车的记忆……发生在路上。

治疗师：好的，我们再做个快速的确认：现在感觉到了什么？

（贝丝诉说感觉“胃里不舒服”“喉咙发紧”，而且感觉“世界末日就要来了”。治疗师帮助她做NAME练习，以及锚定练习。）

治疗师：现在……你此刻对自己的胳膊和双

臂的控制分数怎么样？

来访者：我没问题。控制度是9分。

治疗师：你和我在这里的临在度怎么样？

来访者：我现在是和你在一起的，临在度是9分。

治疗师：记忆也在这里？

来访者：是的。

治疗师：所以，我和你在这里，一起处理记忆。而且我有些好奇，你的头脑对我们正在做的这一切是怎么说的？

来访者：还是老一套。我为什么这么可悲？我专门为此受过培训。我应该能够忍受，带着这些继续向前。

治疗师：是的，这些都不能长时间地停止这个主题，是不是？（治疗师指着贝丝之前写下的自我评判的想法）所以我们确实需要处理这些——或者，你能否就让它们喋喋不休去呢？

来访者：这些还不算太大声。我们可以留着这些。

治疗师：可以继续吗？

来访者：是的。

在接下来的10分钟里，重复同样的过程。在治疗师的提示下，贝丝一个时刻接着一个时刻地回忆着。救护车尖叫着停了下来。贝丝关掉了引擎。警笛声停止。戴夫首先下了车，砰的一声关上门，跑向现场。几秒钟后，贝丝从另一侧门下车。她跑向翻倒的汽车。戴夫在她之前已经在那里了。现场都是机械的气味、汽油味、烧焦的橡胶味。路上到处都是碎片。

治疗师频繁地停顿，并要求贝丝停下来检查一下：注意出现了什么想法和感受，并对临在度、意愿度和CPA程度进行评分。根据需要，他们会转换到解离、接纳、自我慈悲或者锚定的工作——一旦分数达到7分或以上，他们会继续进行和记忆的工作。

当贝丝讲到最糟糕的部分的时候，也就是她第一次看到死去的婴儿时，她脸色苍白，大口喘气，不再说话。她的临在度分数下降到4分，CPA程度分数下降到3分。做了3分钟的锚定练习后，这两个分数才回到了7分。在此之后，治疗师引入一个简短的“价值休息”练习。

连接价值的机会

暴露部分通常持续20~40分钟，但是实际过程可以缩短也可以延长，如果来访者想要在任何时候停止，也是可以的。如果来访者看起来很疲惫，或者不堪重负，或者开始出现离解，我们就帮助他们锚定，然后做一个快速的“价值休息”练习，帮助他们看到激励他们做这件有挑战性的工作的，是基于价值的目标，并与之产生更深入的连接。上文提到贝丝将要做一个“价值休息”的练习，过程如下：

治疗师：现在跟我谈谈你的孩子，她们分别是10岁和7岁，是吧？

来访者：是的，莎拉和道恩。

治疗师：好的，她们都做过哪些特别可爱的事情？

来访者：哦，就像你知道的……每天都有很多特别可爱的事情。最近一两个星期也是一样，她们特别喜欢帮助别人，经常说"我爱你"，做了很多甜蜜的小事情。我的意思是说，我很担心孩子们会因为这件事情受到影响，你知道，因为我有些……我并没有真正跟孩子在一起，而且她们知道。（流眼泪。）嗯……她们知道……

治疗师：你是不是又被拉进这些想法里面了？（治疗师指着那张写着自我评判想法的纸）

来访者：是的。是的。是的。

治疗师：现在从这些想法里面回来，跟我说说你的孩子做了哪些可爱的事情。

来访者：我的老大，莎拉，她特别喜欢烘焙，会做纸杯蛋糕这些东西。

治疗师：是吧？她最近给你做了什么？

来访者：她总喜欢做小柠檬馅饼。她超级漂亮。她非常仁慈，是的。

治疗师：你跟我分享这样的事情的时候，你此刻有什么样的感受？

来访者：我就是想和她们在一起，我想拥抱她们。

治疗师：这就是我们工作的一个重要部分，是吗？你和你的孩子……和孩子在一起……做一个充满爱与关心的、和她们在一起的母亲……

来访者：对。

治疗师：我们可以继续进行下去吗，还是你今天觉得已经可以停止了？

来访者：我们可以继续进行。

检查是否有想动一动的冲动

在和来访者停下来检查时，除了注意想法和感受，并对临在度、意愿度和CPA程度进行评分外，我们还可以询问有没有想要移动、伸展或改变姿势的心理或生理的冲动。这些通常会在不同的时间点出现，如果来访者有这些冲动，我们就可以邀请来访者正念地按照这些冲动来做。下面这个示例，是贝丝进入会谈10分钟后发生的：

治疗师：当我们做这项工作的时候，有时候人们会有想要以某种方式动一动的冲动。我想知道，你有没有想要伸展，或是以某种方式动一动的冲动？

来访者：有，你是否介意我坐得……我想换个姿势坐着。（贝丝抬起腿，双腿交叉坐在沙发上。）

治疗师：你觉得双腿交叉更好一些？

来访者：我更喜欢这样，是的，我就是……

治疗师：你想不想伸展一下？你有没有哪里觉得紧张？

来访者：是的，我觉得脖子这里有这种感觉。

治疗师：你想伸展一下脖子吗？

来访者：（贝丝伸展一下脖子。）

继续会谈

与贝丝的会谈又持续了15分钟。她一点一点地描述了余下部分的记忆——那个母亲严重受伤，接下来她又看到了第二个死去的孩子，她做了例行工作，等等。与此同时，治疗师帮助她灵活地做出反应，从灵活三角形的3个方面，用核心治疗过程进行工作，直到她的分数达到7分或以上。接下来治疗师建议对记忆部分的工作进行总结：

治疗师：我们是否可以再进行一次，但是这一次速度要快很多？看看你是否能够缩短到60~90秒，同时还能够涵盖所有的要点，就像个简短的总结。这样做的目的是，讲述过程，看看你是否能够保持接触当下、给感受留出空间，同时时不时地伸展移动一下——确保你能够控制胳膊和双腿的运动。

贝丝按照指导语做了。她从头到尾讲述了记忆，大概花了90秒。治疗师充分做好了干预的准备，但是没有必要进行干预。贝丝的声音颤抖，但是她讲述的时候发现比第一次更为容易了，而且讲的时候痛苦的感受也减轻很多了。最后，她的各项分数都在7分或以上。

然后治疗师让她再做一遍，这一次她描述记忆的时候更加镇静，声音更为流畅，大概用了75秒。最后，她的各项分数都在8分或以上。治疗师建议在这里停下来，贝丝同意了。他们最后以两分钟的锚定和自我慈悲练习结束了会谈。

这次暴露会谈用了不到30分钟，其中包括会谈开始和结束各两分钟的锚定练习。这样就留出10分钟的时间来复盘和讨论家庭作业。对于家庭作业，我们通常有两个建议：

- 如果这个记忆或是类似的记忆再次出现，来访者要用练习的方式来做出回应。来访者注意并命名记忆，为想法和感受留出空间，和身体连接，控制行动，投入正在做的事情中来。
- 如果之前来访者为了回避触发这个记忆（或类似记忆）而回避重要的基于价值的活动，现在他们就重新开始做这些活动（如果需要，遵循暴露等级结构）。

处理记忆的多种方式

如果你希望使用 EMDR 或延时暴露疗法（PE），作为上述 T-F ACT 治疗过程的补充或替代，这是可以的。然而，它们需要稍稍调整，以确保模型之间不会发生冲突。最重要的是，要保持暴露的目标与 ACT 一致：对痛苦的记忆，用灵活、有效、基于价值的行为来做出回应。同时，减少对降低焦虑或痛苦的强调。对 SUDS 来说，这一点尤其重要。如你所知，在 T-F ACT 中我们不使用 SUDS，但在 EMDR 和 PE 中，这都是一个重要工具。因此，如果你将这些模型中的治疗过程引入 T-F ACT 框架中，并且打算继续使用 SUDS，那么与 SUDS 相比，你就需要更重视临在度、意愿度和 CPA 程度的分数。当 SUDS 下降时，你可以说："如果发生了，就享受这个结果。而且这也常常会发生。但请记住，这只是一种额外奖励，而不是主要目标。"（如果来访者看起来很困惑，就重温激励他们做暴露练习的基于价值的目标。）另一个选择是完全放弃 SUDS——只使用临在度、意愿度和 CPA 程度的分数。

最后，下图总结了我们在 T-F ACT 中处理记忆的许多方法，所有方法都涉及暴露。这本书涵盖了其中的大部分内容。

记忆

锚定：承认内在体验，与身体连接，投入正在从事的活动

自我慈悲：承认记忆以及记忆有多伤人，为痛苦留出空间，对自己仁慈地做出回应

注意并命名：
我注意到 / 有这样的记忆……
把记忆放在历史叙事中
（例如，注意到我爸爸打我的记忆）

价值：这段记忆告诉你什么对你是真正重要的？这段记忆告诉你，你想要主张什么，或是反对什么

以己为景：从“观察性自我”的视角来观察记忆

接纳：把记忆“外化成一个物体”，把记忆想象成一个物体，注意并描述其形状、颜色、大小、温度、运动、重量等。找到它在身体的部位，或者把它“放在”房间里

接纳：“照看”记忆，并为记忆留出空间——同时也为伴随的所有想法和感受留有空间

解离：“随溪漂流的树叶”——将可视化的记忆放在树叶上

正念身体动作：伸展、散步、喝水、运动、改变姿势、动动头和胳膊、脚拍地、双手合十等

“解构”记忆：正念地注意并命名记忆的各种“组成部分”，包括记忆“内部”的形象、声音、气味、味道及感觉，以及出现的和创伤记忆有关联的所有想法、形象、记忆、情绪与感觉。然后转向接纳每一个“组成部分”

艺术品：素描 / 绘画 / 雕刻记忆

通过写作暴露：关于记忆，写出一个详细的、分步的感官描述

重写噩梦：逐字记录噩梦中的记忆，但是改变一个重要的细节，比如结尾

价值和创伤后成长：写下你因记忆中的事件而成长的方式。从未来给自己写一封信，描述你是如何恢复和改变生活的

慈悲地自我抚摸：在处理记忆的时候进行慈悲的自我抚摸（例如，拥抱自己，把手放在胸口或疼痛处，按摩太阳穴）

正式暴露：正念地描述记忆，并灵活地对其进行回应

“内在小孩”工作：视觉化 / 想象成年后的自己回到过去帮助年轻时的自己。成年后的自己可以安抚、慰藉、支持、建议、咨询、干预并帮助年轻时的自己明白发生了什么，以及为什么发生

身体与记忆的连接：用正念的方式探索，当记忆出现时，身体的不同部位发生了什么，注意并描述此时的感觉、姿势、行动、动作、感受、冲动。探索对这些身体活动的新反应（例如，自我触摸，自我慈悲，身体动作，用不同的方式呼吸）

扩展记忆：记忆之前或之后，紧接着发生的积极或者中性的事件，并结合这些事件（尤其是确定优势的事件）让记忆重演一遍

用想象中的电视或电脑屏幕进行暴露：在使用了其他技术后，治疗的后期再做这个练习是最安全的做法。想象记忆在屏幕上播放，并放大和缩小不同的部分。改变屏幕的对比度、颜色、锐度、亮度、音量和声音。注意背景。或者加上一些不带评判的、真实的描述性字幕。或者以电影摄影师的身份来看意象，注意阴影、灯光、颜色和纹理等细节

处理记忆的方法总结

本章要点

正式、有计划地暴露在创伤记忆中，通常是不必要的。但是，如果有必要的话，我们要使用针对其他窄化行为模式刺激的核心治疗过程。首先，我们帮助来访者锚定。然后，帮助他们围绕灵活三角形进行练习——活在当下、开放、做重要的事情——以拓宽他们的灵活性窗口。

第 31 章　哀伤和宽恕

创伤总是伴随着重大的丧失。人们可能因死亡或分离而失去所爱的人，丧失身体健康，自由或独立，安全感或信任感，角色与功能，社区，童年，被爱、被尊重、被关心的基本权利，诸如此类还有更多。因为要面对所有这些丧失，我们经常要和哀伤工作也就不足为奇了。

什么是哀伤？

很多人把哀伤当作悲伤的同义词来使用，而哀伤并不是一种情绪。哀伤是对重大丧失做出反应的一种心理过程。在哀伤的心理过程中，我们可能会感到很多种情绪，包括从悲伤、焦虑到愤怒和内疚等，还会引起生理反应，如睡眠障碍、疲劳、嗜睡、冷漠以及食欲变化。

哀伤的阶段

著名的“哀伤五阶段”分别是否认、愤怒、恳求、抑郁和接纳。当伊丽莎白·库伯勒·罗斯（Elisabeth Kübler-Ross）最初描述这五个阶段的时候，她特指的是死亡和临终。但是这五个阶段适用于任何类型的重大丧失。正如库伯勒·罗斯经常说的，这五个阶段并没有固定的顺序，而且不是所有人都会经历这五个阶段。阶段之间也不是各自分离、定义明确的。相反，这些阶段会起起落落并且相互融合——而且常常看起来要结束了，接着就重新开始了。

虽然，当代的哀伤咨询模式不再使用库伯勒·罗斯的框架了，但是她描述的这五个阶段非常普遍，而且来访者可能会至少经历其中的一个阶段。这五个阶段现在广为人知，所以最好了解其内容，以防来访者可能会希望讨论这些内容。

“否认”是指拒绝或者不承认现实情况：不愿意谈论或是想到，试图假装并没有发生；一种麻木或是“关闭”的感觉；或者茫然，感觉不真实——一切就像一个噩梦。

“愤怒”是指从怨恨到愤慨再到暴怒和震怒的任何情绪，或者是一种强烈的不公平、不公正的感觉。你可能会为自己感到愤怒，为别人感到愤怒，或是为生活本身感到愤怒，而且愤怒常常会转变成为指责。

“恳求”的意思是，你试图达成交易，改变现实。你可能会祈求现实给你喘息的机会，或者请求外科医生保证手术成功。人们常常也会用幻想替代现实：“如果这件事发生了就好了。”“我要是没有那么做就好了。”

“抑郁”与同名的临床障碍没有关系。这里的“抑郁”指的是诸如悲伤、悲哀、害怕、焦虑、不确定等情绪，这些情绪都是对丧失的正常、自然的反应。

“接纳”的意思是，和新的现实和平相处，而不是回避，或者与之抗争。这样我们就能获得自由，可以把精力用在逐步重建生活之中。

哀伤的多种方式

我们能够向来访者传达的最有用的信息之一就是，对于哀伤，没有所谓“正确的方式”；没有所谓“正确的事情”；没有所谓“正确的感受”；也没有所谓“合适的时长”。每个人都能找到属于自己的独一无二的方式来表达哀伤，而这种方式受到家族史、文化背景以及宗教或者精神信仰等诸多因素的影响。

总是有各种声音在我们哀伤的时候告诉我们，应该或者不应该有什么样的感受，应该或是不应该哭泣，诸如此类。但是事实上，当你哀伤的时候，感受的方式没有什么对错之分。有人会感到愤怒，有人感到悲伤，有人感到内疚，有人感到麻木，甚至有些人还会感到解脱。和所有其他情绪一样，这些情绪就像天气，有起有落，来来去去。

每个人都应该自由地用自己的方式来表达哀伤，感受自己能够感受的东西，遵循自己内心的愿望来决定要哀伤多久。关于哀伤最大的一个迷思就是，哀伤的时间过长就是病态的。也就是说哀伤需要有个特定的持续时间，超过了这个时间就有问题了。而对于痛失幼子的父母，他们往往会在今后余生，在不同的时空，触景伤怀，一次又一次地悲戚哀伤。

哀伤的行为

T-F ACT 非常适用于哀伤的心理过程。最初，对在痛苦情绪的巨浪中一次又一次受到打击的来访者来说，我们工作的重点是，帮助来访者锚定，正常化他们的痛苦，认识到这只是对丧失的自然反应，并且培养接纳和自我慈悲。之后，我们探索价值：面对痛苦、悲剧和苦难，来访者想要主张什么？来访者在经历这一切的时候，想要怎样对待自己和他人？

然后，我们帮助来访者把这些价值转化成行动：逐步而缓慢地调整适应丧失，重建生活。这个过程因人而异，甚至会有很大的差异。我们需要探索：在此时，对于这个独特的来访者，什么是可行的？他们是否需要放慢速度，从日常生活中抽出时间，来休息和恢复？或是他们需要做的事情是否正好相反——要重新投入生活，与他人接触联系？

“表明主张”的隐喻通常有所帮助：

治疗师：在你希望拥有的现实和你已经拥有的现实之间，有巨大的差距。而我们中的大多数人，至少在一开始的时候，似乎要被这种现实的差距击垮，我们可能还会使用老套的方式，比如酗酒或是转移注意力，来让自己逃离或躲避。但是我们在这里要谈论的是，要直面这个巨大的鸿沟——而且有自己想要信奉的东西。想要信奉什么，完全取决于你。可以是勇气，或者忠诚，或者慈悲，或者爱……你的主张没有对错之分……这只是关乎敢于面对这一切，成为你想要成为的人。假设5年之后，你我偶遇，我问你“5年前，面对如此大的现实差距，你的主张是什么？那时候你是怎样对待自己和你爱的人的？”，你想要给出怎样的答案？

如果我们能够帮助来访者在面对巨大的丧失时仍然能够践行价值，就是在给他们赋能。他们会发现自己不必放弃生活，即便有这样巨大的鸿沟，他们仍然可以拥抱生活。而在做到了这一点后，我们可以帮助他们“发现宝藏”（即使用正念的技巧来注意、欣赏并品味生活中那些有意义的，愉悦的，或是深受鼓舞的时刻或是方面）。

这些并不是“积极思维”——看到“杯子有一半是满的”，发现“黑暗中总有一线光明”。这也不是要忽视痛苦，或者从痛苦中分散注意力。我们谈论的是，认识到在生活的离合悲欢、创巨痛深之中，还有些弥足珍贵的东西值得我们去珍惜。你可以品味一杯沁爽解渴的冰水，也可以欣赏和感激对你仁慈、关爱、给你支持的行为。你也可以走进大自然，惊叹落日与暮色之奇美。虽然这样做并不能改变过去，也不能摆脱痛苦，但是确实能够帮助你投入当下，连接拥抱丰富而充实的生活。

复杂哀伤

哀伤是一种正常的心理过程，也就是面对丧失，接纳、适应并重新投入生活的过程。“复杂哀伤”，是普通悲伤被认知融合和经验性回避打断的一种病态的心理过程。

来访者可能会和一系列想法融合，比如“人间不值得”“我永远熬不过去了”“继续活下去，对我来说是不光彩的”，或者“我是个坏人，我不配渡过难关”。

复杂哀伤的另一个方面是经验性回避。我们预期在一个典型的哀伤过程中，会有痛苦情绪。在 T-F ACT 中，我们的目标是开放，并为之留出空间；允许哀伤按照自己的节奏停留来去。但是如果来访者的经验性回避程度较高，不愿意有这些痛苦的感受，那么会发生什么呢？他们可能会使用那些老套的对抗或逃避痛苦情绪的策略：酗酒、社会退缩、人际冲突等。

因此融合和回避会导致无效行动，有时也会引起看似矛盾的行动模式。举例来说，在经历了丧子之痛后，父母可能会回避可能让他们触景伤情的任何事、任何人，比如朋友，或是孩子年龄相仿的家庭。同时，他们可能还让孩子的卧室原封未动，并且待在孩子的卧室里久久不肯离去，一遍遍地重温过去。

总的来说，来访者经验性回避及融合程度越高，就越有可能产生复杂哀伤。针对复杂哀伤我们可以使用所有的核心治疗过程：解离、接纳、接触当下、价值、承诺行动、以己为景，特别是自我慈悲。关于这个话题，想了解更多信息，可以参阅我的针对哀伤和丧失的 ACT 自助书。在英国、澳大利亚和新西兰，这本书名为《现实的重击》（*The Reality Slap*）[①]。在美国，这本书名为《当生活遭受重创》（*When Life Hits Hard*）。

怨恨和宽恕

许多来访者被怨恨苦苦折磨：带着愤怒和悲哀，对过去念念不忘。有几个很有效的隐喻非常适用。佛教中，人们说怨恨就像抓着一块烧红的煤块，朝别人扔过去。（我有一个朋友跟十几岁的男孩子工作，他把这句话改成“怨恨就像抓着一坨黏糊糊的狗屎朝别人扔过去”。）印度教中，人们说怨恨就像为了除掉一只老鼠，就把自己的房子给烧了。在匿名戒酒团体中，人们说怨恨就像自己吞下毒药，希望把对方毒死。

这些隐喻都传达了同样的信息：如果怨恨别人，受伤最深的就是你。当然，有时在怨恨的控制下，你还可能会实施行动伤害别人，但你才是那个日日都在受到怨恨折磨的人。有可能引起你怨恨的事情已经过去数载或者数十载了，但是在怨恨的控制下，你一遍又一遍地重新体验，每一次都被世道不公斥责打击，备受折磨。这是一个痛苦的耗费生命的过程，而且既不能改变过去，又不能帮助你疗愈。

---

① 在中国的译本，名为《生活的陷阱》。——译者注

跟来访者谈及这个词的词源，通常会有所帮助：

治疗师：你知道英文中“怨恨（resent-ment）这个词是来源于法语单词‘ressentir’，意思是“重新感受”吗？”

来访者：嗯，不知道。

治疗师：（开玩笑地）你看，我们的会谈中，还是包含了很多知识的。（来访者轻声笑起来。）你的头脑会让你上钩入套，把你拉回过去，让你重新体验一遍那些过去的伤害，糟糕的事情。所以，你就会一遍又一遍地感受这些，为所有那些已经发生的事情感到愤怒。当然，这是自然的过程。我们都会这样。但问题是，这会耗费掉你的生活。

来访者：（悲伤地）是的，确实是这样。

怨恨的解药是宽恕。（原文中，宽恕一词使用的是动名词形式“forgiving”而不是名词形式“forgiveness”，作者想表达，宽恕是一种持续的动作过程。有时候我们会宽恕，另一些时候，我们不会宽恕。译者注。）不幸的是，许多来访者认为宽恕意味着“放过他们”或者就是宣称发生的事情并不重要。所以我们要这样解释：

治疗师：至少在 T-F ACT 中，“宽恕”的意思是，让你回到怨恨主导你的情绪之前的生活。所以，这是你为自己做的事情。你这样做不是为了任何其他人，正是为了你自己。让你自己恢复头脑的平静，帮助你过上更好的生活，继续前行。

和来访者工作的时候，或者我自己练习的时候，宽恕的第一步就是活在当下。头脑试图把我们拉回过去，但是生活就在此时此地发生着。所以，我们要做的是让我们自己从所有过去倾向的认知中脱钩解套出来，回到现在。锚定（第 8 章）和走出河流（第 11 章）都是非常有用的练习。

第二步就是为痛苦留出空间，并且练习自我慈悲。

第三步是回到价值。我们可以问问自己：“这些都是过去的事情了，从现在开始，我想成为什么样的人？在这个星球上剩下的时间里，我想做些什么？我想构建怎样的未来？”

（这里，你是不是有似曾相识的感觉？因为 T-F ACT 是跨诊断的，重要的治疗过程是一样的——活在当下、敞开心扉、做重要的事情——几乎适用于我们遇到的所有创伤相关问题。）

自我和解

你是否曾经因为做了一些现在后悔的事情而深深自责？或说因为没有做你“应该”做的事情而自责？是否因为如下的想法而上钩入套：“我怎么会做那样的事情？”“我为什么没有做那样的事情？”“我怎么会这么蠢？”“我怎么能让这样的事情发生呢？”

你当然做过上述的事情。我们都因为这些事情深深自责过。但是来访者常常会走极端，极度地自我批评、自我责备和自我憎恨。他们可能会因为一些暴力行为而责备并评判自己，比如在战区射杀了无辜的人，或者在毒品或者酒精的影响下做了破坏性的事情；或者因为没有足够关注和陪伴孩子；或者因为在当时没有反抗，而是出现了“僵住”反应；或者无数种其他这样的事情。

自我和解可以说是自我慈悲的一个“子集”，涉及从严苛的自我评判解离、承认发生的事情有多痛苦，并且用仁慈和理解来对待自己。和这些严苛的自我评判之下的价值产生连接，是非常重要的。我们可以说：“你知道，事实是你的头脑在责备你，让你因为这件事情而如此难受……这些告诉你，在你的内心深处，你真正想成为怎样的人。这些告诉你，什么是对你真正重要的。”

例如，如果来访者因为忽视或伤害所爱的人而深深自责，这就表明爱与关心是他们的重要价值。如果他们因为没有报告、阻止或解决某件事而责备自己，这就指向了勇气、果断和正义的价值。我们可以指出：“如果你没有这些价值，就不会因为这些事情而这么难受。”

原谅他人

T–F ACT 对宽恕的理解是非常自由的。你不必对另一个人说些什么、做些什么。这也有一些好处，因为有些人可能已经去世了，或者遗忘了，或者否认对你做过什么；抑或你可能不知道他们是谁。而且你也不必“让他们摆脱惩罚”。通过这种方法，你可以练习宽恕，同时仍然可以将做错事的人告上法庭，起诉他们。

有时候，来访者阅读的一些自助书会宣称：“要想从过去中恢复，你必须要原谅那些伤害你的人。”但是这样的说法并没有科学依据。对创伤来说，也许不可能原谅那些伤害、损害、背叛或者虐待过他们的人。所以，如果来访者说“我知道我应该原谅他们”之类的话，我们就要帮助他们解离：

治疗师：注意你的头脑在发号施令。这是你　　的生活。重要的是你想要做什么，不是你的头脑说应该做什么。如果原谅他是内心深处对你很重要的事情，我们可以做这项工作。但是，如果你不想，或是没有做好准备，也没关系。你当然没有必要一定这么做。

我认为原谅他人可以分为两个阶段。其中，第二个阶段要困难得多。让我们来看看这两个阶段。

第一阶段

下面的工作表，概述了原谅别人的第一个阶段。

如何原谅别人

当我指责、评判或者憎恨那些伤害我的人，并被迫重新体验他们对我所做的一切的时候，这些对我的影响是

____

有时候，我由于这些想法、感受和记忆而上钩入套，从而做了一些事情，让生活变得更糟，这些事情有：

____

我为此付出的代价是：

____

所以，为了我自己的健康和福祉，我选择要练习从指责、评判、怨恨中脱钩解套。我将会使用的方法有：

____

当困难的记忆出现时，我会承认痛苦，用如下方式仁慈地对待自己，我也会定期反思如下几点：

- 他们做了什么事情伤害了我。这些事情产生了诸多痛苦和折磨。
- 这样做是不对的，我不会忘了这件事的。
- 如果我全面地了解他们，知晓他们的完整的生活史，我就会理解他们为什么会做这样的事情。但是我永远不会确切知道他们做某事的具体原因——而且我不需要知道。
- 事实上，我们都会搞砸事情、犯错、做伤害别人的事情。

- 事实上，我们有时候都会因为想法和感受上钩入套，陷入破坏性的行为模式。
- 做这件事情的人是不完美的，是容易犯错误的，会有人类的弱点和错误——就像我一样。
- 做这件事情的人，因为他们自己的想法和感受而上钩入套了，陷入了破坏性的行为模式——就像我一样。
- 他们已经做了那些事情，我不能改变这个事实，但是我能从自己的评判和指责中脱钩解套出来，并且练习自我慈悲。而且为了构建自己更美好的生活，我将会继续坚持这样做。

第二阶段

第二个阶段，涉及和伤害你的人沟通交流——在想象而不是现实中——让他们知道你原谅了他们，并且向他们表达仁慈之心。通常的形式会包括视觉化、冥想或者写一封信（不会寄出）。在这项工作上，慈心冥想通常非常有效。你会发现这个练习的最后部分涉及了想到让你受苦的人，认识到他们也是容易犯错的人，也会和你一样受伤、受折磨，然后向他们传递温暖和仁慈。如果你在会谈中引入这个练习，我的推荐做法是，让来访者在开始的时候选择“不那么困难的人”，然后随着时间的推移，逐渐锻炼增强慈悲的力量，直到他们准备好与深深地伤害过他们的人来尝试做这个练习。

本章要点

哀伤和宽恕是与创伤工作的重要方面，其中使用到了全部 ACT 核心治疗过程。哀伤是接受丧失的正常的心理过程，但是当融合和经验性回避占据主导时，就会变成复杂哀伤。在 T-F ACT 中，宽恕意味着把自己从怨恨的重负中解脱出来。自我慈悲在哀伤和宽恕中都发挥着核心作用。

我们已经讨论了 T-F ACT 的前两个相互交织的脉络：活在当下和疗愈过去。现在你已经打下了坚实的基础，掌握了多种技巧、策略和工具来治疗创伤相关障碍。下面，我们要转向 T-F ACT 的第三条脉络：构建未来。

第五部分

构建未来

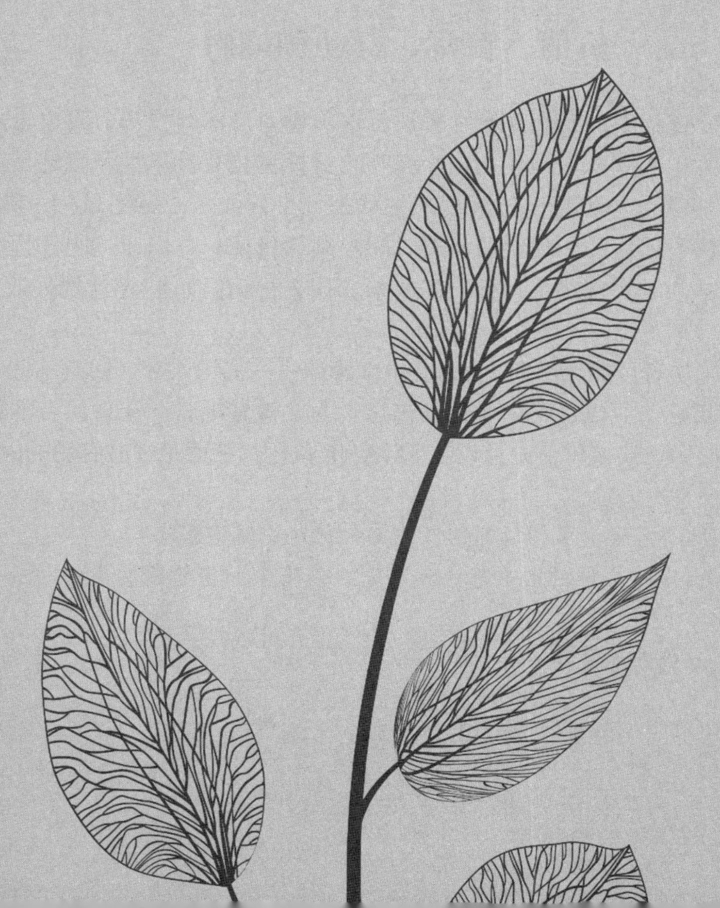

第 32 章　未来之路

ACT 强调活在此时此地：遵循价值，正念地投入我们正在从事的事情中。同时，在整个治疗过程中，我们也在不断地展望未来。我们在初次会谈中可能会问："如果治疗成功，你将会做什么不同的事情？"这就是对未来的展望。治疗过程中，我们也会一直做面向未来的工作，比如帮助来访者设置目标，制订行动计划，预测障碍，准备应急计划，或者询问这样的问题："这样做会带你趋近还是避开你想要的生活？"

所以，"构建未来"是本书的最后一个部分，但绝不是治疗的最后阶段。前瞻思维、展望并规划未来的工作，会出现在每一次会谈中，即使在有的会谈中，只是约定下一周的家庭作业做什么任务。不过，在治疗接近尾声的时候，"构建未来"就趋向于来到舞台中央的位置：会谈会更多地聚焦于设置目标、规划行动、解决问题、预测阻碍、克服障碍、维持动力，并且持续实施新行为。本章中我们会快速回顾一下上述话题，然后谈谈创伤后成长。

价值、目标、行动和障碍

在整个治疗过程中，我们都鼓励来访者培养设置目标的技巧，我也希望来访者在以后的人生中能够积极地使用这个技巧。目标越具有挑战性，就越是需要将之拆分成更为容易的小目标——最理想的状态，是建立 SMART 目标：具体的、以价值为动力的、适应的、现实的、有时间限制的目标。我们通过制订行动计划来实现这一点：为了实现这个目标，需要采取什么行动？如果 A 计划失败，B 计划是什么？

治疗中，来访者可能会不断出现 HARD 障碍——上钩入套、回避不适、避开价值以及可疑目标。所以，我们要帮助来访者为之做好准备：让来访者准备好脱钩解套、敞开心扉、连接价值并且设置 SMART 目标。下面是一些有用的问句：

- 你的头脑是怎样说服你放弃的？你将如何从中脱钩解套？
- 可能会出现什么样的困难想法和感受？你将会如何给这些想法和感受留出空间？
- 什么能够激励你坚持下去？

意愿和行动计划表综合了上述元素，在会谈中特别有用。

持续改变，应对挫折

正如马克·吐温说过的："习惯就是习惯，谁也不能一下子就把它扔出窗外，而只能一步一步地引下楼。"我们都知道，退回原有行为方式太容易发生了，所以我们可以鼓励来访者使用7R法：提醒、记录、奖励、惯例 、关系 、反思以及重构环境。

除此之外，我们可以帮助来访者从完美主义的观念和不切实际的期望中解离。不管我们做了多少治疗和个人成长的工作，都还是会有偏离正轨的时候。来访者如此，从业者也是如此，这是我们拥有共同人性的一个方面。有时候我们会放弃目标、忘却价值或者又回到原来的自我挫败的行为模式，而这些情况如果发生，又会让我们感到受伤和痛苦。我们的默认设置就是，当这些情况出现时拿出大棒打击自己。但是如果这一招行之有效，我们现在是不是都应该趋近完美了？

所以我们要帮助来访者预测到这些挫折，并为之做好准备：练习锚定、承认痛苦、以仁慈来回应；然后回到价值，再重新开始。我们在余生中都需要成千上万次地做这样的工作。（正如我曾经对来访者说的："我们可以做得更好，但不可能达到最好。"）

具体目标：保持安全、预防复发、应对危机

提前做出计划，常常有助于预防问题行为的复发。我们可以预测引发因素，准备应急计划，例如预防自杀倾向的安全计划、预防成瘾复发的计划或者压力事件的危机应对计划。在这个方面，选择点工具非常方便有效，如下一页所示。

专业帮助（名字和联系电话）：

家人和朋友的帮助（名字和联系电话）：

在纸的顶部，我们写下专业的帮助资源（例如：医生、治疗师、医院、危机热线、支持服务）的名字和联系电话，以及来访者可以交谈或者寻求帮助的家人朋友和其他人（例如：邻居或者担保人）的名字和联系电话。

在选择点的底部，我们写下自杀倾向（或复发的，或危机的）的可能前因。包括情境、认知、情感、记忆、感觉和冲动。

专业帮助（名字和联系电话）：
家人和朋友的帮助（名字和联系电话）：

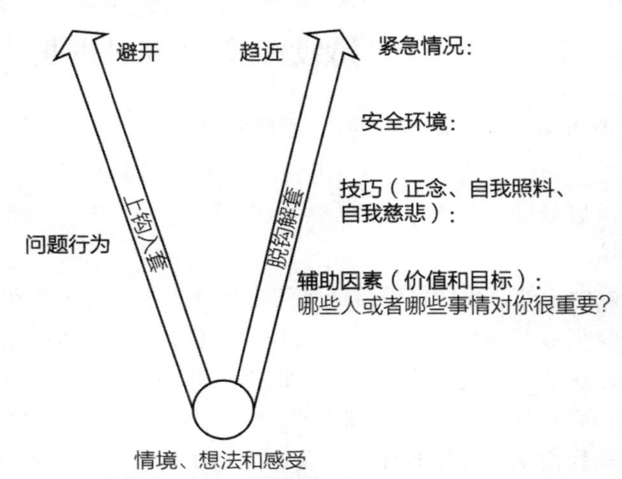

保持安全、预防复发、应对危机的计划

在避开箭头旁边，我们写下需要留意的（显性和隐性的）问题行为。例如，在一个典型的安全计划中，避开行动可能包括自杀意念、自杀威胁、自杀计划和自杀尝试。在预防复发计划中，避开行动可能是治疗讨论中的成瘾行为（例如：喝酒、赌博）或做这些事情的意念。

趋近箭头的旁边，分成了四个区域。最下面的区域是**辅助因素**（在安全计划中，常被称为“活下去的原因”，或是在预防复发计划中被称为“戒除的原因”）。我们在这里写下价值，还有和价值一致的目标；重要的人，活动，以及生活领域；还有激励趋近行动的重要的信仰或意念。

中间区域是**技巧**。我们在这里写下有用的正念技巧（例如，解离、接纳），自我慈悲的技巧（例如，仁慈的自我对话、仁慈的自我触摸），以及自我照料的技巧（例如，自我安抚、自我肯定、问题解决）。随着治疗的发展，我们可以再写上学习的新技术。

靠近顶部的区域是**安全环境**。我们在这里记录要在环境中加入什么因素，或是移除什么因素，以保证环境的安全。举例来说，来访者可能会移除掉酒精、枪支、毒物，或者在环境中加入朋友、宠物，或者书籍音频这样的自助资源。有时来访者需要离开所处的环境——这样的情况下，我们要明确指出可以转移到的更安全的环境。

顶部的区域是**紧急情况**。在这里我们写下紧急联系方式，以防所有其他方法都无效。我们可以写下姓名、电话号码，以及位置地址（例如，危机热线、医院急诊部，或者可靠的支持人员）。

预期到可能出现进一步的创伤

一些来访者面临风险，可能会暴露在进一步的创伤事件中。比如他们的职业有这样的风险（例如，紧急服务行业），或者因为他们不能轻易离开险恶的环境（例如，监狱），或者由于种族主义这样持续存在的体制问题。在这样的情况下，我们要重温挑战方案的内容。

选择一是离开。如果来访者能够离开困难的情境（例如，通过改变职业），我们就帮助来访者探索利弊，之后来访者可能会选择离开。

如果来访者不能或者不愿离开，那么我们帮助他们执行选择二：遵循价值生活，尽最大可能改善事情，并为不可避免的痛苦留出空间。这包括积极地向支持他们的人求援，并且使用所有掌握的 T–F ACT 技能（特别是自我慈悲），在如此艰难的状况下，尽可能照料好自己。

结束治疗

和来访者的最后一次会谈通常重点在于构建未来，包括以上大部分内容。回顾 T–F ACT 中三个主要技巧——**活在当下、开放、做重要的事**——并探索如下的问题：来访者将会怎样应用这些技巧继续前行？他们想要探索和扩展哪些生活领域？他们的长期目标是什么？

我们再一次强调 HARD 障碍会不可避免地重复出现，而且确保来访者做好充分准备来应对这些障碍。（请记住，“有备无患”。）

我们也探讨对结束治疗的反应。反应呈现很大的差异性，来访者和我们自己都会出现各种各样的情绪。不论来访者如何反应，我们都要正常化而且认可这些反应（对我们自己的情绪也是如此），在需要的时候引入接纳、自我慈悲还有解离。这个阶段非常容易出现自我怀疑和焦虑，来访者可能会想：“我可能还会复发。”“我不知道我能否坚持下去。”“我害怕一个人做这些事情。”我们再次对这些想法进行重新定义，告诉来访者“你的头脑和身体在试图保护你”。当然，我们也要让来访者知道，如果他们想要再次回到治疗，我们随时欢迎。

创伤后成长

心理学家理查德·特德斯基（Richard Tedeschi）和劳伦斯·卡尔霍恩（Lawrence Calhoun）普及了“创伤后成长”一词。他们采访了很多创伤幸存者，研究创伤经历给他们带来的长期后果。研究发现，令人惊讶的是，很多人以积极的、提升生活的方式在继续发展和成长。

举例来说，很多幸存者对生活怀有更加强烈的感激之情。创伤前，他们觉得生命是理所当然的事情，但是，经历了创伤后，他们开始真正地欣赏和感恩生命带给他们的种种机会。很多幸存者也诉说，他们对生活中很多东西的重要程度排序也出现了变化。他们更能理解什么是真正重要和有意义的。他们认为最重要的是所爱的人给他们带来充实感的活动，而不是那些很容易就填满了他们生活的“浪费时间的东西”。

很多幸存者诉说，他们的人际关系发展得更加温暖和亲密了。他们更善于同情，更善于拥有更深入、更亲密的连接。很多人觉得自己个人力量更强大了，更有勇气，更加自信，有了新的人生方向，也找到了新的精神成长的道路。

创伤后成长不同于“复原力”，复原力指的是回到你之前的那个点，也就是创伤发生之前你所处的位置。创伤后成长远不止于此。创伤后成长包括，获得影响深刻的个人发展，更有能力积极创造和欣赏有意义的、充实的生活。虽然有些来访者会自发地诉说这些改变，但通常来说，我们需要温和地提示他们。我们可以使用如下的问题：

- 我们所做的工作中，哪些对你来说是最有意义或者最有价值的？
- 哪些新技巧是最有用的？
- 在你的做事方式中，你注意到的最积极的变化是什么？
- 你是怎样成长或是发展的？
- 你注意到你的人际关系出现了什么不同？

当然，我们不一定要把上述讨论留到治疗的最后，但是如果之前没有探索过这些问题，最后一次会谈中就一定需要探索。

本章要点

我们不能确切知道未来怎样发展，但是我们可以在一定程度上预测未来，为未来做好准备，并通过当下采取的行动来影响未来。因此，在整个治疗过程中，我们鼓励来访者采取各种方法，比如目标设定、规划行动、为障碍和挫折做准备等，来“构建未来”。

运用 T-F ACT，我们希望能够帮助来访者不仅从创伤中恢复，更要体验创伤后成长。显然，不是每个来访者都能够体验创伤后成长，期待每个人都能体验也是不现实的。但是我们可以将此作为努力追求的目标。

第 33 章　作为短程干预的 T-F ACT

大多数来访者很快就结束了治疗。例如，在 2005 年的一个很有启发性的研究中，研究人员跟踪了 9600 位来访者，发现 85% 的人在第 15 次会谈后结束了治疗。该研究还显示，来访者最常见的接受会谈次数的数字（即“模态序数”）是——只有一次！

这个小例子只是大量研究中的一部分。这些大量的研究表明，30%~40% 的来访者没跟治疗师商量，很快就脱落了，大多数来访者只参加了 4~6 次会谈。（当然，一些来访者确实更愿意进行长期治疗——但只是少数。）虽然这些数据让人深思，事实上，来访者正在遭受痛苦，并且想要得到缓解。所以我们要尽早让来访者得到缓解。因此我们面临的挑战是：如何在尽可能短的时间内，最优化来访者的治疗效果？在他们脱落之前，如何帮助他们减少痛苦，构建有意义的生活？

要想得到对于这些问题的深度回答，你可以研究一下“聚焦接纳承诺疗法（focused acceptance and commitment therapy）”（更广为人知的说法叫作 FACT）。这种短程干预模型是由柯克·斯特罗萨尔和帕特里夏·鲁宾逊（Patricia Robinson）共同开创的。[他们和托马斯·古斯塔夫森（Thomas Gustavsson）共同撰写了《根本改变的短程干预》（*Brief Interventions for Radical Change*）一书。] FACT 适用于任何希望更有效地运用 ACT 的人，特别是时间设置上受限的从业者，例如，从事初级治疗、短期住院、学校或大学咨询、监狱、员工援助计划和危机干预服务的从业者。本章不会涵盖 FACT 模型的所有内容，但是会汲取该模型的一些内容，来给你提供一些建议。

短程干预的思维模式

想把 T-F ACT 作为一种短程干预来使用，首先要有这个假设：即便来访者的问题是长期存在的，快速改变也可能发生。做这个假设很务实：如果假设最后被证明是错的，至少我们尝试过了。但如果我们一开始的假设正好相反，认为快速改变是不可能的——那么，因为这个假设，我们的进度会比实际需要缓慢，所以来访者可能还没有发展出任何实用技巧，就脱落了——那么，很明显我们就损害了来访者的利益。

初次会谈

一个关键的假设是，初次会谈是最重要的会谈，因为相当多的来访者就参加这唯一一次会谈。T–F ACT 中有句真言："假设只有 1 次，期待有 6 次。"换言之，当我们第一次见到一个新的来访者，我们希望他至少回来参加 6 次会谈，但是同时要做好准备，可能这次结束他就不再来了。

根据这个假设，第一次会谈不会全部用来做评估，我们需要腾出时间进行积极干预。每次会谈中（包括初次会谈）的计划根据 ACT 灵活六边形中的一方面，至少做一次短程干预，帮助来访者发展一项 T–F ACT 核心技巧，来访者可以立刻带回家练习、应用。如果第二次治疗来访者回来了，我们就完成评估（前提是有必要）。我们将作为知情同意的一部分，明确这一点：

治疗师：我们的理念是，我们是作为一个团队共同工作的。我们一共有 30 分钟的时间，我们确实想有效使用这段时间做些实用工作，比如发展一项新技巧或策略，你可以带回去使用。

来访者来找我们，就是对我们的巨大信任。他们有意寻求帮助，所以我们用不着花好几次会谈的时间来"建立融洽的咨访关系"。我们的假设是，双方已经有了融洽的关系，而且在我们帮助来访者发展 T–F ACT 技巧的过程中，联盟关系将会进一步加强。

10 分钟内可以做什么？

要养成习惯，常常询问自己，来访者在这次会谈中，可以学到什么实用技巧，能够带回家直接使用？以下是 10 分钟里我们能够完成的事情：

- 教授锚定
- 澄清价值（例如，连接和反思）
- 设置目标，制订行动计划（例如，靶心图）
- 教授一个解离技巧（例如，我有一个想法……）
- 教授一个接纳技巧（例如，外化一种情绪）
- 教授一个自我慈悲的技巧（例如，仁慈之手）
- 教授一个以己为景的技巧（例如，随溪漂流的树叶）

发挥创造力，我们可以用5~10分钟完成本书中几乎所有的练习、技巧或实践。所以，对于一个30分钟的会谈，要至少分配10分钟的时间来做体验性练习，或者技巧训练。（对于50分钟的会谈，至少要留出20分钟。）

我们的目标是，利用每次会谈教授给来访者模型中的“一部分”。例如，初次会谈，教来访者锚定。第二次会谈，教来访者解离。第三次会谈，教价值等。想想多米诺骨牌效应：朝着积极方向的一个小改变，可以在其他领域产生强有力的涟漪效应。而像锚定这样的多功能技术，可以有效地应用于很多不同的问题。

如何找到十分钟？

为了确保我们至少有10分钟，我们需要关注一个具体的问题，并缩短其他事情耗费治疗的时间。

为了聚焦于一个具体问题，我们可以说：“你能否为今天的会谈挑选一个主要问题？我知道问题有很多，但是试图涉及所有问题，就会耗尽时间，而且没有任何效果。所以，让我们聚焦于一个问题，而且一旦你在这个问题上已经获得了更好的应对技巧或策略，时间允许的话，我们就转到下一个问题。”

为了不额外耗费治疗时间，可以考虑以下选择：

- 减少心理教育。
- 让隐喻尽量简短，并有节制地使用。
- 减少“谈论ACT”（描述ACT治疗过程以及理论上如何能够有效）的时间。相反，在会谈中积极地练习新技巧。
- 创建一个短程干预工具包，供你方便实用。
- 缩短创造性无望的时间。
- 缩短初次评估时间。考虑一下：你真的需要所有信息吗？
- 缩短收集成长史的时间。从业者常常收集大量的信息，而这些信息对干预作用很小，或者根本没有什么作用。

但是来访者想要说话！

来访者就和我们一样，想要被看到、被听到、被认可。所以，在很多模式中，其理念是来访者深入而详细地谈论自己的创伤，而治疗师慈悲地倾听，并认可来访者的感受。这个过程通常称作“处理创伤”。

在短程干预取向中，我们用正念的方式注意，并慈悲地见证（把来访者当作彩虹而不是路障），而且我们还有更多的工作。当我们真正做到慈悲地和来访者在一起，大多数来访者很快就会感到自己被听到、被理解、被认可。这些工作并不需要占用整个会谈的时间。而且在进入培养技巧的阶段后，我们仍然会保持罗杰斯的立场。

因此，如果一个来访者想要滔滔不绝地倾诉，但是我们还没有介绍一种实用技巧，以便让他们可以带回家应用，同时我们发现已经快没时间了——那么，为了来访者的利益，我们需要掌控节奏，让会谈步入正轨。（尽管这样做可能会有些不舒服，但是不这么做就损害了来访者的利益。）我实验过不同的方法，发现只要怀着真正的慈悲和尊重来做，下面的五步公式效果就很好：

1. 认可：认可来访者遭受的痛苦。
2. 表达："我很愿意知道更多的细节，但是我们的时间有限。"
3. 表示歉意："如果这显得有些粗鲁，我感到很抱歉……"
4. 请求允许："由于时间有限，我们是否可以转向做一些实用的东西……"
5. 给出理由："……因为我确实希望你今天离开这里的时候，能够学到一些真正有用的东西，比如一个技巧/技术/策略，你可以在会谈后使用，帮助你应对困难。"

举例来看：

治疗师：你正在经历一些非常难熬、非常艰难的事情……我非常不愿意打断你，但是我是否可以暂停一下？我的头脑告诉我，你可能会觉得我有些粗鲁冷漠，有点生我的气……但是我注意到我们这次会谈只剩十分钟了……我确实想用这十分钟来做一些实用的工作，能够帮助你应对所有这些痛苦的记忆和感受。我们现在可以转换到这个工作模式吗？

本章要点

T-F ACT 非常适用于创伤的短程治疗。关键是考虑一些简单易学的、十分钟之内能够完成的技巧。如果我们能够在会谈中，给来访者介绍一项 T-F ACT 技巧，并鼓励他们带回去练习，我们的会谈就会对来访者有所帮助。

第 34 章　临别赠言

现在我们来到了本书的最后一章。我们寻幽探胜，完成了一段多么精彩纷呈的旅程啊。（至少对于作为作者的我，这段旅程是如此精妙绝伦，希望你也有同感。）临别时分，让我们看看结束治疗的一些说明，再用一首启迪人心的小诗来让这段旅程尘埃落定。

人孰无过

我敢保证：练习 T–F ACT，肯定会经历失败。有时候来访者的反应和你期望的不一样；有时候技术行不通，甚至适得其反；有时候你在会谈中使出了浑身解数却劳而无功。当然了，不光 T–F ACT 是这样，每个治疗模式都会面临这样的问题。没有哪个模式能适用于每个人。不论你使用什么方法，有些来访者会如获至宝，有些会不屑一顾，而大多数无好无恶。

我还敢保证：你犯的错误会层出不穷。（如果我把自己在做 T–F ACT 时犯的错误都撰写成书，厚度会是本书的好几倍。）犯错会让你感到痛苦，而且头脑里的严苛、评判的声音会让这种痛苦翻倍，头脑可能会开始播放“我是个糟糕的治疗师”的主题，即“我做不到，这简直是一场灾难，我太差劲了，这该死的 T–F ACT 一点都行不通！”等，诸如此话。

我们阻止不了头脑说话，但是对于“糟糕的治疗师”这个主题，我们可以注意、命名并且从中脱钩解套，为自己的痛苦感受留出空间，仁慈地对待自己。我们还可以承认，我们所从事的工作是富有挑战性的，不能期待对每个来访者百治百效。从业者也非圣贤，孰能无过。

我们可以对会谈做出反思，将其重新定义为“一段学习经历”。毕竟，不论会谈中发生了什么，行程多么曲折，我们总会有所收获。我们在哪里遇到了困难？我们自己在会谈中是不是出现了融合或者回避？我们是否遗漏了模型的某些部分？我们是否过度关注技术，而忽视了治疗关系？我们是否有些退缩，节奏太慢，而来访者其实早已准备好前行了？你是否自身有融合或回避的问题，以至于没有做必要的暴露，或者其他具有挑战性的体验性工作？或者，是不是我们节奏太快了，来访者还没有准备好？

我们还要考虑：在治疗中，是否有些时刻——即便这些时刻转瞬即逝——来访者确实做出了灵活的反应？是否有些时刻，来访者是活在当下、开放或是做着重要的事情的？如果有，这样的一些时刻有什么不同？

简单来说，我们可以问自己3个问题：

- 哪些有效？
- 哪些无效？
- 下次会谈哪些工作可以多做？哪些少做？或者可以做哪些不同的工作？

自我照料

处理创伤往往会感觉肩负重任、压力重重。很多治疗师有时会出现替代创伤、慈悲疲劳、道德伤害或职业倦怠。所以，很重要的一点是，我们要把ACT应用于自身：从无用的想法中脱钩解套出来，为痛苦的情绪留有空间，仁慈地抱持自己，在工作和生活中都能够遵循价值，经营维护人际关系，并且通过注意锻炼、营养、休闲和睡眠来照料好身体健康。

当然，知易行难。有个实用小妙招会对你很有帮助：创建一个你自己的超级简短的自我慈悲的仪式（哪怕只有一分钟），在和每个来访者会谈后举行这个仪式。举例来说，每次会谈结束，来访者走后，你可以用一分钟的时间来锚定、认可自己的想法和感受，把手放在胸口做“仁慈之手”的练习，并且说一些支持性的自我对话。我们也可以在一天的工作结束后，举行一个较长版本的仪式。你可以将其作为“过度仪式”，帮助你把工作状态留在办公室，面目一新地回到家里。

欢乐与忧伤

我们的工作有时是充实、鼓舞人心、令人振奋的。而有时，工作是痛苦和令人沮丧的。生活有高潮也有低谷。正因为我们深切地关心来访者，所以能够帮到他们的时候，我们自然会体验到欢乐，而没有帮助到他们时，就会体验到忧伤。因此，我常常会朗读卡里·纪伯伦（Kahlil Gibran）的诗集《先知》中的一首诗，来结束T–F ACT的工作坊。我决定用同样的方式来结束本书的写作。这首诗名为《欢乐与忧伤》，经常会在葬礼上诵读，因为它道出了人类处境的核心。所以，留下这些蕴含智慧的诗句后，我将要和你道别，祝福你未来的T–F ACT之旅中长风破浪，满载而归。

欢乐与忧伤

你的欢乐，便是卸下面具的忧伤。
涌出欢笑的泉眼，也常将泪水溢满。
除此之外，又当如何？
镌刻的忧伤愈深，容纳的欢乐愈多。
盛满美酒之杯，难道不是陶匠炉中锻造？
安抚心灵之笛，难道不是刻刀把心来掏？
当你欢乐之时，请审视内心深处，
就会发现，恰恰是曾经带给你忧伤的，正带给你欢乐。
当你忧伤之时，请再次审视内心深处，
必会看到，曾经让你欢愉的，如今却让你哭泣。
有人会说："欢乐胜于忧伤。"
而其他人会说："不，忧伤更加强大。"
但我想告诉你："它们形影不离。"
它们结伴而来，当其中一个与你对坐之时，
请你记住，另一个正在你的榻上安眠。